Prof. Dr. med. Richard Béliveau • Dr. med. Denis Gingras

Krebszellen mögen keine Himbeeren

GOLDMANN

Buch

Durch den Verzehr bestimmter Nahrungsmittel kann jeder sein Krebsrisiko signifikant reduzieren. Dieses Buch beschreibt anschaulich, welches die besten krebshemmenden Nahrungsmittel sind und wie sie wirken. Sowohl Menschen, die aktiv vorbeugen wollen, als auch an Krebs Erkrankte, die ihre Behandlung auf natürliche Weise unterstützen möchten, finden hier wertvolle Orientierung. Zehn Jahre nach der ersten deutschen Ausgabe erscheint nun die lang erwartete Aktualisierung des erfolgreichen Bestsellers zur Krebsprävention.

Autoren

Prof. Dr. med. Richard Béliveau ist Direktor des Labors für Molekularmedizin am Hôpital Sainte-Justine, Montreal, Professor für Biochemie an der Université du Québec, Inhaber des dortigen Lehrstuhls für Krebsprävention und -behandlung sowie Forscher in der neurochirurgischen Abteilung des Hôpital Notre-Dame, außerdem Inhaber des Claude-Bertrand-Lehrstuhls für Neurochirurgie sowie Professor für Chirurgie und Physiologie an der Université de Montréal. Darüber hinaus forscht er am Zentrum für Krebsprävention in der Onkologie der McGill-Universität.

Dr. med. Denis Gingras war lange Jahre Krebsforscher am Labor für Molekularmedizin des Hôpital Sainte-Justine.

Außerdem von den Autoren im Programm

Krebszellen mögen keine Himbeeren – Das Kochbuch (17790)

Krebszellen mögen keine Himbeeren – Das große Buch der Prävention (17816)

Gesund mit Rotwein, Lachs, Schokolade & Co. (17837)

Prof. Dr. med. Richard Béliveau
Dr. med. Denis Gingras

Krebszellen mögen keine Himbeeren

Nahrungsmittel gegen Krebs

Das Immunsystem stärken und gezielt vorbeugen

Aus dem Französischen von Hanna van Laak

Aktualisierte Neuausgabe

GOLDMANN

MIX
Papier | Fördert gute Waldnutzung
FSC® C147178

Penguin Random House Verlagsgruppe FSC® N001967

15. Auflage
Vollständige Taschenbuchausgabe September 2018

Neumarkter Straße 28, 81673 München
produktsicherheit@penguinrandomhouse.de
(Vorstehende Angaben sind zugleich Pflichtinformationen nach GPSR.)

Originaltitel: Les aliments contre le cancer. La prévention du cancer par l'alimentation. Nouvelle édition revue et augmentée.

Umschlaggestaltung: Uno Werbeagentur, München –
nach Vorlage der Originalausgabe
Umschlagmotiv: © Fine Pic
Grafische Konzeption: Axel Pérez de Léon
Illustrationen: Michel Rouleau
Satz und Layout: Uhl + Massopust, Aalen
Gesamtherstellung: Pixartprinting, Lavis
CH · Herstellung: IH
Printed in Italy
ISBN 978-3-442-17739-4

www.goldmann-verlag.de

Dieses Buch ist allen Menschen gewidmet, die an Krebs leiden.

Unser aufrichtiger Dank gehört den großzügigen Auftraggebern des Lehrstuhls für Krebsprävention und -behandlung, insbesondere Nautilus Plus, die uns durch ihre finanzielle Unterstützung die Fortsetzung unserer Forschungsarbeiten ermöglichen.

Inhalt

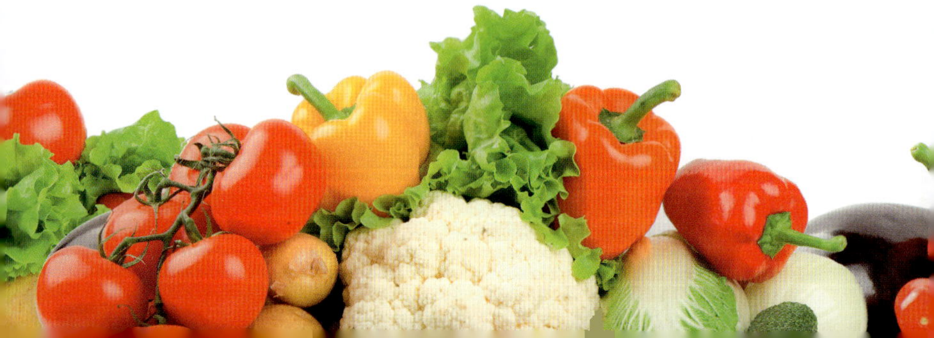

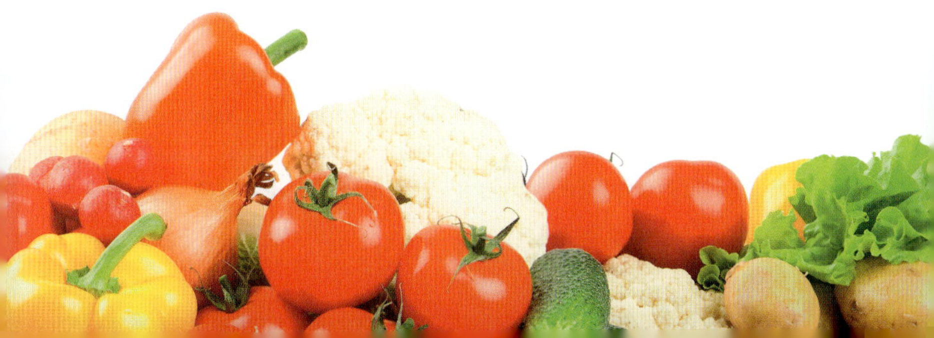

Vorwort der Neuausgabe

Unsere Sicht auf den Krebs hat sich in den letzten Jahren erheblich verändert. Während man ihn lange für eine tödliche Krankheit hielt, die von einem Tag auf den anderen zuschlägt, weiß man heute, dass es sich eher um eine chronische Erkrankung handelt, die in den meisten Fällen mehrere Jahrzehnte braucht, bis sie ein klinisches Stadium erreicht. Wir alle haben unreife Tumoren in uns und damit ein hohes Risiko, an Krebs zu erkranken. Die Fortschritte in der Forschung haben jedoch klar gezeigt, dass man die Progression der unreifen Krebszellen durch positive Lebensgewohnheiten verlangsamen kann, die diese daran hindern, die erforderlichen Mutationen zu durchlaufen und ein reifes Stadium zu erreichen. Das Hauptziel der Krebsprävention besteht folglich weniger darin, die Entstehung von Krebszellen zu verhindern, als vielmehr darin, ihre Progression so weit zu verzögern, dass sie im Laufe der acht oder neun Jahrzehnte eines menschlichen Lebens nicht das Stadium eines reifen Krebs erreichen.

Viele Untersuchungen der vergangenen zehn Jahre haben bestätigt, dass die Ernährungsgewohnheiten der westlichen Welt eine herausragende Rolle bei der hohen Zahl an Neuerkrankungen spielen, von denen unsere Gesellschaften betroffen sind. Ausnahmslos alle Länder, die die in westlichen Ländern verbreitete Ernährungsweise übernehmen – viel Zucker, Fleisch und industriell verarbeitete Lebensmittel, aber wenig Gemüse –, sehen sich mit einer erschreckenden Zunahme von Fettleibigkeit, Diabetes und verschiedenen Krebsarten konfrontiert.

Diese Erkenntnisse sind so wichtig, dass sie eine vollständige

Überarbeitung dieses Buches notwendig machen, um die neuesten Forschungsergebnisse darin aufzunehmen. Das Präventionspotenzial bei Krebs bleibt absolut bemerkenswert, denn zwei Drittel aller Krebserkrankungen können mit Hilfe einfacher Veränderungen unserer Lebensweise, einschließlich der Ernährungsgewohnheiten, vermieden werden.

Vorwort der ersten Ausgabe

Der Krebs trotzt weiterhin dem Fortschritt der modernen Medizin und bleibt auch nach vierzig Jahren intensiver Forschung eine rätselhafte Krankheit, der jedes Jahr Millionen von Menschen vorzeitig zum Opfer fallen. Zwar können manche Krebsarten heute erfolgreich behandelt werden, doch viele andere sind noch immer äußerst schwer zu bekämpfen und bilden eine der Haupttodesursachen in der erwerbstätigen Bevölkerung. Damit kommt der Entdeckung neuer Methoden zur Effektivitätssteigerung gängiger Krebstherapien mehr denn je eine entscheidende Bedeutung zu.

Ziel dieses Buches ist es, die aktuell verfügbaren wissenschaftlichen Erkenntnisse zusammenzufassen. Diese zeigen, dass wir gegen mehrere Arten von Krebs vorbeugen können, wenn wir unsere Ernährungsgewohnheiten umstellen und Nahrungsmittel miteinbeziehen, die den Tumor an der Wurzel bekämpfen und seine Entwicklung verhindern können. Die Natur hält eine Fülle von Lebensmitteln mit hocheffektiven Molekülen bereit, die die Krankheit wirkungsvoll bekämpfen können, ohne schädliche Nebenwirkungen hervorzurufen. Diese Nahrungsmittel besitzen in mehrfacher Hinsicht therapeutische Eigenschaften, die denen von synthetisch hergestellten Medikamenten entsprechen; wir schlagen daher vor, sie mit dem Begriff *Nutrazeutika* zu bezeichnen, um diese Eigenschaften zu veranschaulichen. Wir haben die Möglichkeit, dieses Arsenal an krebshemmenden Inhaltsstoffen, die auf natürliche Weise in verschiedenen Nahrungsmitteln enthalten sind, nutzbringend als wesentliche Ergänzung zu den derzeit verfügbaren Therapien einzusetzen. Wir sollten diese Möglichkeit nutzen, um die Wahrscheinlichkeit zu unseren Gunsten zu beeinflussen, denn wenn wir uns auf der Basis einer konstanten Zufuhr von Nutrazeutika ernähren, können wir das Auftreten vieler Krebsarten tatsächlich verhindern.

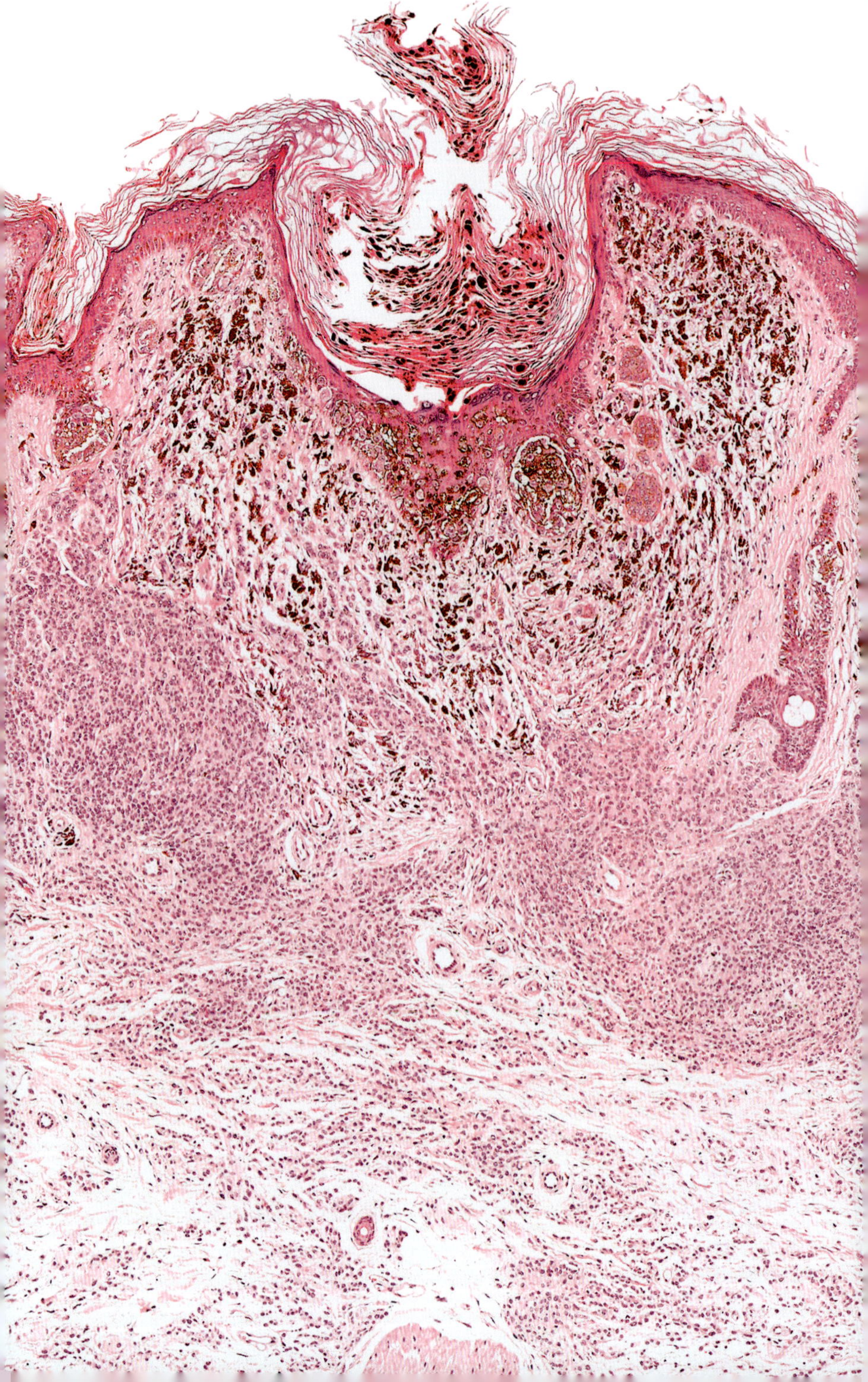

TEIL 1

KREBS: EIN SCHRECKLICHER FEIND

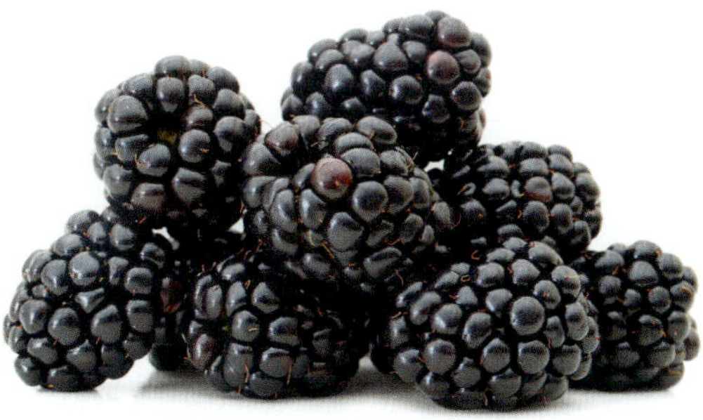

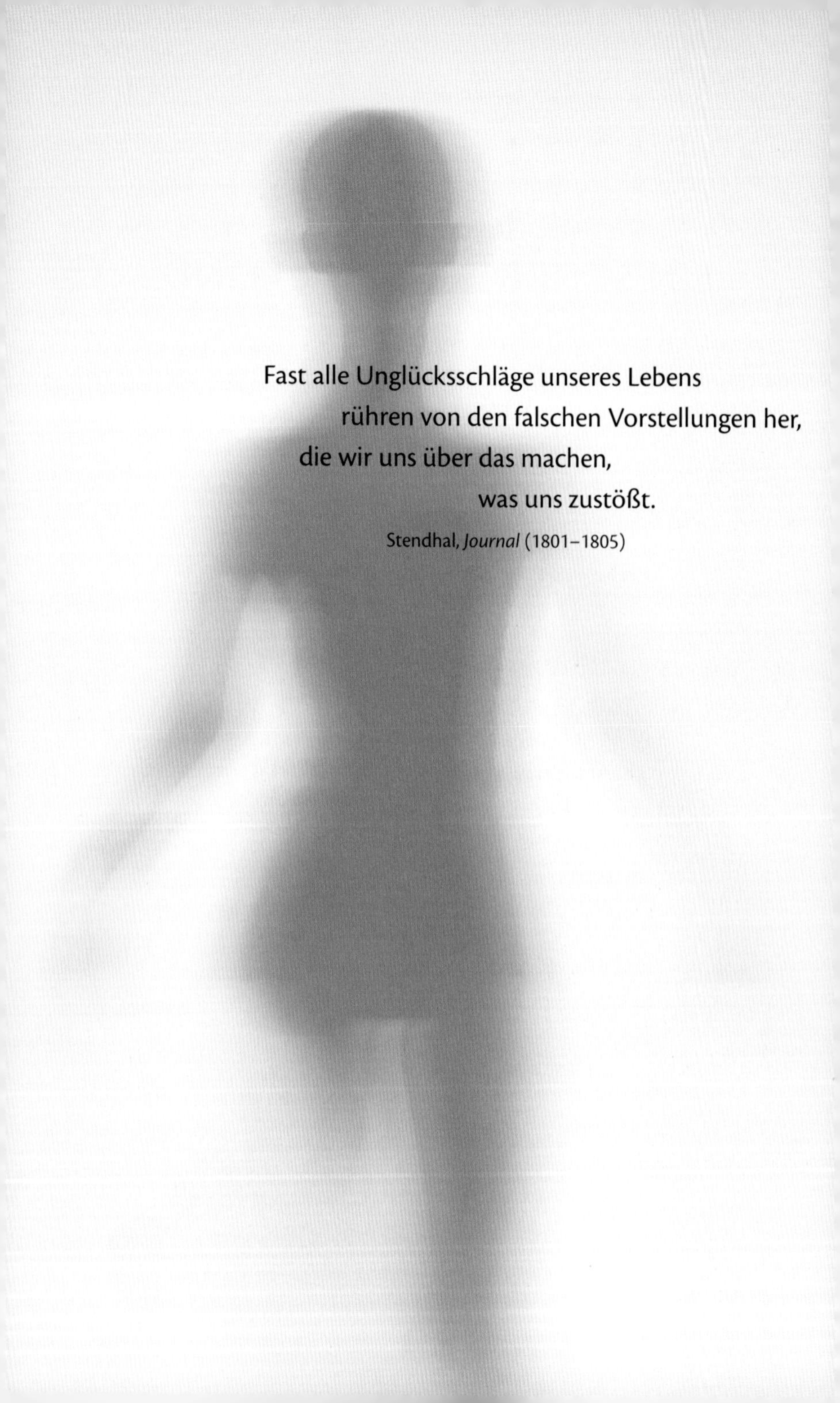

Fast alle Unglücksschläge unseres Lebens
rühren von den falschen Vorstellungen her,
die wir uns über das machen,
was uns zustößt.

Stendhal, *Journal* (1801–1805)

Kapitel 1

Die Geißel Krebs

Der Krebs in Zahlen

Manche Menschen haben eine Heidenangst vor dem Fliegen; andere leben in panischer Angst vor Haifischen oder Blitzschlägen: Die Furcht vor den unheilvollen Folgen von Ereignissen, die sich unserer Kontrolle entziehen, scheint eine typisch menschliche Eigenheit zu sein. Dabei sind die realen Risiken, eines Tages Opfer einer solchen Ausnahmekatastrophe zu werden, relativ gering im Vergleich zu denen, die unmittelbar mit dem Alltagsleben verbunden sind (Abbildung 1). So haben beispielsweise Übergewichtige ein beinahe um eine Million höheres Risiko, vorzeitig an ihrer Fettleibigkeit zu sterben, als durch einen Flugzeugabsturz; und jeder von uns hat eine fünfzigtausend Mal höhere Chance, an Krebs zu erkranken, als vom Blitz getroffen zu werden; diese Chance erhöht sich noch deutlich, wenn ein Risikofaktor wie das Rauchen hinzukommt.

Unter all den realistischen Gefahren, denen wir ausgesetzt sind, stellt Krebs unzweifelhaft eine Bedrohung dar: Die Krankheit trifft bis zum Alter von 75 Jahren zwei von fünf Personen, und ein Viertel erliegt schließlich den Folgen einer Krebserkrankung. Jedes Jahr erkranken zehn Millionen Menschen auf der Welt an Krebs, und sieben Millionen Todesfälle gehen auf das Konto dieser Krankheit – das entspricht zwölf Prozent der weltweit registrierten Sterbefälle. Und es sind keine Anzeichen einer Besserung zu erkennen, denn die gegenwärtigen Schätzungen gehen davon aus, dass aufgrund der immer älter werdenden Bevölkerung zukünftig fünfzehn Millionen neue Krebserkrankungen pro Jahr diagnostiziert werden. Um das Ausmaß der Tragödie zu begreifen, müssen Sie sich vorstellen, dass Sie täglich in den Nachrichten vom Absturz von vier voll besetzten Boeing 747 oder dreimal pro Woche vom Einsturz der Zwillingstürme des World Trade Center hören. Hinzu kommen die immensen Behandlungskosten von Krebskranken, die jährlich schätzungsweise 180 Milliarden betragen und in den nächsten Jahren unaufhörlich steigen werden. All das verdeutlicht die Dimension der durch Krebs verursachten Probleme im Gesundheitswesen und die Notwendigkeit, neue Methoden zu finden, um die negativen Auswirkungen dieser Krankheit auf die Gesellschaft zu reduzieren.

Abgesehen von diesen Zahlen ist Krebs vor allem eine menschliche Tragödie: Er entreißt uns Personen, die uns nahestehen, beraubt kleine Kinder ihrer Mütter oder hinterlässt eine unheilbare

Die großen Ängste … und die Realität

Ängste	Reale Risiken
Tod durch einen Haifischangriff	1:252 Millionen
Blitzschlag	1:1 Million
Tod durch Lebensmittelvergiftung	1:100 000
Tod durch Verkehrsunfall	1:7000*
Lebensmittelvergiftung	1:6
Vorzeitiger Tod wegen Übergewicht	1:5
Herz- und Gefäßkrankheiten	1:4
Krebserkrankung	1:3
Tod durch Rauchen (Raucher)	1:2

* Für Personen zwischen 25 und 34 Jahren

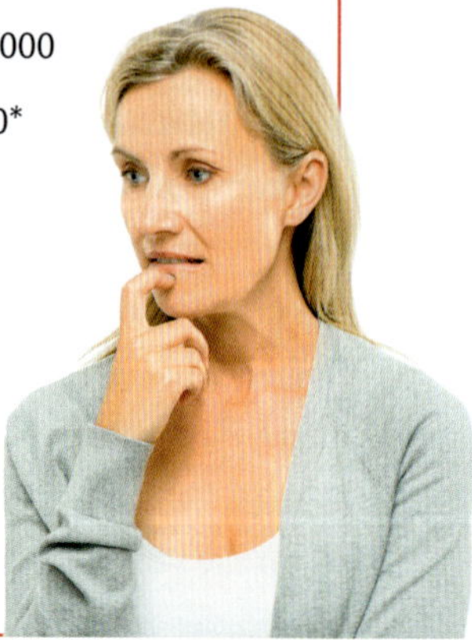

Abbildung 1 — Quelle: *The Book of Odds*, 2013

Wunde in den Herzen von Eltern, die mit dem Tod eines Kindes geschlagen wurden. Der Verlust unserer Liebsten löst ein überwältigendes Gefühl von Ungerechtigkeit und Zorn aus. Wir fühlen uns als Opfer einer unglückseligen Prüfung, eines Schicksalsschlags, der uns blindwütig getroffen hat und vor dem es kein Entrinnen gibt. Der Krebs nimmt uns nicht nur die Menschen, die uns teuer sind, er sät auch den tiefen Zweifel in uns, ob wir fähig sind, ihn zu besiegen.

Dieses Gefühl der Ohnmacht gegenüber dem Krebs spiegelt sich sehr deutlich in den Meinungsumfragen wider, in denen Menschen befragt wurden, was ihrer Ansicht nach Ursache für diese Erkrankung sei. Sie sehen im Krebs ganz allgemein eine Krankheit, die von unkontrollierbaren Faktoren ausgelöst wird: 89 Prozent glauben, dass Krebs durch eine genetische Veranlagung entsteht, und mehr als 80 Prozent sind der Ansicht, dass Umweltfaktoren wie industrielle Luftverschmutzung oder Rückstände von Pestiziden in Lebensmitteln wichtige Ursachen für eine Krebserkrankung sind. Was die Lebensgewohnheiten angeht, so assoziiert eine überwältigende Mehrheit (92 %) Rauchen mit Krebs, hingegen glauben umgekehrt weniger als die Hälfte der Befragten, dass sie durch ihre Ernährung das Risiko einer Krebserkrankung beeinflussen können. Insgesamt führen diese Einschätzungen dazu, dass die Menschen die Chancen einer Krebsprävention eher pessimistisch einschätzen und die Hälfte von ihnen dies für wenig wahrscheinlich oder unmöglich hält.

Jeder, der mit dem öffentlichen Gesundheitswesen befasst ist, sollte über die Ergebnisse dieser Meinungsumfragen besorgt sein und sich die Frage stellen, ob nicht ein radikales Umdenken hinsichtlich der Vermittlungsmethoden notwendig ist, mit denen die Bevölkerung über die Ursachen von Krebs informiert wird. Denn abgesehen vom Rauchen laufen diese Wahrnehmungen vollkommen dem zuwider, was die Forschung als krebsauslösende Faktoren identifiziert hat.

Vererbung ist nicht der Hauptschuldige

Die Vererbung spielt bei der Entstehung von Krebs eine viel weniger bedeutende Rolle, als die meisten Menschen glauben. Zwar gibt es in der Tat bestimmte defekte Gene, die vererbt werden und das Risiko für bestimmte Krebsarten erhöhen (wie z. B. die BRCA-Gene bei Brust- und Eierstockkrebs), doch diese Gene sind sehr selten. Alle bisher bekannten Untersuchungen zeigen klar, dass sie nicht die herausragende Rolle spielen, die man ihnen zuspricht. Ein Vergleich von Krebshäufigkeiten bei eineiigen und zweieiigen Zwillingen veranschaulicht dies ebenfalls. Würde das Krebsrisiko auf erblich übertragenen Genen beruhen, dann müssten eineiige Zwillinge, die die gleichen Gene besitzen, weitaus häufiger von der gleichen Krankheit betroffen

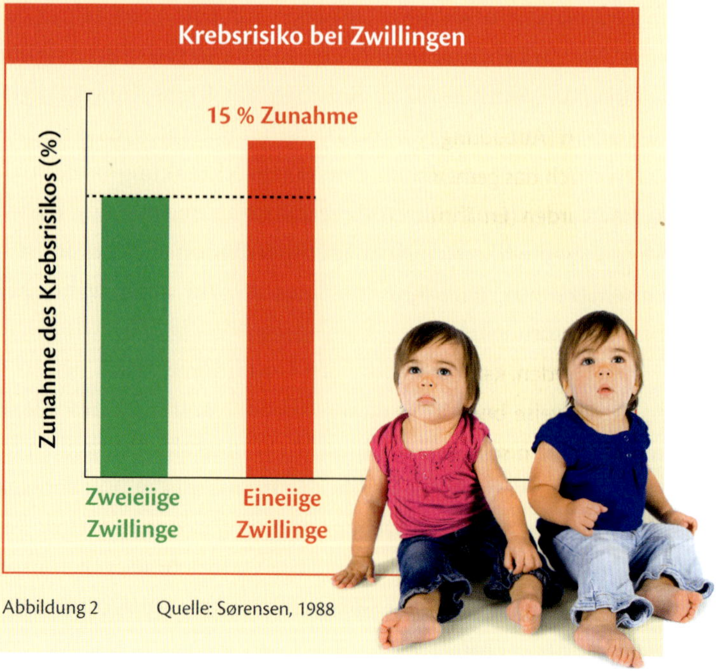

Abbildung 2 Quelle: Sørensen, 1988

sein als zweieiige. Das entspricht jedoch bei den meisten Krebsarten nicht den Beobachtungen: Wenn ein Zwilling im Verlauf der Untersuchung an Krebs erkrankte, dann erkrankten weniger als fünfzehn Prozent der eineiigen Zwillingsgeschwister an der gleichen Krebsart (Abbildung 2). Auch die gleichzeitige Entwicklung von Leukämien bei eineiigen Zwillingen ist ein relativ seltenes Phänomen: Obwohl beide Kinder die gleichen genetischen Anomalien aufweisen, sind nur fünf bis zehn Prozent der Zwillinge gleichzeitig von der Krankheit betroffen.

Der geringe Anteil der Vererbung an der Entstehung von Krebs zeigt sich auch in den Ergebnissen von Untersuchungen an Kindern, die in sehr frühem Alter adoptiert wurden. Wenn ein biologischer Elternteil vor dem Alter von 50 Jahren an Krebs stirbt, steigt das Risiko, dass diese Kinder ebenfalls von der Krankheit betroffen waren, um etwa 20 Prozent. Stirbt dagegen ein Adoptivelternteil vorzeitig an Krebs, dann beobachtet man eine drastische Zunahme des Krebserkrankungsrisikos (500 %) bei diesen Kindern (Abbildung 3). Mit anderen Worten, die Gewohnheiten, die durch das gemeinsame Leben mit den Adoptiveltern erworben wurden (Ernährung, körperliche Bewegung, Rauchen), haben einen weit größeren Einfluss auf das Krebsrisiko als die Gene, die diese Kinder von ihren biologischen Eltern geerbt haben.

Selbst in den Fällen, in denen bestimmte defekte Gene vererbt werden, kann das Krebsrisiko offenbar sehr stark durch die Lebensweise beeinflusst werden. Bei Frauen beispielsweise, die Trägerinnen seltener defekter Versionen der Gene BRCA1 und BRCA2 sind, ist das Brustkrebsrisiko im Vergleich zur Allgemeinbevölkerung um das Acht- bis Zehnfache und das Risiko für Eierstockkrebs um das Vierzigfache erhöht. Jedoch hat sich das Risiko, früh an Brustkrebs zu erkranken (vor dem Alter von 50 Jahren), bei den Trägerinnen dieser defekten Gene verdreifacht, wenn man die vor 1940 geborenen mit den nach 1940 geborenen vergleicht. Es ist von 24 auf 67 Prozent gestiegen. Diese Risikosteigerung ist auf die gravierenden Veränderungen der Lebensgewohnheiten nach dem Zweiten Weltkrieg (weniger körperliche Bewegung, industriell hergestellte Nahrung, Zunahme von Adipositas) zurückzuführen. Ganz allgemein schätzt man, dass die Vererbung defekter Gene für ca. 15 bis 20 Prozent aller Krebserkrankungen verantwortlich ist; das bedeutet, dass die Mehrheit der Fälle durch äußere Faktoren verursacht wird, die wahrscheinlich mit der Lebensweise zusammenhängen.

Einfluss der Eltern auf das Krebsrisiko von Adoptivkindern

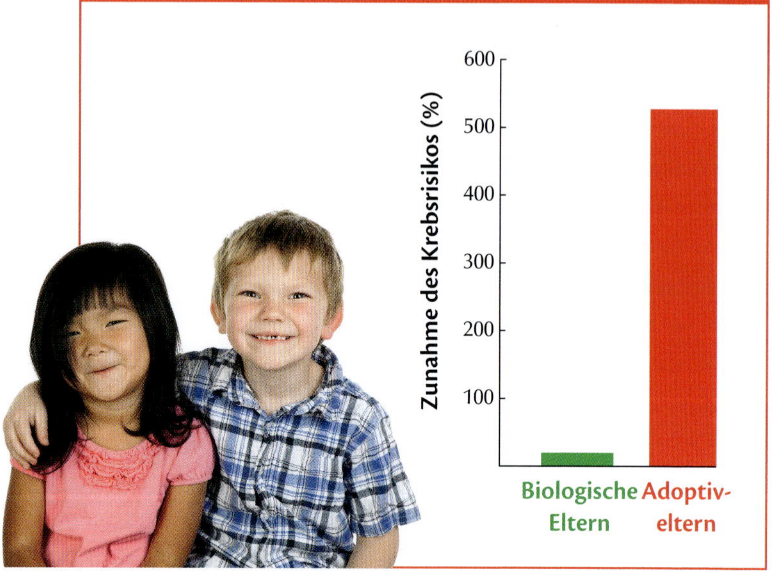

Abbildung 3

Quelle: Sørensen, 1988

Weltweite Verteilung der Krebshäufigkeiten

Der Einfluss der Lebensweise auf die Entstehung von Krebs wird eindrucksvoll deutlich, wenn man Häufigkeit und Verteilung von Krebserkrankungen weltweit betrachtet (Abbildung 4). Tatsächlich leidet die Welt nicht gleichmäßig unter der Geißel Krebs. Nach den letzten von der Weltgesundheitsorganisation veröffentlichten Statistiken weisen die westlichen Industrieländer wie Australien, Nordamerika und mehrere Länder Europas mit 250 Fällen auf 100000 Einwohner die höchsten Krebsraten auf. Hingegen ist die Zahl der Krebserkrankungen in den Ländern Südostasiens wie Indien, China oder Thailand sehr viel niedriger und liegt bei etwa 100 Fällen auf 100 000 Einwohner.

Doch nicht nur die Erkrankungsrate ist von einer Region des Globus zur anderen ungleich verteilt, auch die in verschiedenen Ländern auftretenden Krebsarten variieren enorm. Sieht man einmal vom Lungenkrebs ab, der (aufgrund des Rauchens) verbreitetsten und am gleichmäßigsten über den Planeten verteilten Krebsart, so sind die häufigsten Krebsarten in den Industrieländern vollkommen andere als in den asiatischen Ländern. In den Vereinigten Staaten und Kanada beispielsweise sind dies (in dieser Reihenfolge) nach dem Lungenkrebs Dickdarm-, Brust- und Prostatakrebs, während in den asiatischen Ländern Magen-, Speiseröhren- und Leberkrebs überwiegen. Das Ausmaß dieser Unterschiede zwischen Ost und West ist frappierend; so erkranken in manchen Regionen der Vereinigten Staaten mehr als 100 von 100 000 Frauen an Brustkrebs verglichen mit nur 8 von 100 000 Thailänderinnen. Das Gleiche gilt für den Darmkrebs: Während in manchen Regionen des Westens 50 von 100 000 Personen von dieser Krebsart betroffen sind, befällt er nur 5 von 100 000 Indern. Noch größer ist diese Kluft beim Prostatakrebs, der anderen großen Krebsgeißel der westlichen Welt: Zehn Mal weniger Japaner und sogar hundert

Weltweite Verteilung der Krebsinzidenz

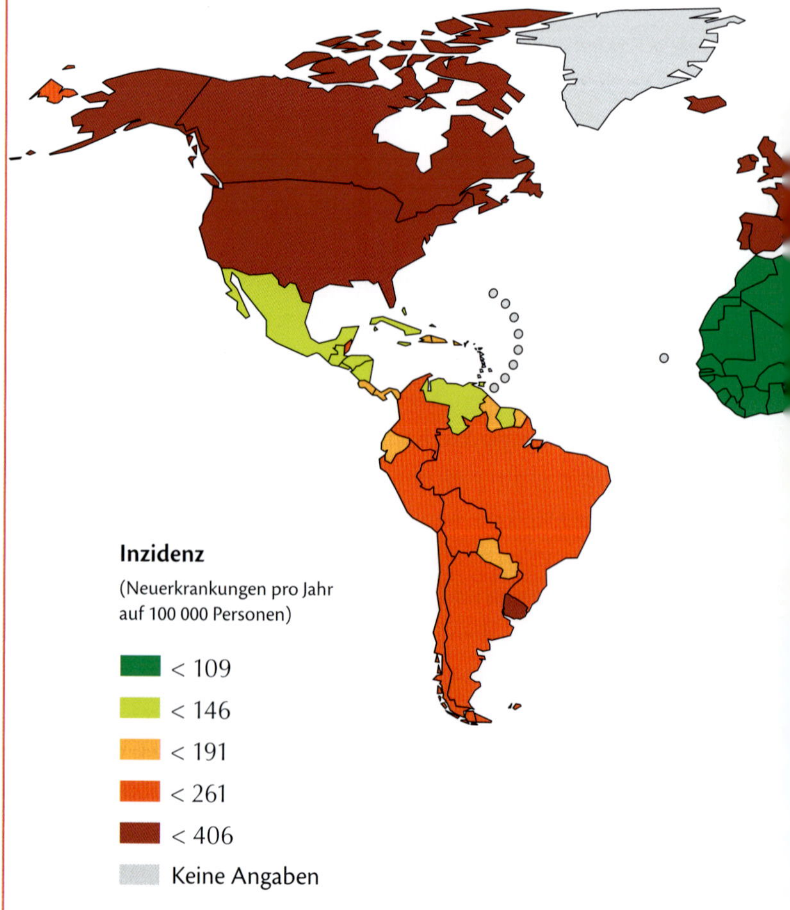

Abbildung 4

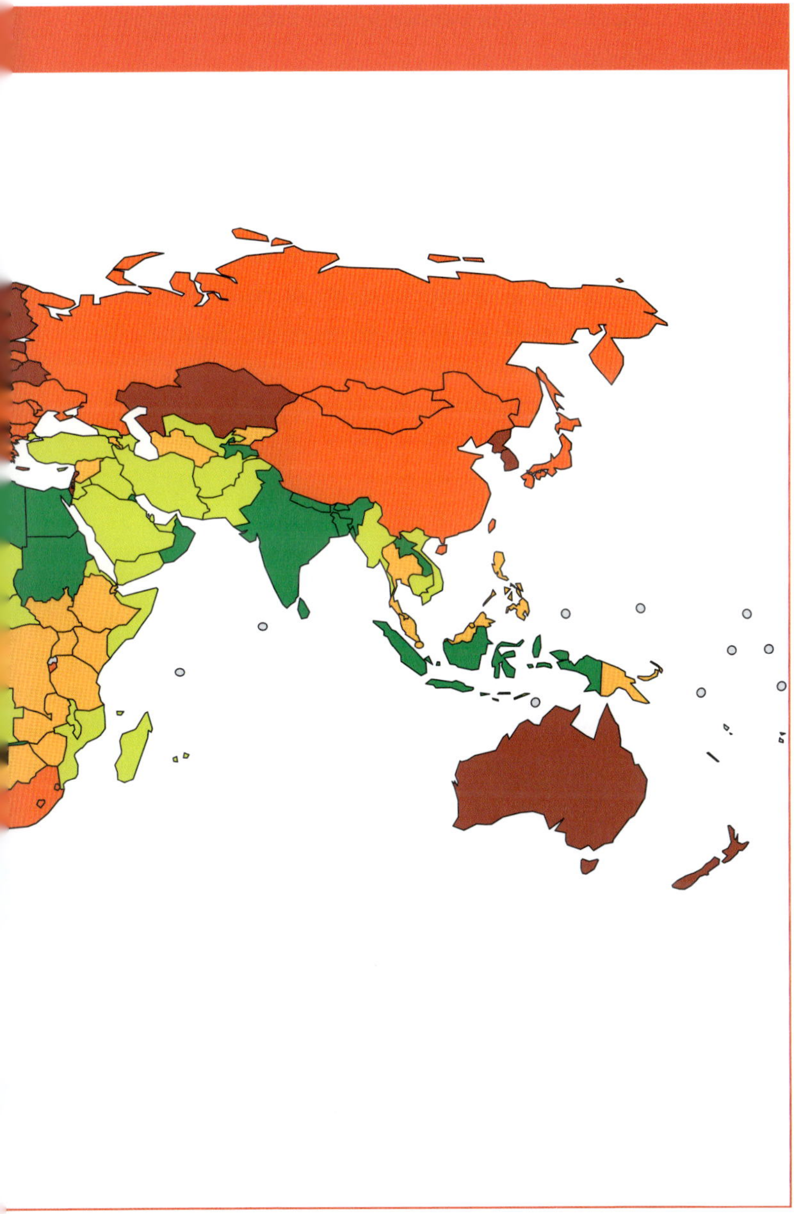

Quelle: GLOBOCAN 2004 (IARC)

Mal weniger Thailänder als Bewohner der westlichen Hemisphäre sind davon betroffen.

Die Untersuchung von Auswanderern hat bestätigt, dass diese extremen Variationen nicht auf eine wie auch immer geartete genetische Veranlagung zurückzuführen sind, sondern vielmehr eng mit den unterschiedlichen Lebensgewohnheiten verbunden sind. Abbildung 5 zeigt ein frappierendes Beispiel dieser durch Migration hervorgerufenen Abweichungen. In der Untersuchung wurde die Häufigkeit bestimmter Krebserkrankungen bei Japanern in Japan sowie nach Hawaii ausgewanderten Japanern mit der der einheimischen hawaiianischen Bevölkerung verglichen. Während beispielsweise Prostatakrebs damals in Japan wenig verbreitet war, stieg die Häufigkeit dieser Krebsart bei den japanischen Auswanderern auf das Zehnfache an und näherte sich so den Erkrankungszahlen bei einheimischen Hawaiianern an. Ähnliches lässt sich bei den Frauen beobachten, deren ursprünglich niedrige Raten von Brust- und Gebärmutterkrebs beträchtlich steigen, wenn sich ihre Lebensweise durch Emigration drastisch verändert.

Diese Statistiken stellen mitnichten isolierte Einzelfälle dar, denn auch Untersuchungen anderer Bevölkerungsgruppen auf der Welt kommen zu ähnlichen Ergebnissen. Hier soll nur noch eine weitere Studie erwähnt werden, in der die Häufigkeit von bestimmten Krebsarten in der afroamerikanischen Bevölkerung Nordamerikas mit der einer afrikanischen Bevölkerungsgruppe in Nigeria verglichen wurde (Abbildung 6). Wieder ergab sich bei den Schwarzafrikanern eine radikal andere Krebsverteilung als bei den Afro-Amerikanern: So ist der Prostatakrebs in Amerika weitaus häufiger als in Afrika. In allen Fällen ist die Häufigkeit von Krebserkrankungen in der schwarzen US-Bevölkerung praktisch identisch mit der bei weißen Amerikanern, während sie sich von der ihrer Vorfahren, der schwarzen Bevölkerung Afrikas, grundlegend unterscheidet. Diese Untersuchungen sind äußerst inter-

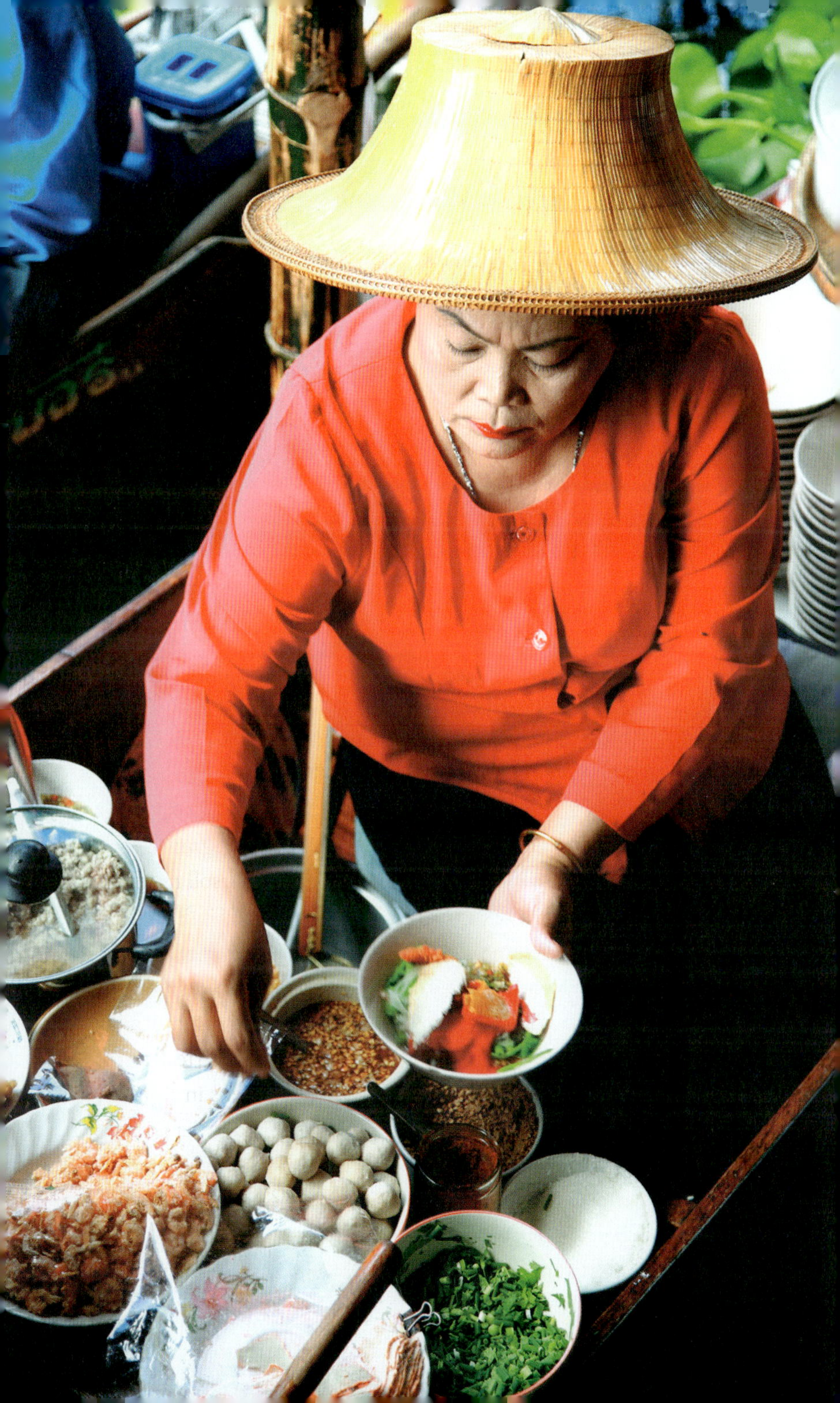

Vergleich der Inzidenz bestimmter Krebsarten zwischen Japanern (nach Wohnsitz) und der hawaiianischen Ursprungsbevölkerung

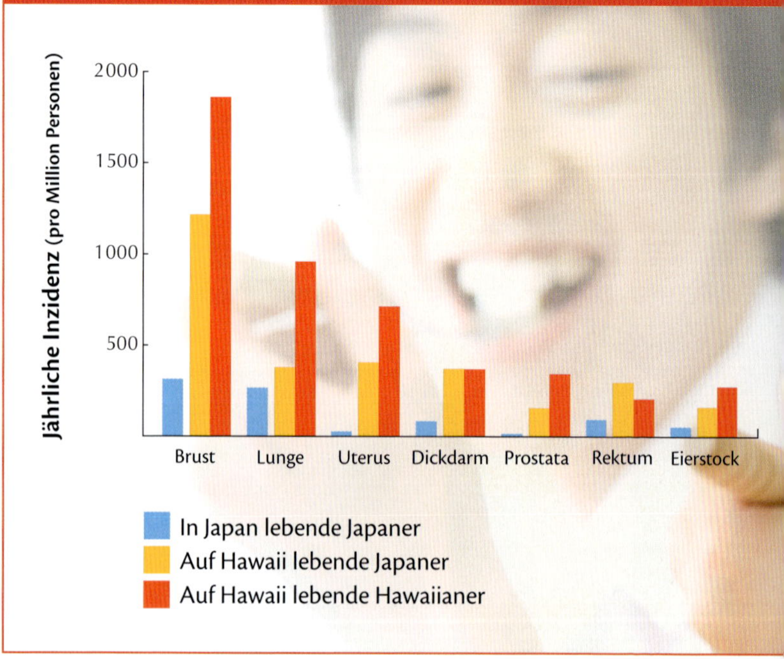

Abbildung 5 Quelle: Doll, R. und Peto, R. (1981) J. Natl. Cancer Inst. 66, 1196–1305

essant, denn sie liefern nicht nur einen unwiderlegbaren Beweis dafür, dass die Mehrheit der Krebserkrankungen nicht auf genetische Ursachen zurückzuführen sind, sondern sie veranschaulichen zudem die herausragende Rolle, die Lebensgewohnheiten als Auslöser dieser Krankheit spielen.

Welche Veränderung aber kann einen so schädlichen Einfluss auf die Gesundheit dieser Auswanderer gehabt haben, dass sie einen derart rasanten Anstieg der Krebsraten bewirkt? Alle bisher durchgeführten Untersuchungen weisen eindeutig auf dieselbe Ursache hin, nämlich auf die Abwendung der Emigranten

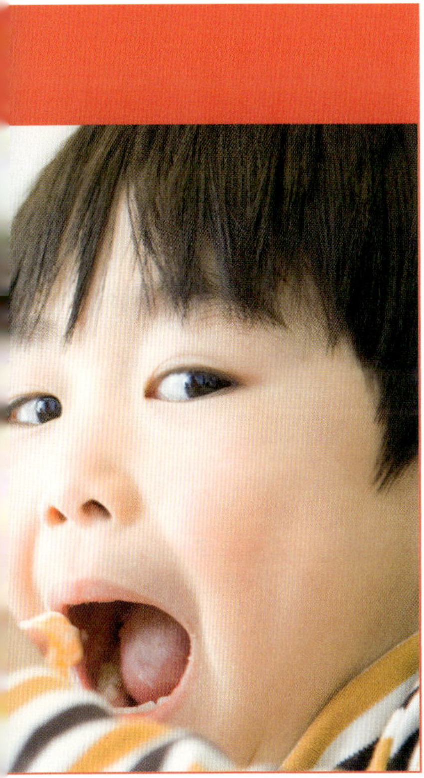

von ihrer traditionellen Ernährungsweise und die schnelle Anpassung an die Essgewohnheiten des Gastlands. In beiden uns betreffenden Fällen führte dies zu tragischen Veränderungen: So haben etwa die in den Westen ausgewanderten Japaner eine beispielhaft gesunde Ernährungsweise mit viel Gemüse, einem hohen Gehalt an komplexen Kohlenhydraten und einem geringen Gehalt an Fett aufgegeben – zugunsten einer Ernährung reich an Zucker sowie an tierischen Proteinen und Fetten.

Im Übrigen haben sich, auch ohne dass Emigration der Grund wäre, die Ernährungsgewohnheiten der Japaner in den letzten fünfzig Jahren stark verändert, was die Rolle der Ernährung bei der Entstehung von Krebs ebenfalls verdeutlicht. Während beispielsweise der Verzehr von Fleisch in Japan noch vor vierzig Jahren extrem niedrig war, ist er im Laufe der letzten Jahre um das Siebenfache gestiegen, mit dem Ergebnis, dass die Dickdarmkrebsrate sich verfünffacht hat und nun der in den westlichen Ländern entspricht. Es ist daher äußerst interessant, wenngleich auch ein wenig beunruhigend, festzustellen, in welchem Ausmaß die Übernahme der westlichen Lebensweise mit der drastischen Zunahme bestimmter Krebsarten einhergegangen ist.

Vergleich der Inzidenz bestimmter Krebsarten in Bezug auf die Lokalisierung des Primärtumors zwischen Bewohnern der Stadt Ibadan (Nigeria) und weißen und schwarzen Amerikanern

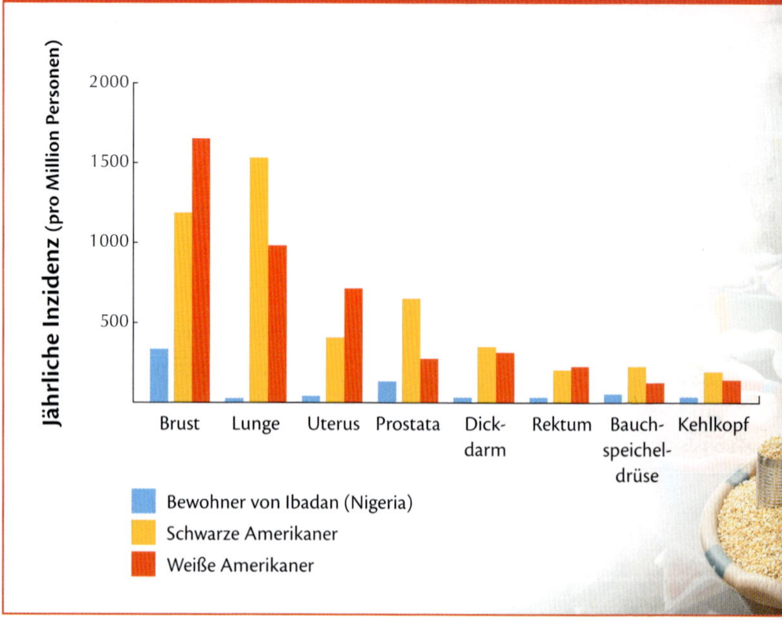

Abbildung 6 Quelle: Doll, R. und Peto, R. (1981) J. Natl. Cancer Inst. 66, 1196–1305

Die wahren Krebsursachen

Die Gesamtheit dieser Beobachtungen zeigt, dass nur eine Minderheit der Krebserkrankungen durch Faktoren ausgelöst werden, die sich wirklich unserer Kontrolle entziehen, ob es sich um Vererbung, Umweltverschmutzung oder Virusinfektionen handelt (Abbildung 7). Auf der anderen Seite zeigen die Untersuchungen aller im Kampf gegen Krebs tätigen Organisationen, darunter die *American Association for Cancer Research* (AACR), dass mehrere direkt mit der Lebensweise verbundene Faktoren wie Rauchen, Bewegungs-

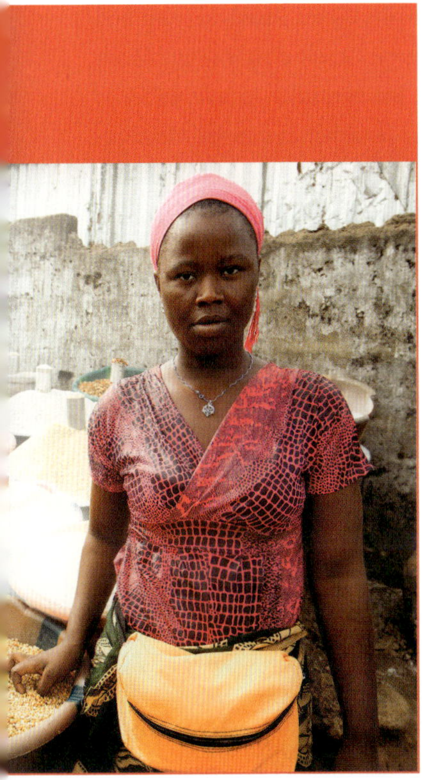

mangel, Übergewicht, die Zusammensetzung der Ernährung sowie der übermäßige Genuss von Alkohol und Drogen direkte Ursachen für etwa 70 Prozent der Krebserkrankungen sind.

Es ist wichtig, dass wir unsere falschen Vorstellungen von krebsauslösenden Faktoren korrigieren, denn das motiviert uns dazu, unsere schicksalsergebene Einstellung zu verändern und das Problem mit neuen Augen zu betrachten. Wenn zwei Drittel der Krebserkrankungen durch nicht-genetische Faktoren verursacht werden und stattdessen mit unseren Lebensgewohnheiten zusammenhängen, kann man dann nicht aus dieser bloßen Tatsache schließen, dass wir zwei Drittel der Krebserkrankungen vermeiden können, indem wir unsere Lebensweise verändern?

Das ist genau die Schlussfolgerung, zu der die Wissenschaftler gekommen sind, die Hunderttausende von Untersuchungen über den Einfluss der Lebensgewohnheiten auf das Krebserkrankungsrisiko verglichen haben. Dank dieser streng wissenschaftlichen Analysen von Organisationen wie dem *World Cancer Research Fund*, der *American Cancer Society* oder der *Société canadienne du cancer* ist es nun möglich, zehn zentrale Aspekte der Lebensweise zu identifizieren, die das Krebsrisiko erhöhen, und infolgedessen bestimmte

Verhaltensweisen daraus abzuleiten, die dieses Risiko senken und dadurch die Krebshäufigkeit in unseren Gesellschaften signifikant verringern könnten (Abbildung 8). Ein zentraler Aspekt dabei ist natürlich – das ist auch den meisten Menschen bekannt –, den Einfluss krebserregender Substanzen wie Zigarettenrauch, Alkohol und UV-Strahlen auf ein Minimum zu reduzieren. Rauchen allein ist wegen der enormen Zunahme des Risikos für Lungenkrebs sowie für etwa fünfzehn weitere Krebsarten bei Rauchern für ein

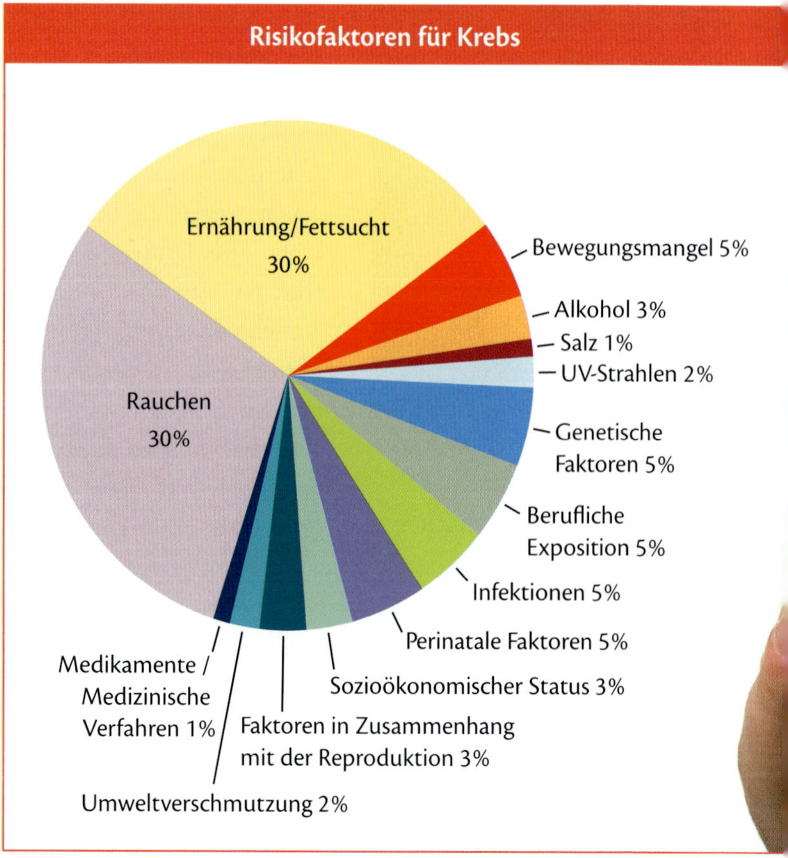

Abbildung 7

Drittel aller Krebserkrankungen verantwortlich, während Alkohol und UV-Strahlen jeweils typische Auslöser für Krebserkrankungen des Verdauungsapparats und der Haut sind.

Weniger bekannt ist, welch entscheidende Rolle ungünstige Ernährungsgewohnheiten und Übergewicht als Risikofaktoren für Krebs spielen. Mangel an pflanzlicher Kost, der übermäßige Verzehr von Nahrungsmitteln mit hohem Zucker- und Fettgehalt, der übermäßige Konsum von rotem Fleisch und Wurst oder auch von sehr salzigen Nahrungsmitteln – all diese Faktoren werden ebenso wie Übergewicht und Bewegungsmangel mit einem erhöhten Krebsrisiko in Verbindung gebracht. Insgesamt schätzt man, dass alle Faktoren des Lebensstils, die Ergebnis der Ernährungsweise und des Körpergewichts sind, etwa für ein Drittel aller Krebserkrankungen verantwortlich sind. Das ist ein ebenso hoher Prozentsatz wie der, der durch Rauchen verursacht wird, das bis heute als wichtigster Krebsverursacher beschrieben wird (Abbildung 7). Im Fall von Krebserkrankungen des Magen-Darm-Trakts (Speiseröhre, Magen, Darm) könnte der Anteil der Todesfälle durch Krebs, der direkt auf die

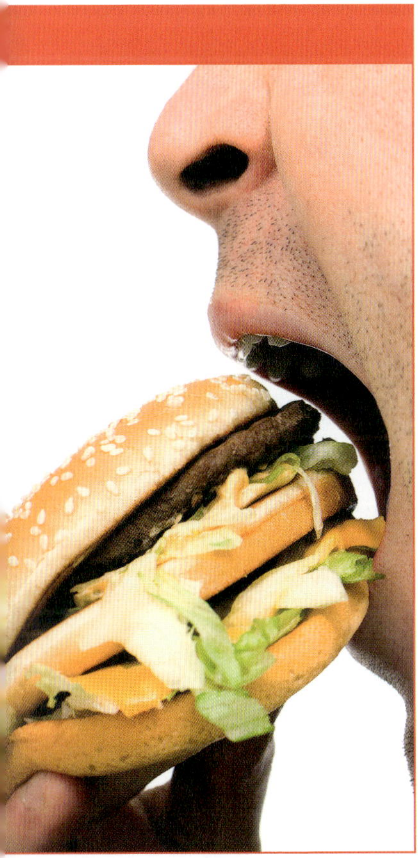

Quelle: *AACR Cancer Progress Report*, 2011

Empfehlungen

	Risikofaktoren
Krebserregende Faktoren	Rauchen
	Übermäßiger Alkoholkonsum
	Übermäßige UV-Bestrahlung
Ernährung und Kontrolle des Körpergewichts	Bewegungsmangel
	Mangel an pflanzlicher Nahrung
	Übergewicht und Fettsucht
	Industrielle Fertignahrung (Junkfood)
	Übermäßiger Konsum von rotem Fleisch und Wurstwaren
	Übermäßiger Salzkonsum
	Konsum von Nahrungsergänzungsmitteln

Abbildung 8

Empfehlungen von Organisationen im Kampf gegen Krebs

Mit dem Rauchen aufhören.

Den Konsum auf 2 Gläser für Männer und 1 Glas für Frauen täglich beschränken.

Die Haut vor zu viel Sonnenbestrahlung schützen. Künstliche Quellen von UV-Strahlen (Sonnenbank) meiden.

Mindestens 30 Minuten täglich körperlich aktiv sein.

Eine abwechslungsreiche Ernährung mit viel Obst, Gemüse und Hülsenfrüchten sowie Vollkornprodukten bevorzugen.

So schlank wie möglich bleiben, mit einem Body-Mass-Index zwischen 21 und 23.

Softdrinks vermeiden und den Verzehr von hochkalorischen Nahrungsmitteln mit einem hohen Zucker- und Fettgehalt reduzieren.

Den Verzehr von rotem Fleisch (Rind, Lamm, Schwein) auf ca. 500 g pro Woche reduzieren und durch Fisch-, Eier- oder vegetarische Gerichte ersetzen. Wurst auf ein Minimum reduzieren.

Den Konsum in Salz konservierter Produkte (z. B. gepökelter Fisch) sowie von Produkten mit einem hohen Salzgehalt einschränken.

Schlechte Ernährung nicht durch Nahrungsergänzungsmittel kompensieren: Die synergetische Wirkung durch die Kombination von Nahrungsmitteln ist als Krebsprävention weit überlegen.

moderne Ernährung und Übergewicht zurückzuführen ist, sogar siebzig Prozent erreichen. Die Nahrungsmittel, die wir täglich zu uns nehmen, haben folglich einen enormen Einfluss auf unser Risiko, an Krebs zu erkranken, und wir müssen die aktuellen Ernährungsgewohnheiten unbedingt verändern, wenn wir die Belastung unserer Gesellschaft durch Krebs verringern wollen.

Der Einfluss der Ernährung auf Krebs

Um zu verstehen, wie sehr die Ernährungsweise zur Entwicklung von Krebs beitragen kann, muss man sich zunächst einmal klarmachen, wie unausgeglichen unsere heutige Ernährungsweise ist, in Hinblick auf ihre Exzesse wie auf ihre Mängel. Im Westen wird die Nahrungsaufnahme häufig nur als Mittel gesehen, dem Körper die für sein Überleben notwendige Energie zuzuführen. Diese Sichtweise spiegelt sich in einer Ernährung wider, die im Wesentlichen auf der Aufnahme von Kalorien basiert. Nahrungsmittel mit einer geringen Kaloriendichte wie Obst und Gemüse nehmen nur einen untergeordneten Platz darin ein. Diese Tendenz wird noch verstärkt durch eine Flut von mit Zucker und Fett überfrachteten industriellen Lebensmitteln. Das fördert eine übermäßige Nahrungsaufnahme und führt zu exzessiver Ansammlung von Körperfett. Die gegenwärtige westliche Ernährung hat nichts mehr mit den Essgewohnheiten gemein, die noch vor weniger als zehn Generationen üblich waren. Im Vergleich dazu enthält die moderne Ernährung mindestens doppelt so viel Fett, einen weitaus höheren Anteil gesättigter Fette im Vergleich zu ungesättigten, kaum ein Drittel so viel Ballaststoffe sowie eine Flut von einfachen Zuckern zu ungunsten komplexer Kohlenhydrate. Und paradoxerweise ist sie begleitet von einem Verlust an pflanzlichen Vitalstoffen.

Diese Ernährungsweise stellt die schlimmstmögliche Kombination für die Erhaltung der Gesundheit dar und bietet die besten Voraussetzungen für eine Krebserkrankung. Auf der einen Seite führt der Kalorienüberschuss zur Zunahme des Körpergewichts, und eine Vielzahl von Studien hat klar belegt, dass Übergewicht und Fettsucht mit einer Erhöhung des Risikos für bestimmte Krebserkrankungen einhergehen. Auf der anderen Seite entzieht der geringe Verzehr von pflanzlichen Produkten dem Organismus Tausende von entzündungs- und krebshemmenden Wirkstoffen, die die Weiterentwicklung der Krebszellen stören und die Häufigkeit verschiedener Krebsarten verringern können (Abbildung 9).

Im Übrigen können wir in Echtzeit mitansehen, welche negativen Auswirkungen diese Ernährungsweise im globalen Maßstab hat. Alle Länder, die ihre traditionelle Ernährung aufgegeben und die in Amerika gängige Ernährungsweise übernommen haben, sind auch von der gleichen Zunahme von Fettsucht, Darm- und Prostatakrebs sowie von Herz-Kreislauf-Erkrankungen betroffen, allesamt Krankheiten, die dort zuvor relativ selten waren.

Man muss diese Ernährungsweise folglich nicht nur wegen ihrer Exzesse, ihrer Monotonie und ihres Mangels an Einfallsreichtum infrage stellen, sondern vor allem wegen ihrer äußerst negativen gesundheitlichen Folgen. Wir akzeptieren heute mit erstaunlicher Passivität die pausenlose Werbeberieselung mit Trios aus riesigen Hamburgern, Pommes frites und Soft Drinks, mit Chips voller Transfette und Acrylamid und anderen »Snacks«, die permanent zur besten Sendezeit angepriesen werden. Die Werbung für diese Art von Ernährung zu akzeptieren bedeutet nichts anderes, als sich mit hohen Kosten für die Behandlung der Gesundheitsprobleme zukünftiger Generationen abzufinden.

Es steht vollkommen außer Zweifel, dass eine tiefgreifende Veränderung dieser Ernährungsweise unumgängliches Ziel aller Vorbeugungsmaßnahmen sein muss, um die Zahl der Krebserkrankungen in der westlichen Welt zu reduzieren. Zum Glück können immer mehr Menschen, die ihre Ernährungsgewohnheiten verändern wollen, auf eine wachsende Auswahl an hervorragenden Produkten zurückgreifen, die mit gesunden Zutaten hergestellt werden und wirklich zu einer Besserung der allgemeinen Gesundheit beitragen können. Die allermeisten Supermärkte haben heute eine Abteilung mit solchen Erzeugnissen, abgesehen von den unzähligen Märkten, auf denen wir uns mit Lebensmitteln aus aller Herren Länder vertraut machen können, die uns noch vor dreißig Jahren so gut wie unbekannt waren. So profitiert die west-

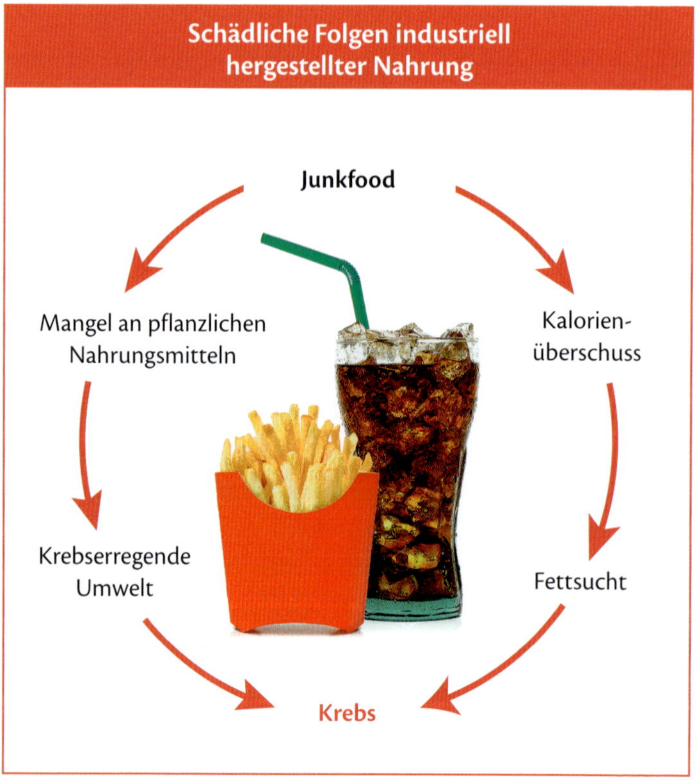
Schädliche Folgen industriell hergestellter Nahrung
Junkfood
Mangel an pflanzlichen Nahrungsmitteln
Kalorien-überschuss
Krebserregende Umwelt
Fettsucht
Krebs

Abbildung 9

liche Welt selbst de facto von der Ausbreitung kulinarischer Traditionen anderer Kulturen, auch wenn die Globalisierung schädliche Auswirkungen für die Völker hat, die eine westliche Lebensweise angenommen haben. Unbestreitbar gibt es heute für alle, die sich gesund ernähren und vor so schweren Krankheiten wie Krebs schützen wollen, eine Alternative zum Junkfood.

Es ist nicht Ziel dieses Buches, eine bestimmte Ernährungsweise zu propagieren. Es gibt hervorragende Bücher auf dem Markt, in denen die grundlegenden Prinzipien einer gesunden Ernährung anschaulich und sachkundig beschrieben werden. Sie finden darin alle wichtigen Informationen über die Möglichkeiten einer angemessenen Versorgung mit Proteinen, Lipiden und Zucker sowie Vitaminen und Mineralstoffen.

Wir möchten das Augenmerk vielmehr auf eine Reihe von Nahrungsmitteln richten, die wesentlich zur Verringerung des Krebsrisikos beitragen können. Die Empfehlungen stützen sich natürlich auf die erwiesene Bedeutung von Obst und Gemüse als grundlegendem Bestandteil jeder Ernährung zur Krebsbekämpfung. Aber sie berücksichtigen auch neue wissenschaftliche Erkenntnisse, die nahelegen, dass die *Art* von Obst und Gemüse eine ebenso wichtige Rolle spielen könnte wie die verzehrte *Menge*. Denn manche Lebensmittel stellen eine außergewöhnlich reichhaltige Quelle krebshemmender Moleküle dar. Es geht also nicht nur darum, die empfohlene Menge von fünf Portionen Obst und Gemüse täglich zu verzehren, sondern vor allem die Sorten zu bevorzugen, die am besten geeignet sind, die Entstehung von Krebs zu verhindern. Eine Ernährungsweise, die sich auf den Verzehr von Nahrungsmitteln mit einem hohen Gehalt an krebshemmenden Wirkstoffen stützt, ist eine unverzichtbare Waffe im Kampf gegen den Krebs.

Zusammenfassung

- Die individuelle Lebensweise hat einen maßgeblichen Einfluss auf das Risiko, an Krebs zu erkranken.
- Etwa ein Drittel der Krebserkrankungen ist direkt mit der Ernährungsweise verbunden.
- Eine abwechslungsreiche Ernährung mit viel Obst und Gemüse, verbunden mit einer Kontrolle der Kalorienzufuhr zur Vermeidung von Übergewicht, ist eine einfache und wirkungsvolle Methode, um das Risiko einer Krebserkrankung entscheidend zu reduzieren.

Wenn du den Feind und dich selbst erkennst,
brauchst du den Ausgang von
hundert Schlachten nicht zu fürchten.

Sun Tzu, *Die Kunst des Krieges*

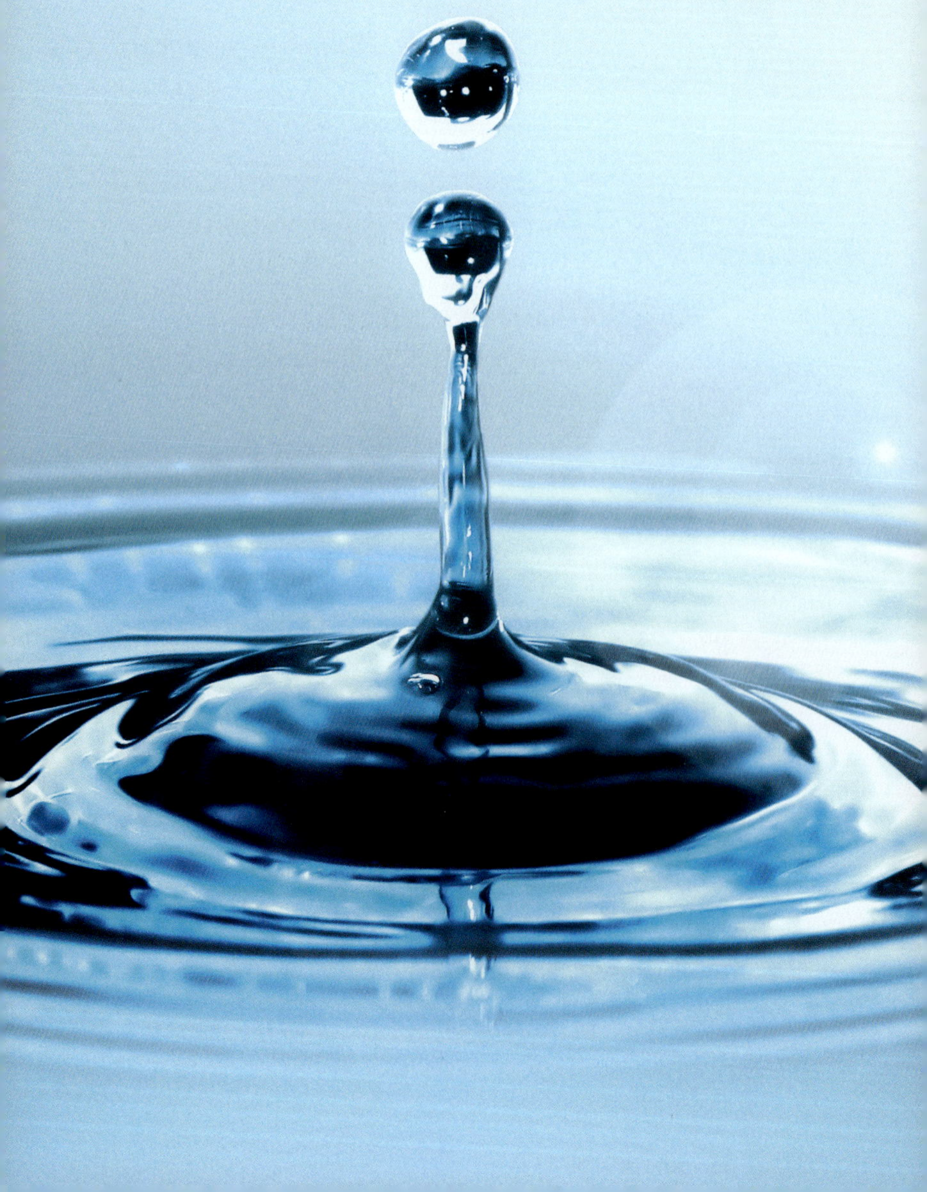

Kapitel 2

Was ist Krebs?

Obwohl seit Jahrzehnten viel Energie und Milliarden von Dollars in die Forschung fließen, entzieht sich eine große Zahl von Krebsarten nach wie vor jeder Behandlung. Und selbst wenn gegen bestimmte Krebserkrankungen Behandlungsmethoden zur Verfügung stehen, bleibt die langfristige Überlebensrate der Patienten noch zu oft hinter den Erwartungen zurück. Mehrmals schon erwiesen sich neue Medikamente, in die große Hoffnungen gesetzt wurden, als weitaus weniger wirkungsvoll als vorhergesagt und in manchen Fällen sogar als vollkommen wirkungslos. Was macht die Krebsbehandlung so schwierig? Das ist eine zentrale Frage, mit der wir uns beschäftigen müssen, bevor wir uns neuen Mitteln zuwenden, mit denen wir diese Krankheit zu bekämpfen hoffen.

Oft ist es ja möglich, den Charakter und die Motivationen, die Stärken und Schwächen eines Menschen in groben Zügen zu erfassen, ohne dass man deswegen alle Einzelheiten seines Lebens kennen muss. So ließe sich in etwa auch das Ziel dieses Kapitels formulieren: Es soll Ihnen helfen, Krebszellen besser zu verstehen, indem Sie die groben Züge ihrer »Persönlichkeit« und die Beweggründe begreifen, die sie dazu treiben, in das Nachbargewebe einzudringen und zu wachsen, bis sie das Leben der Betroffenen bedrohen; Sie sollen erfahren, was diese Zellen so erfolgreich macht und – wichtiger noch – wo ihre Schwächen liegen, damit Sie sich besser davor schützen können. Wenn wir begreifen, was Krebs ist, dann werden wir erkennen, dass diese Krankheit ein furchtbarer Feind ist, dem wir mit großem Respekt begegnen müssen, damit er uns nicht besiegt. Doch nur, wenn wir den Krebs begreifen, können wir ihn in Schach halten und uns seine Schwächen zunutze machen.

Die Wurzel allen Übels: die Zelle

Die Zelle ist die Basiseinheit allen Lebens auf der Erde – beginnend vom einfachsten Bakterium, das nur aus einer einzigen Zelle besteht, bis zu hochkomplexen Organismen wie dem Menschen, der mehr als 37 000 Milliarden Zellen besitzt. Diese kleine, kaum 10–100 µm große Struktur (ein *µm* ist ein Tausendstel Millimeter) ist ein wahres Meisterwerk der Natur – ein Puzzle von unerhörter Komplexität, das die Forscher, die seine Geheimnisse zu durchdringen versuchen, noch immer fasziniert. Die Zelle hat noch lange nicht all ihre Geheimnisse preisgegeben, aber man weiß bereits, dass eine Entgleisung bestimmter Funktionen eine wesentliche Rolle bei der Entstehung von Krebs spielt. Unter wissenschaftlichen Gesichtspunkten ist Krebs daher vor allem und in erster Linie eine Krankheit der Zelle.

Um die Zelle besser zu verstehen, können wir sie mit einer Stadt vergleichen, in der sämtliche für das Wohlbefinden des Gemeinwesens notwendigen Funktionen auf verschiedene Orte verteilt wurden, damit alle Arbeiter ihre Aufgaben unter optimalen Bedingungen erfüllen können. Vier Hauptbestandteile der Zelle spielen eine wesentliche Rolle bei der Entstehung von Krebs (Abbildung 10).

Der Kern

Der Kern ist die Bibliothek der Zelle, der Ort, an dem alle Gesetzestexte, nämlich *die Gene*, gelagert sind; sie regulieren die Verwaltung der Stadt. Die Zellen enthalten etwa 25 000 Gesetze, die in einem umfangreichen Text, der DNA, abgelegt sind. Dieser ist in einem seltsamen Alphabet verfasst, das nur vier Buchstaben enthält: A, T, C und G. Es ist wichtig, diese Gesetze zu lesen, denn sie diktieren der Zelle ihr Verhalten und bewegen sie zur Produktion von Proteinen, die für ihr reibungsloses Funktionieren und für ihre adäquate Reaktion auf jede Veränderung ihrer Umgebung essenziell sind. So folgt beispielsweise auf den Alarm, dass es der Zelle gleich an Zucker fehlen wird, unmittelbar die Lesung und Ausführung eines Gesetzes, das die Bildung neuer Proteine bewilligt, die auf den Transport von Zucker spezialisiert sind, und dadurch werden wieder ausreichend Zuckerreserven für das Überleben der Zelle bereitgestellt. Wenn beim Lesen dieser Gesetze Fehler auftreten, dann sind die gebildeten Proteine unfähig, ihre Aufgabe adäquat zu erfüllen und können stattdessen zur Bildung von Krebs beitragen.

Die Proteine

Die Proteine sind die »Arbeitskräfte« der Stadt. Sie sind es, die die meisten für den Fortbestand der Zelle notwendigen Aufgaben erfüllen: Transport von Nährstoffen aus dem Blutkreislauf, Kommunikation von Botschaften, die von außen kommen, um die Zelle über Veränderungen in ihrer Umgebung zu informieren, Umwandlung von Nährstoffen zur Energieversorgung etc. Viele Proteine sind *Enzyme,* gewissermaßen die »Ingenieure« der Zelle, denn sie besitzen die Fähigkeit, nicht nutzbare Substanzen in Stoffe umzuwandeln, die für die Zelle lebenswichtig sind. Eine Reihe von Enzymen ermöglicht es der Zelle, sich schnell an jede Veränderung der Umgebung anzupassen, indem sie die Funktion anderer Proteine auf subtile Weise beeinflusst. Insofern ist es von zentraler Bedeutung für die Zelle, stets sicherzustellen, dass beim Lesen der Gesetze, die die Produktion dieser Enzyme regeln, keine Abweichungen vom Originaltext auftreten. Denn eine ungenaue

Von der DNA zu den Proteinen

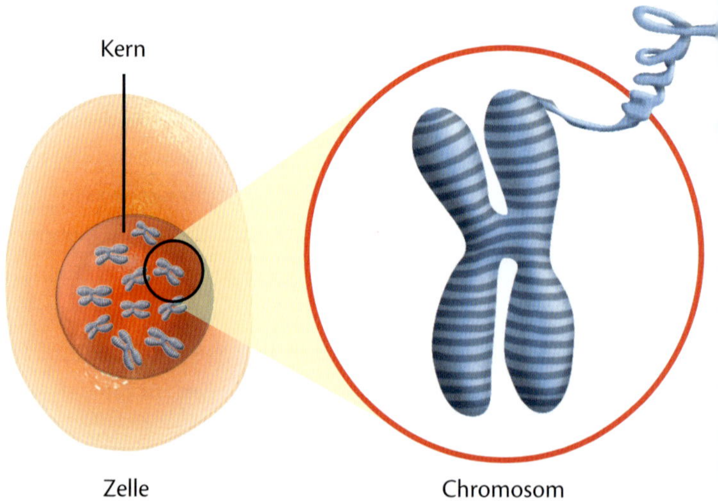

Abbildung 10

Lektüre bewirkt die Produktion von modifizierten Proteinen, die nicht mehr fähig sind, ihre Aufgabe ordnungsgemäß zu erfüllen oder die einen mit dem zellulären Gleichgewicht unvereinbaren Übereifer entwickeln. Krebs entsteht also immer durch Fehler in der Bildung der Proteine, insbesondere der Enzyme.

Das Mitochondrium

Es ist das Kraftwerk der Stadt, der Ort, an dem die Energie, die in Nahrungsmolekülen (Zucker, Proteine, Lipide) enthalten ist, in zelluläre Energie (ATP) umgewandelt wird. Bei diesem Prozess dient Sauerstoff als Brennstoff, und das führt unglücklicherweise zur

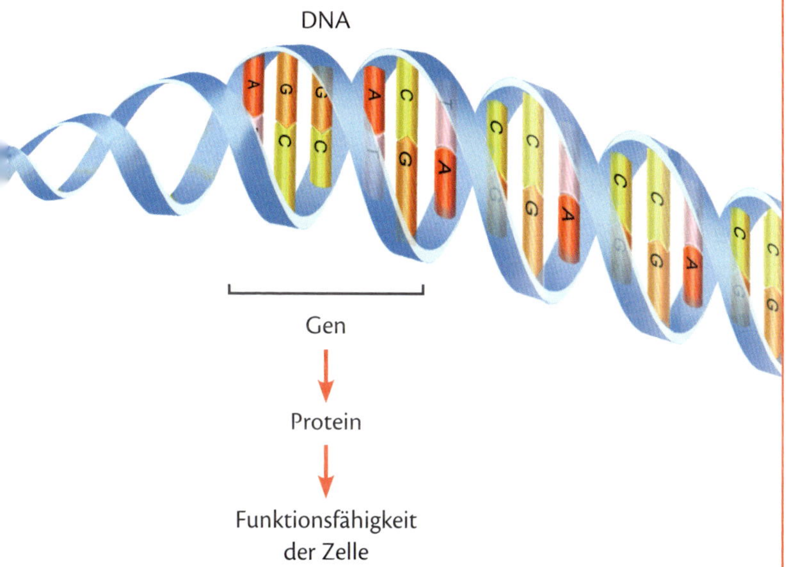

Bildung toxischer Abfallprodukte, den sogenannten freien Radikalen. Diese Abfallprodukte können eine Krebserkrankung auslösen, indem sie in den Gesetzestexten (Genen) Veränderungen, das heißt Mutationen hervorrufen, die zu Fehlern in der Proteinproduktion führen.

Die Zellmembran

Diese Struktur, die die Zelle umgibt, besteht aus Lipiden und bestimmten Proteinen und wirkt wie eine Mauer. Ihr Zweck ist es, alle Aktivitäten der Zelle an einem Ort zu konzentrieren. Die Zellmembran spielt dabei eine extrem wichtige Rolle, denn sie fungiert als Barriere zwischen dem Zellinneren und dem äußeren Milieu. Sie ist eine Art Filter, der zwischen den Substanzen, die in die Zelle eindringen können, und denen, die ausgeschieden werden, sortiert. Sie enthält verschiedene Proteine, *Rezeptoren* genannt, die die chemischen Signale im Blutkreislauf aufspüren und der Zelle dadurch kodierte Botschaften übermitteln, damit sie adäquat auf Veränderungen ihrer Umgebung reagieren kann. Diese Funktion ist lebenswichtig für die Zelle. Es ist daher leicht nachvollziehbar, dass eine ungenaue Lektüre der Gene (der Gesetze), die die Bildung dieser Proteine steuern, dramatische Folgen haben kann. Denn wenn eine Zelle nicht mehr versteht, was außerhalb ihrer Grenzen vor sich geht, dann verliert sie ihre Orientierungspunkte und beginnt, sich eigenmächtig zu verhalten, ohne sich um die Zellen in ihrer Umgebung zu kümmern. Ein sehr gefährliches Verhalten, das zu Krebs führen kann.

Gruppenzwang

Was treibt eine Zelle dazu, zur Krebszelle zu werden? Die meisten Menschen wissen, dass Krebs durch unkontrolliertes Zellwachstum verursacht wird, doch die Gründe, die zu einem solchen Verhalten führen, sind ihnen in der Regel unbekannt. Wie in jeder klassischen psychologischen Analyse liegt auch hier die Antwort auf diese Frage in der Kindheit …

Die Zelle, wie sie jetzt existiert, ist das Evolutionsprodukt einer primitiven Zelle, die vor etwa 3,5 Milliarden Jahren auf der Erde erschien und weitaus mehr Ähnlichkeit mit einem Bakterium hatte als mit der Zelle in ihrer heutigen Gestalt. Im Laufe dieser langen Zeitspanne war die Urzelle enormen Veränderungen ihrer Umgebung (UV-Strahlen, Sauerstoffgehalt etc.) unterworfen, die sie dazu zwangen, permanent und nach dem Prinzip »Versuch und Irrtum« nach der »richtigen« Veränderung zu suchen, die ihr die größte Überlebenschance bot. Die Zelle verdankt diese große Anpassungsfähigkeit ihrer Fähigkeit, ihre Gene zu modifizieren und dadurch die Produktion neuer Proteine zu initiieren, die den neuen Herausforderungen besser gewachsen sind. Wir müssen also begreifen, dass die Gene, die berühmten »Gesetze«, von denen wir zuvor gesprochen haben, nicht unveränderlich sind. Sobald die Zelle erkennt, dass es zur Bewältigung eines Problems vorteilhaft wäre, diese Gesetze zu modifizieren, verändert sie deren Text: Das nennt man eine Mutation. Die Fähigkeit der Zellen, eine Mutation ihrer Gene zu bewirken, stellt folglich ein wesentliches Merkmal des Lebens dar. Ohne dieses Merkmal hätten wir nie das Tageslicht erblickt.

Vor etwa 600 Millionen Jahren haben die Zellen eine »Entscheidung« getroffen, die die folgenreichsten Konsequenzen in der gesamten Evolutionsgeschichte für das Leben auf der Erde hatte: Sie begannen sich zu Zellverbänden zusammenzuschließen und bildeten so die ersten mehrzelligen Organismen. Dabei handelte es sich um eine radikale Veränderung in der »Mentalität« der Zelle selbst, denn dieser Zusammenschluss bedeutete, dass das Überleben des Organismus dem der individuellen Zellen von nun an übergeordnet war. Die permanente Suche nach Verbesserungen für eine Anpassung an die Veränderungen der Außenwelt konnte damit nicht mehr auf Kosten der anderen Zellen des Organismus gehen. Anders gesagt, die früher individualistischen Zellen wurden allmählich altruistisch und verzichteten in gewisser Weise auf die grundlegende Freiheit, ihre Gene nach Gutdünken zu verändern. Diese Evolution setzte sich durch, weil sie beachtliche Vorzüge mit sich brachte. Allen voran die Tatsache, dass die verschiedenen Zellen ihre Aufgaben nun arbeitsteilig erfüllen konnten, um eine bessere Interaktion mit der Umwelt zu gewährleisten. So haben manche Zellen in einem primitiven Organismus beispielsweise besondere Fähigkeiten zur Identifizierung von Nährstoffen in ihrer unmittelbaren Umgebung entwickelt, während sich andere mehr darauf spezialisiert haben, Nährstoffe zu verdauen und dadurch Energie für den Organismus bereitzustellen. Um eine solche Spezialisierung einzuführen, mussten die Zellen ihre Gesetze ändern, damit sich neue Arten von Proteinen entwickelten, die ihre Leistungsfähigkeit verbesserten und ihnen eine noch effektivere Erfüllung ihrer Aufgabe ermöglichten. Diese Anpassungsfähigkeit ist die Basis der Evolution, doch bei mehrzelligen Organismen muss die Anpassung unbedingt für den gesamten Organismus vorteilhaft sein und nicht nur für eine einzelne Zelle.

Beim Menschen hat die Spezialisierung der Zellen ihre höchste Komplexität erreicht. Tatsächlich kann man sich nur schwer vorstellen, dass eine Hautzelle zum Beispiel auch nur irgendetwas mit einer Zelle der Niere gemeinsam hat oder dass Muskelzellen einen gemeinsamen Ursprung mit Neuronen haben, die uns das Denken ermöglichen. Dennoch besitzen alle Zellen des menschlichen Körpers die *gleiche* genetische Ausstattung, also die gleichen Gesetzestexte in ihrem Kern. Wenn die Hautzelle sich von jener der Niere unterscheidet, so liegt dies nicht daran, dass sie nicht die gleichen Gene haben, sondern daran, dass sie nicht die gleichen Gene *benutzen*, um ihre Funktionen zu erfüllen. Anders gesagt, jede Zelle des menschlichen Körpers aktiviert nur die Gene, die ihren Auf-

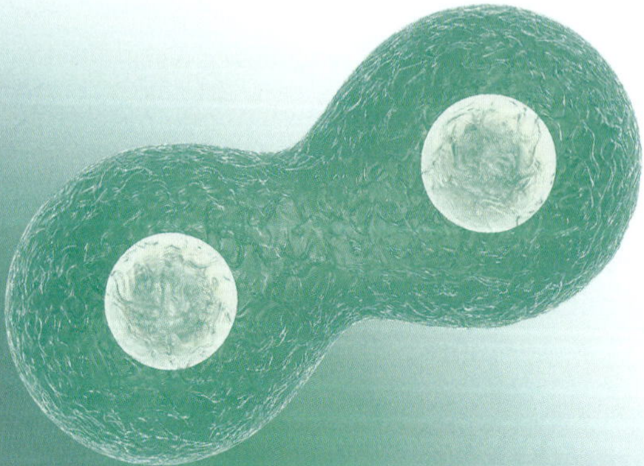

gaben entspricht; dieses Phänomen wird als Zelldifferenzierung bezeichnet. Die Aufrechterhaltung dieser Differenzierung ist für ein adäquates Funktionieren des Organismus lebenswichtig, denn wenn die Neuronen, die uns das Denken ermöglichen, plötzlich beschließen würden, sich wie Hautzellen zu benehmen und keine Nervenimpulse mehr weiterzuleiten, dann würde der gesamte Organismus darunter leiden. Das Gleiche gilt für jedes beliebige andere Organ; jeder Zelltyp muss die Aufgabe erfüllen, die ihm zum Wohle aller Zellen zugewiesen wurde. Wenn man bedenkt, dass der menschliche Körper 37 200 Milliarden Zellen enthält, die sich allesamt aufeinander abstimmen müssen, dann kann man nur staunen über die Ordnung, die einer derart komplexen Struktur zugrunde liegt.

Ziviler Ungehorsam

Wie wir sehen, ist für das adäquate Funktionieren eines so komplexen Organismus wie des menschlichen Körpers die vollständige Unterdrückung althergebrachter Überlebensinstinkte der Zellen und der gemeinschaftliche Einsatz all ihrer Ressourcen erforderlich. Und so kann man sich auch leicht vorstellen, dass die Aufrechterhaltung dieser Funktionen eine heikle Angelegenheit ist und permanenten »Rebellionsversuchen« von Zellen ausgesetzt ist, die ihre Handlungsfreiheit wiedergewinnen wollen. Genau das geschieht unser ganzes Leben lang: Sobald eine Zelle Opfer eines Angriffs von außen wird, sei es durch eine krebserregende Substanz, einen Virus oder einen Überschuss an freien Radikalen, ist ihr erster Reflex, diesen Angriff als eine Herausforderung zu interpretieren, der sie sich, so gut sie kann, stellen muss. Das tut sie, indem sie ihre Gene so modifiziert, dass sie dieses Hindernis umgeht. Solche Aggressionen sind in unserem Leben an der Tagesordnung.

Regel 1

Reproduktion ist nicht erlaubt, außer um eine tote oder beschädigte Zelle zu ersetzen.

Regel 2

Am Leben bleiben ist nicht erlaubt, wenn in der Struktur der Zelle, besonders auf der Ebene der DNA, Schäden entdeckt werden. Wenn die Schäden zu gravierend sind, ist Selbstmord obligatorisch!

Immer wieder rebellieren geschädigte Zellen und vergessen dabei ihre wesentliche Funktion für den Organismus als Ganzes. Damit die beschädigte Zelle nicht zu viel Autonomie gewinnt, wird der »gute Wille« der Zellen glücklicherweise durch strenge Regeln kontrolliert, die sicherstellen, dass der soziale Verhaltenscode immer respektiert wird. Dadurch können rebellische Zellen schnell eliminiert werden und die Aufrechterhaltung lebenswichtiger Funktionen ist gewährleistet.

Allerdings werden diese Regeln nicht hundertprozentig befolgt, und manchen Zellen gelingt es, Genmutationen in Gang zu setzen, durch die sie diese Regeln umgehen und einen Tumor bilden können. Das heißt, Krebs entsteht, wenn eine Zelle aufhört, die ihr zugewiesene Rolle zu spielen und sich weigert, mit den anderen zu kooperieren, um das reibungslose Funktionieren des Organismus zu gewährleisten. Eine solche Zelle wird zu einem von den anderen Zellen isolierten Gesetzesbrecher, sie reagiert nicht mehr auf die Anweisungen der Gesellschaft, in die sie eingebunden ist, und hat von nun an nur noch eines im Kopf: ihr eigenes Überleben und das ihrer Nachkommen zu sichern. Alles ist nun möglich. Die rebellische Zelle hat ihre uralten Überlebensinstinkte wiedergefunden.

Die Entstehung von Krebs

Es ist wichtig zu verstehen, dass diese Transformation der Zelle nicht automatisch bedeutet, dass sich unmittelbar ein Krebs im Organismus entwickelt. Wir werden später noch sehen, dass es im Laufe des Lebens regelmäßig zu solch delinquentem Verhalten kommt, ohne dass dies notwendig eine Krebserkrankung nach sich zieht. Man muss die Entstehung von Krebs vielmehr als einen allmählichen Prozess begreifen, der sich über mehrere Jahre hinweg unbemerkt vollziehen kann, bevor er sich durch den Ausbruch von Symptomen manifestiert. Diese »Langsamkeit«, mit der Krebs entsteht, ist extrem wichtig für uns, denn wie wir im Verlauf dieses Buches immer wieder sehen werden, bietet sie uns eine hervorragende Gelegenheit, in mehreren Phasen seiner Entwicklung zu intervenieren und die Entwicklung der mutierten Zelle zu einer reifen Krebszelle zu stoppen. Zwar wird jeder Krebs durch spezielle Faktoren ausgelöst, doch alle Krebserkrankungen durchlaufen im Großen und Ganzen den gleichen Entwicklungsprozess, der sich in drei große Abschnitte gliedert: Initiation, Promotion und Progression (Abbildung 11).

1. Initiation

Als Initiation bezeichnet man die Anfangsphase des Krebswachstums. Dabei findet in der DNA der Zellen eine erste Mutation statt. Mutationen können durch den Kontakt mit krebserregenden Faktoren (UV-Strahlen, Zigarettenrauch, bestimmten Viren) ausgelöst werden oder durch spontane Irrtümer, die sich bei der Erneuerung der Zellen einschleichen, oder auch infolge von vererbten genetischen Defekten. Eine solche Mutation ist irreversibel, wenn die Zelle nicht repariert oder ausgeschaltet wird.

Von wenigen Ausnahmen abgesehen (bestimmten Krebserkrankungen des Kindesalters beispielsweise) sind die prämalig-

Entwicklung von Krebs

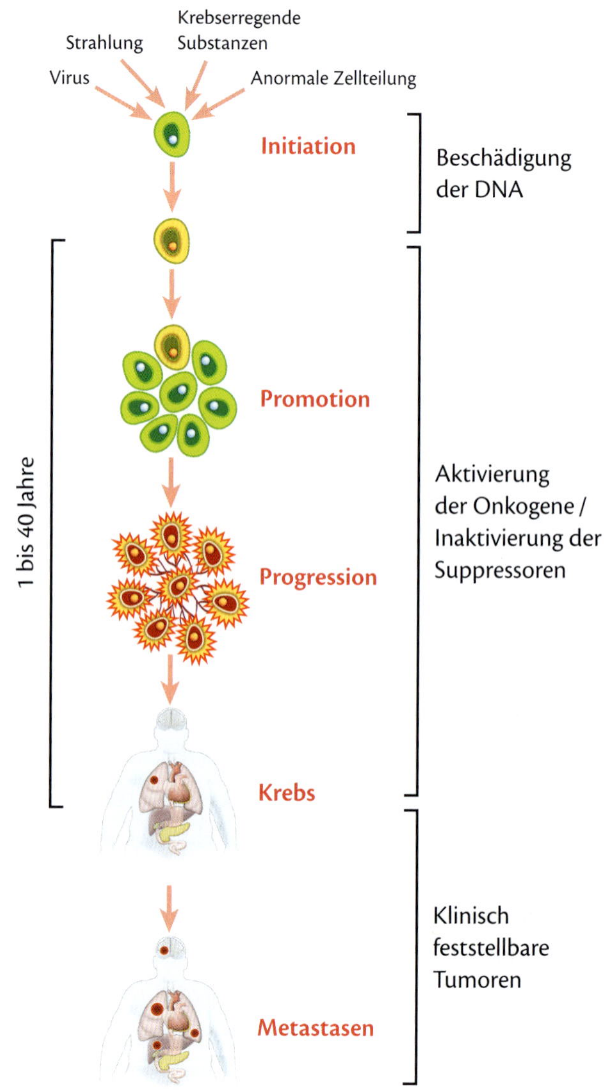

Abbildung 11

nen Zellen in diesem Stadium noch nicht ausreichend aktiviert, um als Krebszellen zu gelten. Sie haben vielmehr das Potenzial, Tumoren zu bilden, wenn sie weiterhin regelmäßig diesen karzinogenen Substanzen ausgesetzt sind oder wenn günstige Faktoren es der prämalignen Zelle ermöglichen, ihre Versuche fortzusetzen und neue Mutationen hervorzurufen, die ihr eine autonome Entwicklung ermöglichen. Wie wir sehen werden, haben manche Wirkstoffe in Nahrungsmitteln die Eigenschaft, diese potenziellen Tumoren in einem latenten Zustand zu halten und können somit die Ausbildung von Krebs verhindern.

2. Promotion

Im Verlauf dieser Phase setzt sich die prämaligne Zelle über die zuvor beschriebenen Regeln 1 und 2 hinweg und erreicht so die kritische Schwelle zu einer entarteten Zelle. Die weit überwiegende Zahl der aktuell laufenden Untersuchungen über Krebs befasst sich

Die Selbstmordtendenzen der Zelle

Die Zelle hat ein äußerst detailliertes und rigoroses Programm entwickelt, um beschädigte oder nicht mehr funktionsfähige Zellen zum Rückzug zu zwingen: den Selbstmord! Die sogenannte Apoptose ermöglicht es dem Organismus, eine Zelle geordnet zu zerstören, ohne die benachbarten Zellen zu schädigen und ohne Entzündungsreaktionen im Gewebe auszulösen. Es handelt sich also um einen zentralen Vorgang, der an mehreren biologischen Prozessen wie der Embryonalentwicklung, der Eliminierung inkompetenter Immunsystemzellen sowie – und das ist der neuralgische Punkt im Fall von Krebs – an der Zerstörung von Zellen mit schweren Schädigungen der DNA beteiligt ist.

mit der Identifizierung jener Faktoren, die den Zellen eine Umgehung dieser beiden Regeln ermöglichen. Im Allgemeinen produzieren Krebszellen, um die Regel 1 zu umgehen, große Mengen von Proteinen, die den Zellen ein autonomes Zellwachstum ohne äußere Hilfe ermöglichen. Parallel dazu müssen sich Zellen, die sich zu Krebszellen entwickeln wollen, unbedingt der Proteine entledigen, die für die Anwendung von Regel 2 verantwortlich sind, andernfalls würden alle Anstrengungen unverzüglich durch einen Mechanismus des programmierten Zellselbstmords, genannt *Apoptose*, zunichtegemacht werden. In beiden Fällen führen die Mutationen, die eine Veränderung der Proteinfunktionen auslösen, zu einer unkontrollierten Proliferation dieser entarteten Zellen und machen sie unsterblich. Allerdings handelt es sich dabei um eine schwierige Phase, die sich über einen langen Zeitraum (1 bis 40 Jahre) erstreckt, denn die Zelle muss zahllose Mutationsversuche durchführen, um die für ihr Wachstum notwendigen Merkmale zu erwerben.

Welche Faktoren eine Zelle dazu bewegen, gegenüber den zwei großen Regeln, die das Leben der Zelle beherrschen, den Gehorsam zu verweigern, ist weitgehend unbekannt. Es ist allerdings möglich, dass bestimmte Hormone und bestimmte Wachstumsfaktoren sowie auch die Menge an freien Radikalen in dieser entscheidenden Phase eine Rolle spielen. Nichtsdestoweniger können wir davon ausgehen, dass die Promotionsphase den größten Interventionsspielraum für die Krebsvorbeugung bietet, denn mehrere der dabei wirksamen Faktoren können durch die individuelle Lebensweise maßgeblich beeinflusst werden. Wie wir in den folgenden Kapiteln noch im Einzelnen sehen werden, besteht kein Zweifel daran, dass zahlreiche ernährungsbedingte Faktoren in dieser Phase eine positive Wirkung entfalten können, indem sie den zukünftigen Tumor auf ein frühes Stadium beschränken. Diese Prävention ist von entscheidender Bedeutung, denn die transformierten Zellen, die die beiden ersten Phasen überstanden haben, sind extrem gefährlich und werden es in der folgenden Phase der Progression noch mehr.

3. Progression

Erst im Verlauf dieses Prozesses erringt die entartete Zelle ihre Unabhängigkeit und entwickelt die zunehmend malignen Eigenschaften, die ihr ein Eindringen in das Nachbargewebe und sogar die Ausbreitung in fremdes Gewebe des Organismus in Form von Metastasen erlauben. Alle Krebszellen aus Tumoren, die dieses Stadium erreicht haben, weisen sechs gemeinsame Charakteristika

Die sechs Signaturen von Krebs

1. Anarchisches Wachstum: Krebszellen können sich auch ohne chemische Signale reproduzieren.
2. Gehorsamsverweigerung gegenüber dem Befehl zum Wachstumsstopp, den die Nachbarzellen ausgeben, wenn sie die dem Gewebe drohende Gefahr erkennen.
3. Verweigerung des Zellselbstmords durch Apoptose, wodurch die Kontrolle durch die Schutzmechanismen der Zelle ausgeschaltet wird.
4. Fähigkeit zur Bildung neuer Blutgefäße durch Angiogenese, wodurch die Versorgung mit Sauerstoff und Nährstoffen, die für das Wachstum lebensnotwendig sind, gesichert ist.
5. Unsterblichkeit: Die Aneignung all dieser Merkmale führt dazu, dass Krebszellen unsterblich und zur unbegrenzten Reproduktion fähig werden.
6. Fähigkeit, in andere Gewebe des Organismus einzudringen und sie zu besiedeln, zunächst räumlich begrenzt, später in Form von Metastasen.

auf, die man gewissermaßen als »Signatur« von Krebs im reifen Stadium betrachten kann. Das ist der Grund, weshalb Krebs eine so schwer zu behandelnde Krankheit ist: Weil die reifen Krebszellen all diese neuen Eigenschaften erworben haben, sind sie in gewisser Weise eine neue Form von Leben geworden, die sich autonom reproduzieren und einer Fülle von widrigen Bedingungen widersetzen kann.

Krebsbehandlung: die Grenzen der aktuellen Verfahren

Es gibt kein einheitliches Verfahren zur Behandlung von Krebs: Die Krebsart, die Größe und der betroffene Körperteil sowie die Art der Krebszellen (meist als »Stadium« bezeichnet) ebenso wie der allgemeine Gesundheitszustand des Patienten – all diese Faktoren stellen wichtige Parameter für die Wahl der besten Behandlungsstrategie dar. In den meisten Fällen kommen die operative Entfernung des Tumors, Bestrahlung und Chemotherapie gleichzeitig oder nacheinander zur Anwendung. Ein recht gängiges Verfahren besteht in der chirurgischen Entfernung des Tumors, gefolgt von einer Strahlen- oder Chemotherapie zur Eliminierung der noch verbliebenen Krebszellen.

Trotz der bedeutenden Fortschritte dank dieser therapeutischen Ansätze bleibt Krebs eine sehr schwer behandelbare Krankheit. Die Schwierigkeiten sind auf die drei großen Grenzen der aktuellen Therapien zurückzuführen.

Nebenwirkungen. Eines der Hauptprobleme der Chemotherapie ist ihre Toxizität für viele gesunde Zellen des Organismus, die vielfältige Nebenwirkungen hervorruft. Hier seien nur der Rückgang der Immunzellen und der Blutplättchen (Thrombozyten), Anämie, Störungen des Verdauungstrakts (Übelkeit, Reizung der

Magenschleimhaut) und Haarausfall (Alopezie) erwähnt, ganz zu schweigen von verschiedenen Komplikationen an Herz, Niere oder anderen Organen. Die Folge ist, dass die Dauer der Behandlung durch diese starken Nebenwirkungen oft eingeschränkt ist und die Krebszellen deshalb nicht vollständig eliminiert werden können. Außerdem lösen bestimmte chemotherapeutische Medikamente, die bei der Behandlung von Tumoren eingesetzt werden, Mutationen der DNA aus. Diese Medikamente sind also per Definition krebserregend und können das Krebsrisiko langfristig mehr oder minder stark erhöhen.

Resistenz. Zwar werden im Allgemeinen alle Tumoren durch die Chemo- oder Strahlentherapie stark verkleinert oder sogar eliminiert (man sagt dann, dass die Tumoren auf die Behandlung »ansprechen«), doch kommt es nach einer gewissen Zeit oft zu einem Rückfall. Die sogenannten Rezidive verheißen meist nichts Gutes, denn die neuen Tumoren sind oft gegen eine Vielzahl von Behandlungen resistent.

Um sich an das Gift anzupassen, setzen Tumorzellen im Fall einer chemotherapeutischen Behandlung oft die Produktion bestimmter Proteine in Gang, die die Medikamente aus der Zelle »hinauspumpen« – dadurch können sie keinen Schaden im Innern mehr anrichten. Ein anderer Mechanismus beruht darauf, dass sie sich von den Genen befreien, die sie zum Selbstmord treiben würden, sobald das Medikament in die Zelle eindringt. Kurzum, selbst wenn eine Chemotherapie 99,9 Prozent der Krebszellen abtötet: Es genügt, dass eine einzige von ihnen überlebt und sich ein neues Merkmal aneignet, das sie gegen das Medikament resistent macht, damit ein neuer Tumor entstehen kann. Dieser besteht dann aus den geklonten Zellen dieser Tumorzelle und ist noch gefährlicher als der vorhergehende Tumor. Wie schon gesagt, man darf sich über die Anpassungsfähigkeit der Krebszellen nicht zu sehr wundern, denn dieser Adaptationsmechanismus ist die Grundlage

Heterogenität der Tumoren

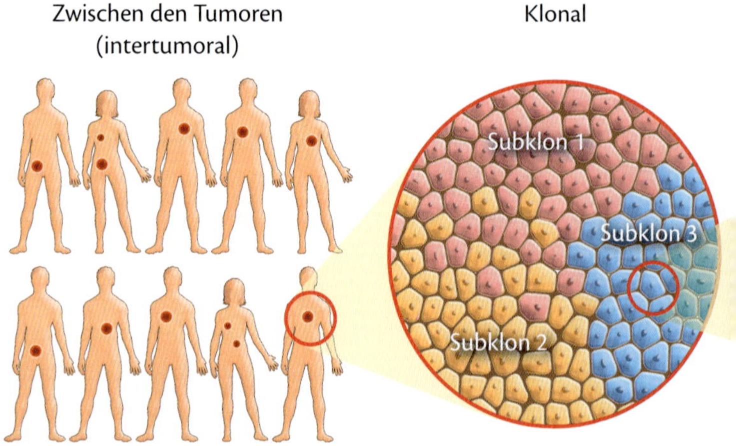

Abbildung 12

allen Lebens auf der Erde. Selbst weniger hoch entwickelte Zellen sind oft in der Lage, Mittel und Wege zu finden, um neue Hindernisse zu überwinden. Das zeigt auch das Wiederaufflammen bestimmter Krankheiten infolge einer erworbenen Resistenz von Bakterien gegen mehrere Klassen von Antibiotika.

Heterogenität der Tumoren. Es gibt enorme Unterschiede in der Zusammensetzung von Tumoren, sowohl zwischen verschiedenen Individuen wie auch innerhalb ein und desselben Karzinoms. Die Analyse verschiedener anatomischer Regionen eines Lungenkarzinoms beispielsweise zeigt die Existenz mehrerer unterschiedlicher genetischer Defekte, von denen sich jeder auf seine eigene Art und Weise entwickelt hat. Mit anderen Worten, eine Krebsmasse ist nicht ein einziger Krebs, sondern eine Kombination aus

Innerhalb des Tumors (intratumoral)

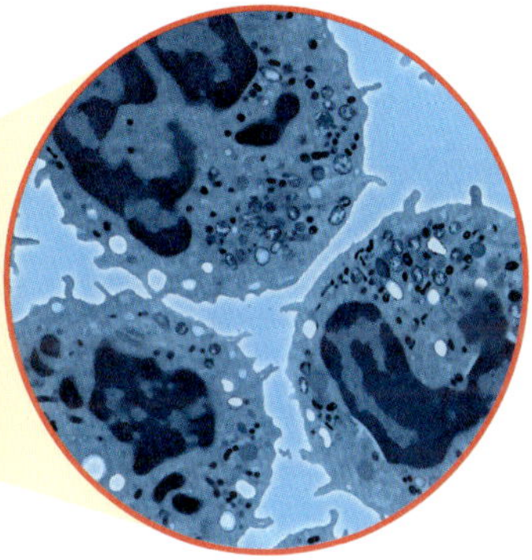

Genetische und nicht-genetische interzelluläre Heterogenität

mehreren Tumoren, von denen jeder mehrere Millionen vollkommen degenerierte Zellen enthält (Abbildung 12). Im gleichen Sinne ist ein »Brustkrebs« ein allgemeiner Begriff, der eine Familie von mindestens zehn verschiedenen Krankheiten einschließt, von denen jede einen eigenen molekularen Abdruck und bestimmte spezifische Merkmale aufweist. Diese große Heterogenität führt dazu, dass eine bestimmte Behandlung zwar ein Onkogen, das das Wachstum eines Tumors begünstigt, ausschalten kann; der Tumor enthält aber möglicherweise Unterpopulationen von Zellen, die andere Mittel für ihre Vermehrung einsetzen und gegen diese Behandlung resistent sind. Aus diesem Grund sind sogar die neuen Therapien, die spezifische genetische Anomalien der Tumoren ins Visier nehmen, trotz der teilweise exorbitanten Kosten dieser Medikamente oft nicht in der Lage, eine Mehrheit von Patienten zu heilen.

All diese Faktoren veranschaulichen, wie ungeheuer komplex eine bis zum reifen Stadium fortgeschrittene Krebserkrankung ist und wie ungeheuer schwer sie erfolgreich zu behandeln ist. Man darf aber keinesfalls vergessen, dass das Auftreten eines Tumors kein Werk des Augenblicks ist, sondern vielmehr Resultat eines langen Prozesses, der sich über mehrere Jahre erstreckt. Während dieser Zeit verwandelt sich die Zelle, nachdem sie durch einen Fehler in ihrer genetischen Ausstattung »aufgeweckt« wurde, von Grund auf, um die vielfältigen Hindernisse zu überwinden, die ihr während ihrer gesamten Entwicklung in den Weg gelegt werden. Der wichtigste Punkt dieses langen Prozesses bleibt, dass Krebszellen viele Jahre, ja Jahrzehnte lang extrem verletzbar bleiben und dass nur wenige von ihnen ein bösartiges Stadium erreichen. Diese Verletzbarkeit ermöglicht es uns, an mehreren Stellen der Tumorentwicklung einzugreifen und dadurch den Ausbruch von Krebs zu verhindern.

Im Verlauf dieses Buches werden wir immer wieder nachdrücklich auf diesen Punkt hinweisen, denn es handelt sich hierbei um einen zentralen Aspekt jeder Strategie zur Reduzierung der krebsbedingten Todesfälle: Wenn man die Zahl der Krebserkrankungen in unseren Gesellschaften senken will, dann muss man den Tumor angreifen, solange er verletzbar ist. Die Tumorzelle gewinnt eine furchtbare Macht, indem sie sich sozusagen die ursprünglichen Instinkte ihrer Vorfahren wieder aneignet, die deren autonomes Überleben garantierten. Und genau das macht es so schwierig, den Krebs zu bekämpfen: Der Versuch, diese primitiven Zellen zu zerstören, bedeutet nichts anderes, als eben die Anpassungsfähigkeit zu eliminieren, die uns erst hervorgebracht hat. Es bedeutet, die Kräfte zu zerstören, die am Ursprung des Lebens stehen.

Zusammenfassung

- Krebs ist eine Krankheit, die durch die Entgleisung der Zellfunktionen verursacht wird. Mit fortschreitender Störung nimmt die Zelle allmählich bestimmte Merkmale an, die es ihr ermöglichen, sich zu vermehren und in fremdes Gewebe des Organismus einzudringen.
- In der Regel erstreckt sich der Erwerb dieser Merkmale über eine lange Zeitspanne. Diese Latenzphase bietet eine hervorragende Gelegenheit einzuschreiten, um zu verhindern, dass die Tumoren ihr reifes Endstadium erreichen.

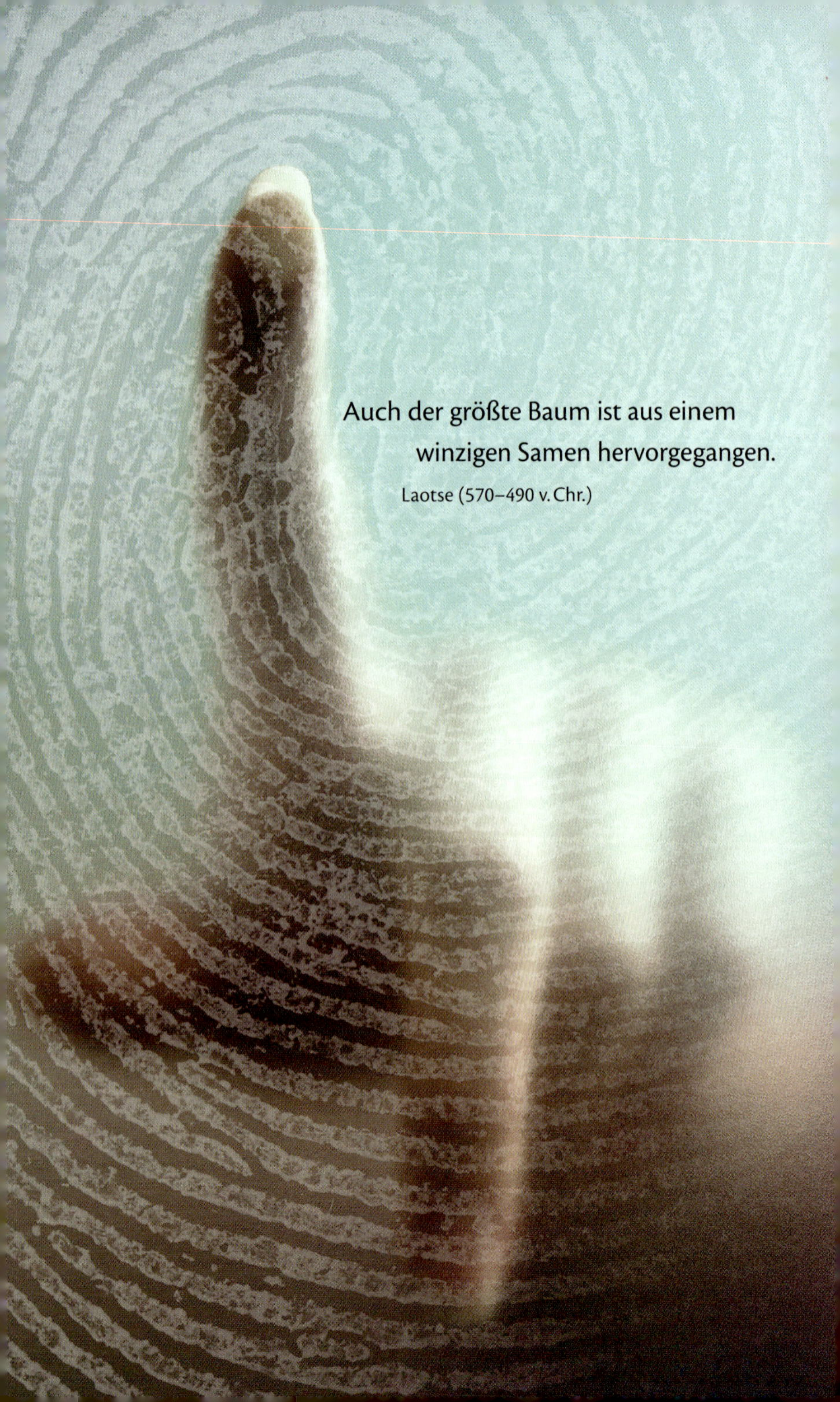

Auch der größte Baum ist aus einem
winzigen Samen hervorgegangen.

Laotse (570–490 v. Chr.)

Kapitel 3

Krebs: eine Frage der zellulären Umgebung

Gibt es eine Schwachstelle im Panzer der Tumorzellen, die unsere Siegeschance erhöhen könnte? Die Antwort lautet: Ja. Denn trotz ihrer Stärke, ihrer Vielseitigkeit und ihrer genetischen Instabilität kann die Krebszelle allein nicht das Gewebe infiltrieren, in dem sie sich befindet. Sie benötigt dazu eine Umgebung, die dieses Wachstum begünstigt; ein Milieu, das sie mit den für ihre Weiterentwicklung lebenswichtigen Nährstoffen versorgt und ihrem unablässigen Streben nach jenen Mutationen entgegenkommt, die für die Verwirklichung ihrer Invasionsabsichten unabdingbar sind. Wenn wir effektiv gegen die Entwicklung von Krebs vorgehen wollen, müssen wir daher unbedingt die Entstehung eines solchen krebsfördernden Milieus verhindern.

Ein Samen im Boden

Man kann die Entwicklung von Krebs in gewisser Weise mit der eines Samens in der Erde vergleichen, eines Samens, der auf den ersten Blick verletzlich erscheint, der jedoch unter günstigen Bedingungen die unglaubliche Fähigkeit besitzt, sich sämtliche in der Erde verborgenen Reichtümer zunutze zu machen, um bis zur vollen Reife zu wachsen (Abbildung 13). Im Fall der Pflanze weiß man, dass dieser Samen auf eine adäquate Versorgung mit Sonne und Wasser angewiesen ist, zwei Faktoren, die für die Aufnahme

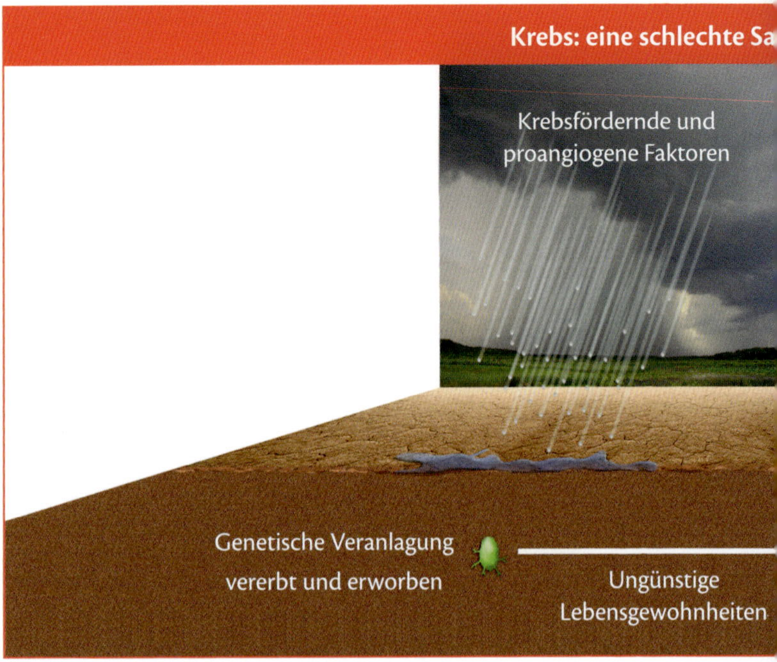

Abbildung 13

der Nährstoffe aus dem Boden unerlässlich sind. Das Gleiche gilt für den Krebs: Mikrotumoren – egal ob genetischen Ursprungs oder im Laufe des Lebens erworben – sind aus eigener Kraft unfähig, aus den Nährstoffen des umliegenden Gewebes Nutzen zu ziehen. Tatsächlich besteht die Umgebung, in der diese präkanzerösen Zellen sich entwickeln (das sogenannte Stroma), aus einer großen Anzahl normaler Zellen, insbesondere Zellen des Bindegewebes. Dieses Milieu ist für Mikrotumoren wenig anfällig, ja es weist sogar krebshemmende Eigenschaften auf, die ihre Entwicklung behindern. Die Entwicklung dieser präkanzerösen Zellen ist also vollkommen von zusätzlichen Faktoren abhängig, die dieses Stroma »aktivieren« und zur Veränderung seines Status quo zwingen, damit sie die darin enthaltenen und für ihre Weiterentwick-

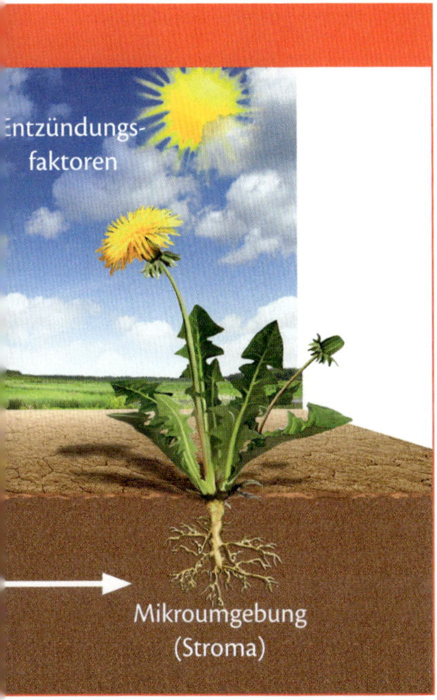

lung notwendigen Nährstoffe daraus ziehen können.

Zwei Arten krebsfördernder Faktoren in der unmittelbaren Umgebung der präkanzerösen Zellen sind für die Entstehung von Krebs besonders wichtig. Der erste, den man in gewisser Weise mit dem Wasser vergleichen kann, zielt auf die Verankerung des Samens im Boden, damit er sich dort festsetzt und seine regelmäßige Versorgung mit Nährstoffen gesichert ist. Zu diesem Zweck setzen Krebszellen chemische Signale frei, insbesondere den vaskulären endothelialen Wachstumsfaktor VEGF, um die Zellen eines in der Nähe befindlichen Blutgefäßes anzuziehen. Der VEGF dockt an einen Rezeptor auf der Oberfläche der Blutgefäßzellen an und regt diese dazu an, sich einen Weg zum Tumor zu bahnen. Möglich wird dies, indem sie das Nachbargewebe auflösen und genügend neue Zellen bilden, damit ein neues Blutgefäß entsteht. Dieses Phänomen der Bildung neuer Blutgefäße zur Deckung des Energiebedarfs von Tumoren wird Tumor-Angiogenese (aus dem Griechischen *angio*, Gefäß, und *Genese*, Bildung) genannt. Es leistet einen entscheidenden Beitrag zur Progression des Tumors, indem es ihm ein neues Netz von Blutgefäßen liefert, um seine Energieversorgung zu sichern und ihm die Invasion des Nachbargewebes zu ermöglichen (Abbildung 14).

Dieses von krebs- und Angiogenese-fördernden Faktoren stimulierte Wachstum würde jedoch deutlich langsamer vonstatten gehen, wenn der Mikrotumor nicht auf einen weiteren günstigen Faktor zählen könnte. Dieser beschleunigt den Prozess nämlich ähnlich wie die Sonne bei der Pflanze, indem er eine wichtige Quelle potenter Stimulatoren erschließt: die Entzündungszellen unseres Immunsystems. Mit anderen Worten: Wie Wasser und Sonne bei der Pflanze, so wirken krebsfördernde Faktoren und Entzündungszellen dergestalt zusammen, dass Krebsvorläuferzellen die Nährstoffe, welche sie für ihr Wachstum benötigen, aus ihrer unmittelbaren Umgebung schöpfen können.

Krebs: eine entzündliche Krankheit

Die durch das Immunsystem bewirkte Entzündung ist ein zentraler Mechanismus für die Unversehrtheit unseres Organismus; ohne sie wären wir auf Gedeih und Verderb den zahlreichen pathogenen Faktoren in unserer äußeren Umgebung ausgeliefert (siehe Kasten). Wird die Entzündung jedoch zu stark oder dauert sie zu lange an, dann kann sie die Entwicklung verschiedener Krankheiten auslösen und sogar die Progression von Krankheiten wie Krebs begünstigen. Schon die ersten Pathologen, die sich mit Krebs beschäftigten, kannten die enge Beziehung zwischen Krebs und Entzündung. Tatsächlich ist es ein fundamentales Merkmal zahlreicher Krebserkrankungen, dass in den Tumoren eine große Menge von Makrophagen und anderen Immunzellen zu finden sind. Dabei gilt im Allgemeinen, dass der Tumor umso gefährlicher und weiter fortgeschritten ist, je mehr davon nachzuweisen sind.

Dass Entzündungsprozesse eine immens wichtige Rolle bei der Entstehung von Krebs spielen, wird auch an der engen Beziehung zwischen verschiedenen durch chronische Entzündungen verursachten Krankheiten einerseits und der drastischen Steigerung des

Die Angiogenese, ein wesentlicher Prozess für das Tumorwachstum

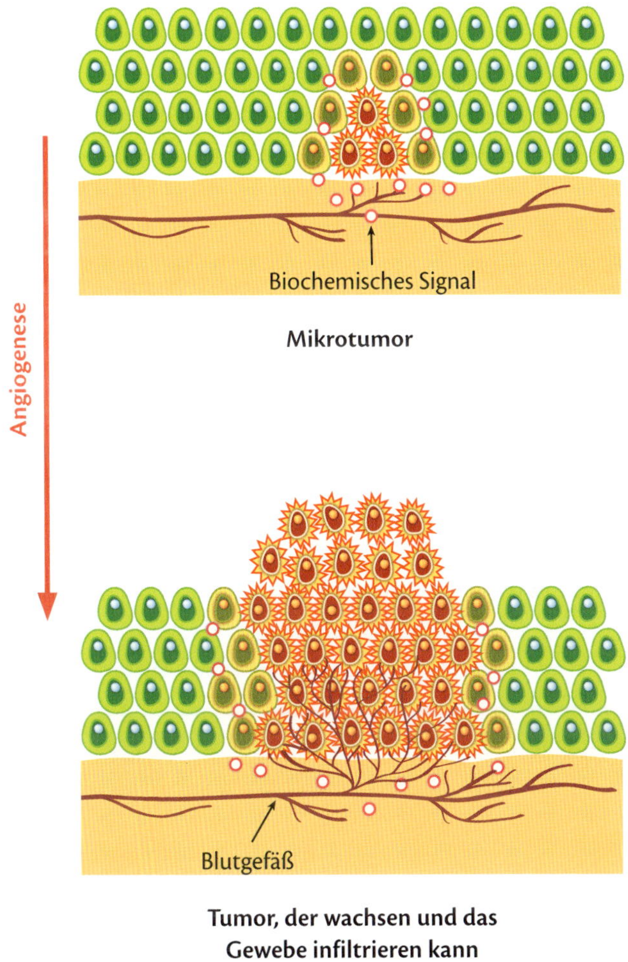

Abbildung 14

damit verbundenen Krebsrisikos andererseits deutlich. Seit Langem ist bekannt, dass die chronische Entzündung, egal ob sie durch die fortgesetzte Gefährdung durch toxische Substanzen (Tabak, Asbestfasern), durch bestimmte Bakterien oder Viren (Helicobacter pylori, Hepatitisvirus) oder eine chronische Stoffwechselstörung verursacht wird, das Risiko einer Krebserkrankung der von diesen Entzündungsprozessen betroffenen Organe beträchtlich erhöht (Abbildung 15). So steigert die Entzündung, die durch die dauerhafte Präsenz von *H. pylori* im Magen verursacht wird, das Magenkrebsrisiko um das Drei- bis Sechsfache, während Colitis ulcerosa, eine chronisch-entzündliche Dickdarmerkrankung, das Risiko für Darmkrebs verzehnfacht. Diese Zusammenhänge sind keinesfalls Einzelfälle: Derzeit schätzt man, dass eine von sechs Krebserkrankungen weltweit direkt mit chronischen Entzündungsprozessen verbunden ist.

Die Entzündung: ein Verbündeter, der zum Feind werden kann

Als Immunsystem bezeichnet man die Gesamtheit der Phänomene, die uns dazu befähigen, uns gegen Aggressionen zu wehren, seien sie pathogener (Bakterien, Viren), chemischer oder traumatischer Natur. Dieses System kann man mit einer regelrechten Armee von Elitesoldaten vergleichen, die wie Spezialeinheiten für Zerstörungsaufgaben oder umschriebene Angriffe zuständig sind. An vorderster Front steht das »Entzündungsgeschwader«, eine Division, die Eindringlinge schnell neutralisieren soll. Die Zellen dieses Geschwaders, insbesondere bestimmte weiße Blutkörperchen, die sogenannten Makrophagen, heißen Entzündungszellen, weil sie hochreaktive Substanzen freisetzen, die potenziell pathogene Elemente eliminieren sollen, welche in unseren Körper einzudringen versuchen. Gleichzeitig löst dies eine Entzündungsreaktion aus, die leicht an Rötungen, Schwellungen oder Juckreiz erkennbar ist. Die Entzündungsreaktion setzt außerdem mit Hilfe einer Vielzahl von Wachstumsfaktoren, die von den Entzündungszellen freigesetzt werden, die Reparatur des beschädigten Gewebes in Gang. Diese Wachstumsfaktoren beschleunigen das Eintreffen gesunder Zellen und fördern die Bildung neuer Blutgefäße. Unter normalen Umständen ist diese Reaktion von kurzer Dauer, denn die ständige Anwesenheit von Entzündungszellen ist für das betroffene Gewebe äußerst irritierend. Wenn sie allerdings andauert, setzt ein chronischer Entzündungszustand ein, der heftige Schmerzen am Ort der Entzündung hervorrufen kann. Wie wir noch sehen werden, kann eine chronische Entzündung auch durch bestimmte Faktoren der Lebensweise begünstigt werden (Rauchen, Fettsucht, übermäßige Kalorienzufuhr, Mangel an Omega-3-Fettsäuren). Auch wenn dieser Typ einer chronischen Entzündung nicht unbedingt sichtbare Symptome hervorruft, so schafft er dennoch ein Klima, das das Zellwachstum in der Umgebung der Entzündung begünstigt; ein besonders gefährlicher Zustand, wenn das Gewebe Mikrotumoren aus Krebsvorläuferzellen enthält. Diese können dann die von den Entzündungszellen freigesetzten Wachstumsfaktoren sowie das in der Nähe des Entzündungsgeschehens neu entstandene Blutgefäßnetz nutzen, um sich zu einem reifen Tumor zu entwickeln.

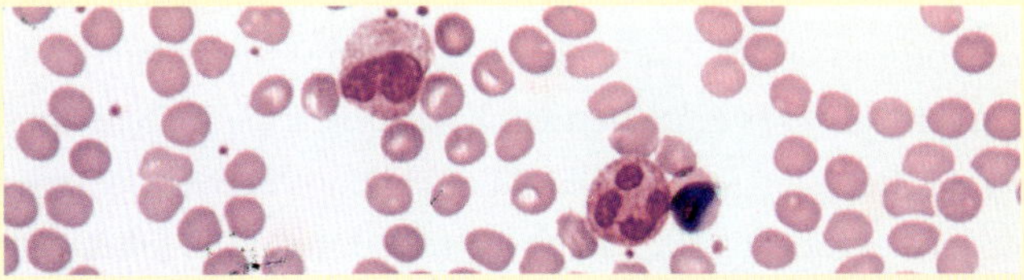

Die Entzündung legt Feuer an die Lunte!

Die Mechanismen, durch die präkanzeröse Zellen sich Entzündungen zunutze machen, um sich zu einem reifen Stadium weiterzuentwickeln, sind komplex und zeigen einmal mehr, mit welchem außerordentlichen Geschick der Krebs sich alle Elemente in seiner unmittelbaren Umgebung zunutze macht, um sein Ziel zu erreichen.

So senden Krebszellen Botenstoffe an Entzündungszellen in ihrer Nähe und zwingen sie dadurch, eine große Anzahl an Wachstumsfaktoren und Enzymen freizusetzen, mit deren Hilfe die Krebszellen sich einen Weg durch das Gewebe bahnen können, sowie bestimmte Moleküle zu aktivieren, die für die Bildung von Blutgefäßen und damit für die Progression des Tumors unerlässlich sind (Abbildung 16). All diese Faktoren beschleunigen normalerweise die Heilung und stellen das Gleichgewicht des geschädigten Gewebes wieder her, doch für einen prämalignen Tumor, der seine Wachstumschancen verbessern will, sind sie ein Geschenk des Himmels!

Diese Faktoren begünstigen das Überleben der Krebszellen außerdem durch die Aktivierung eines Schlüsselproteins namens Nuklearfaktor-κB (NF-κB). Dieser NF-κB spielt ebenfalls eine zentrale Rolle für das Wachstum dieser Zellen, denn er steigert erheblich die Produktion von Cyclooxygenase-2 (COX-2), einem sehr wichtigen Enzym, das an der Produktion von Entzündungsmolekülen beteiligt ist. Dieser Überschuss an COX-2 erhöht die Anzahl von Makrophagen und Immunzellen am Entzündungsort. Die Folge ist ein wahrer Teufelskreis, in dem die von den Makrophagen produzierten Wachstumsfaktoren von den Krebszellen für ihr Wachstum und ihre Ausbreitung benutzt werden. Parallel dazu bewirken die sich vermehrenden Krebszellen die weitere Freisetzung großer Mengen von Entzündungsmolekülen, was wiederum zur Rekrutierung von noch mehr Makrophagen führt. Das ist der Grund, weshalb die Entzündung ein Schlüsselelement bei der

Entzündliche Erkrankungen, die für Krebs disponieren

Entzündliche Darmerkrankung	**Kolorektalkarzinom**
Durch *Helicobacter pylori* verursachte Gastritis	**Magenkrebs**
Salpingitis (Eileiterentzündung)	**Eierstockkrebs**
Bilharziose	**Blasenkrebs**
Helicobacter pylori	**MALT-Lymphom**
Virushepatitis B und C	**Leberkrebs**
HHV-8 (humanes Herpesvirus 8)	**Kaposi-Syndrom**
Silikose	**Bronchialkarzinom**
Asbestose	**Mesotheliom**
Barrett-Metaplasie	**Speiseröhrenkrebs**
Thyroiditis (Schilddrüsenentzündung)	**Papilläres Schilddrüsenkarzinom**
Prostatitis	**Prostatakrebs**

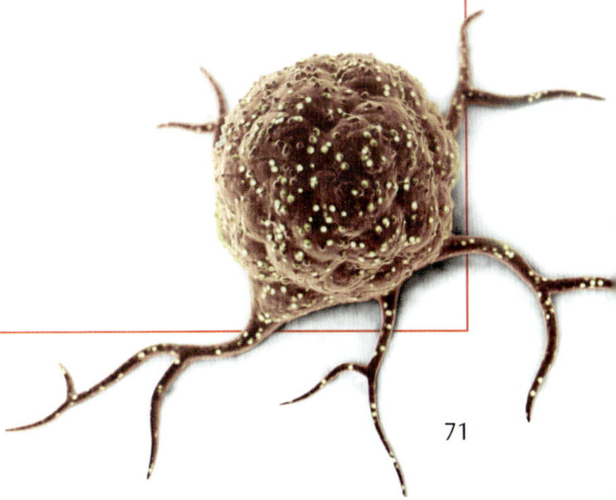

Abbildung 15

Entzündung und Krebs: eine tödliche Verbindung

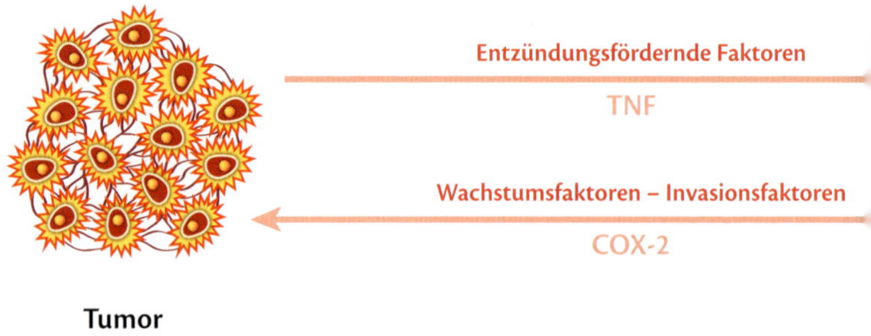

Abbildung 16

Krebsprogression ist: Die permanente Anwesenheit von Entzündungszellen bietet den präkanzerösen Zellen ideale Bedingungen, unter denen sie ihre Mutationsversuche beschleunigen und die neuen Eigenschaften erwerben können, die für ihre weitere Vermehrung unerlässlich sind.

Fettsucht: das Gewicht der Entzündung

Chronische Entzündungen, die für das Krebswachstum von so zentraler Bedeutung sind, werden nicht immer durch äußere Aggressionen verursacht, sondern können auch durch die Lebensweise erheblich begünstigt werden. Den wichtigsten Beitrag zur Entstehung eines solchen Entzündungsklimas leistet zweifellos ein Über-

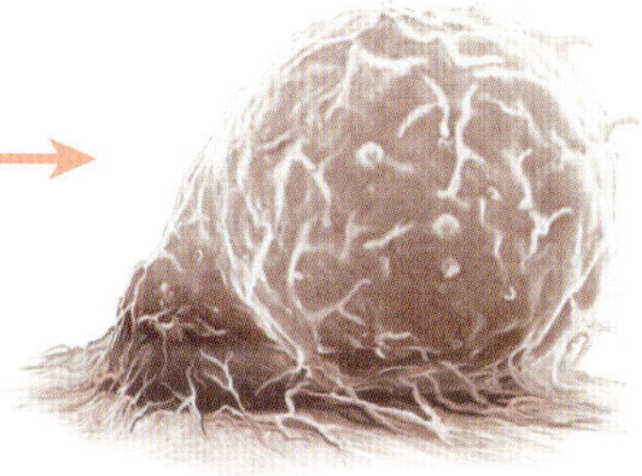

Immunzelle
(Makrophage)

maß an Körperfett: Wenn die Zellen, aus denen sich das Fettgewebe zusammensetzt (die Adipozyten) mit Fett überfrachtet sind, dann verhalten sie sich wie regelrechte Magneten, die die Entzündungszellen des Immunsystems ebenso wie bestimmte Lymphozyten anziehen. Das führt zu einer chronischen Entzündung, die zwar nur milde, unsichtbar und nicht diagnostizierbar ist, die das allgemeine Gleichgewicht des Körpers aber dennoch beeinträchtigt (Abbildung 17).

Wie sehr diese durch Übergewicht verursachte Entzündung zur Krebsentstehung beiträgt, wird an der signifikanten Zunahme der Neuerkrankungen sowie an der Erhöhung der Sterblichkeit sichtbar, die bei übergewichtigen Personen damit verbunden ist. Bei Gebärmutter-, Speiseröhren-, Nieren-, Dickdarm- und Brustkrebs ist dieser Zusammenhang besonders ausgeprägt (Abbildung 18). Man schätzt, dass Übergewicht und Fettsucht summa summarum für eine halbe Million von Krebskranken weltweit verantwortlich sind. Frauen sind besonders anfällig, denn Übergewicht geht mit einer massiven Zunahme von Darm- und Brustkrebs (nach der Menopause) einher. Bei den Männern machen Darm- und Nierenkrebs alleine zwei Drittel der Krebserkrankungen aufgrund von Übergewicht aus.

Diese Statistiken sind alarmierend, denn Übergewicht und Fettsucht sind in den meisten Industrieländern gewissermaßen

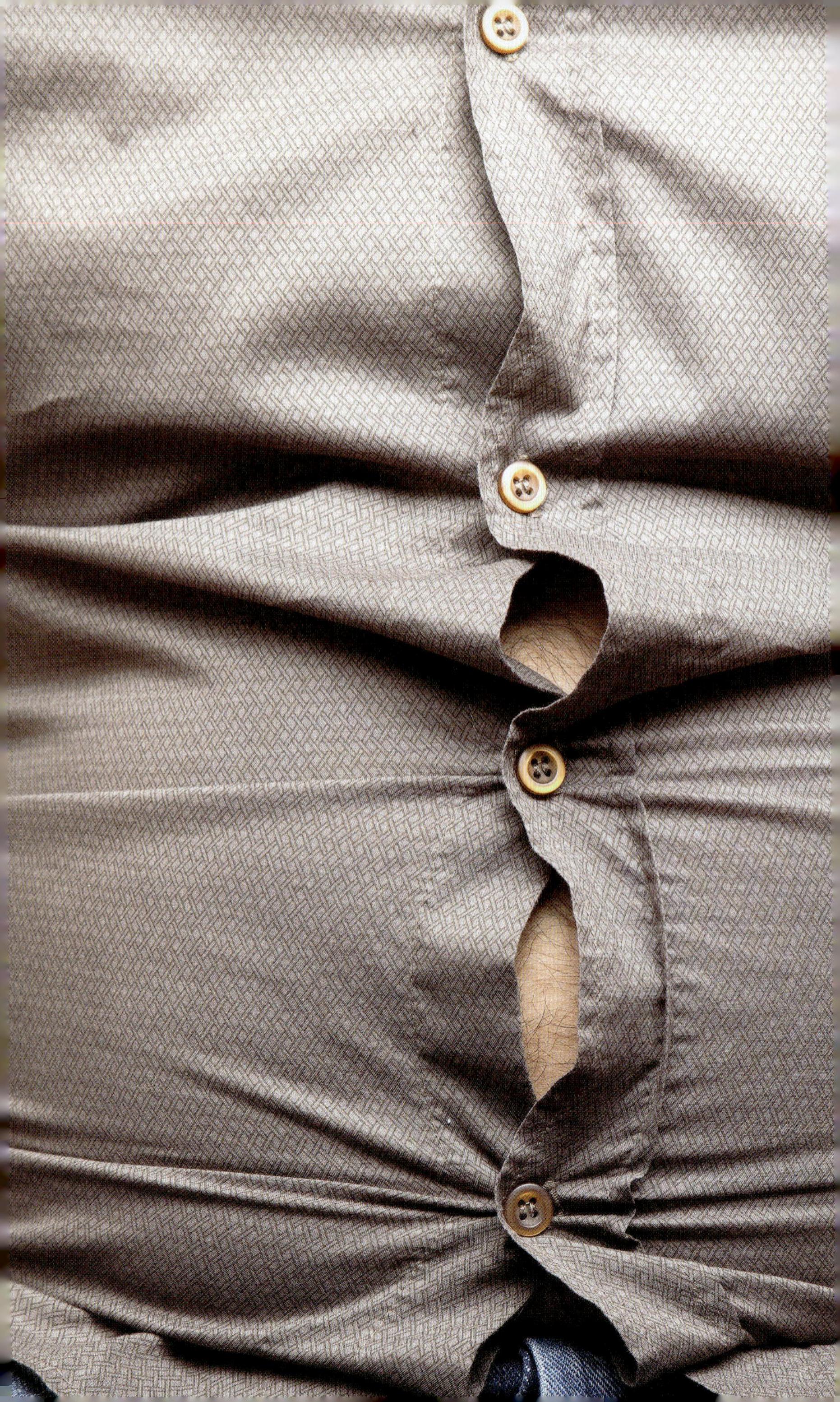

zur Norm geworden. In Kanada sind heute zwei von drei Personen übergewichtig, und nach den Kriterien der WHO wiegen circa eine Milliarde Menschen weltweit zu viel (BMI über 25); davon sind 312 Millionen, darunter etwa 30 Millionen Kinder, fettleibig (BMI über 30). Wir haben es also mit einer beispiellosen Gesundheitskrise zu tun, die sich in den kommenden Jahren noch verschärfen könnte, denn Übergewicht betrifft eine wachsende Zahl von Kindern, die ein deutlich höheres Risiko haben, die überschüssigen Pfunde auch im Erwachsenenalter zu behalten.

Erstaunlicherweise hat sich unsere Gesellschaft anscheinend mit dieser explosionsartigen Zunahme von Übergewicht und Fettsucht abgefunden, anstatt darauf zu reagieren und alles zu unternehmen, um dieses Phänomen einzudämmen. Wir tun so, als handelte es sich um eine neue »Tendenz«, mit der wir uns arrangieren müssen, um Übergewichtige nicht zu stigmatisieren. Diese fatalistische Sichtweise ist jedoch sehr gefährlich, denn Übergewicht und Fettsucht sind keine ästhetischen Probleme, sondern absolut anormale physiologische Zustände, die das Gleichgewicht des Organismus massiv stören und den menschlichen Körper insgesamt enorm belasten.

Chronische Entzündung in Verbindung mit übermäßigem Körperfett führt also dazu, dass Übergewicht genauso wie Tabak, Alkohol oder UV-Strahlen als Krebsauslöser betrachtet werden muss. Jede Art von Übergewicht, insbesondere am Bauch, sollte als ein Alarmsignal wahrgenommen werden, als sichtbare Manifestation tiefgreifender Veränderungen im Gleichgewicht unserer vitalen Funktionen, die unser Risiko für verschiedene Krankheiten, darunter Krebs, erhöhen. Fettleibigkeit bedeutet also weit mehr als ein schlichtes Zuviel an Gewicht: Es handelt sich um einen komplexen Zustand, der immense Auswirkungen auf viele Funktionen des Organismus hat und die Entstehung schwerwiegender oder sogar tödlicher Krankheiten wie Krebs fördern kann.

Fettsucht und Krebs: eine Entzündungsverbindung

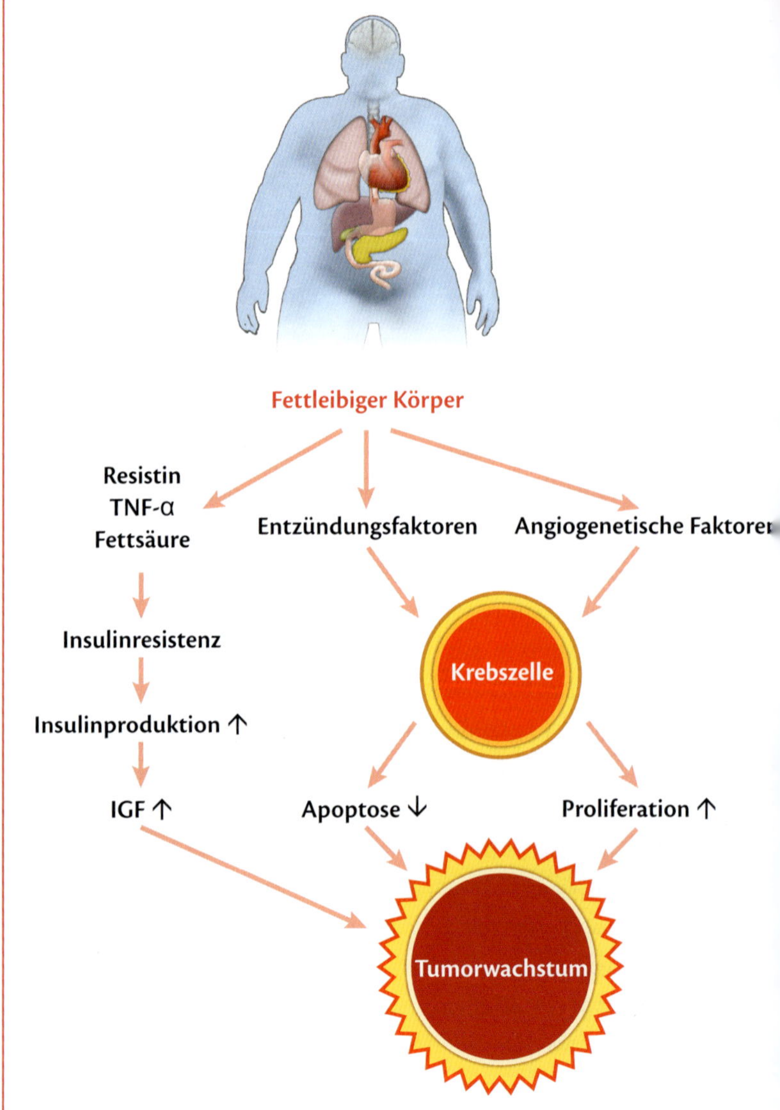

Abbildung 17

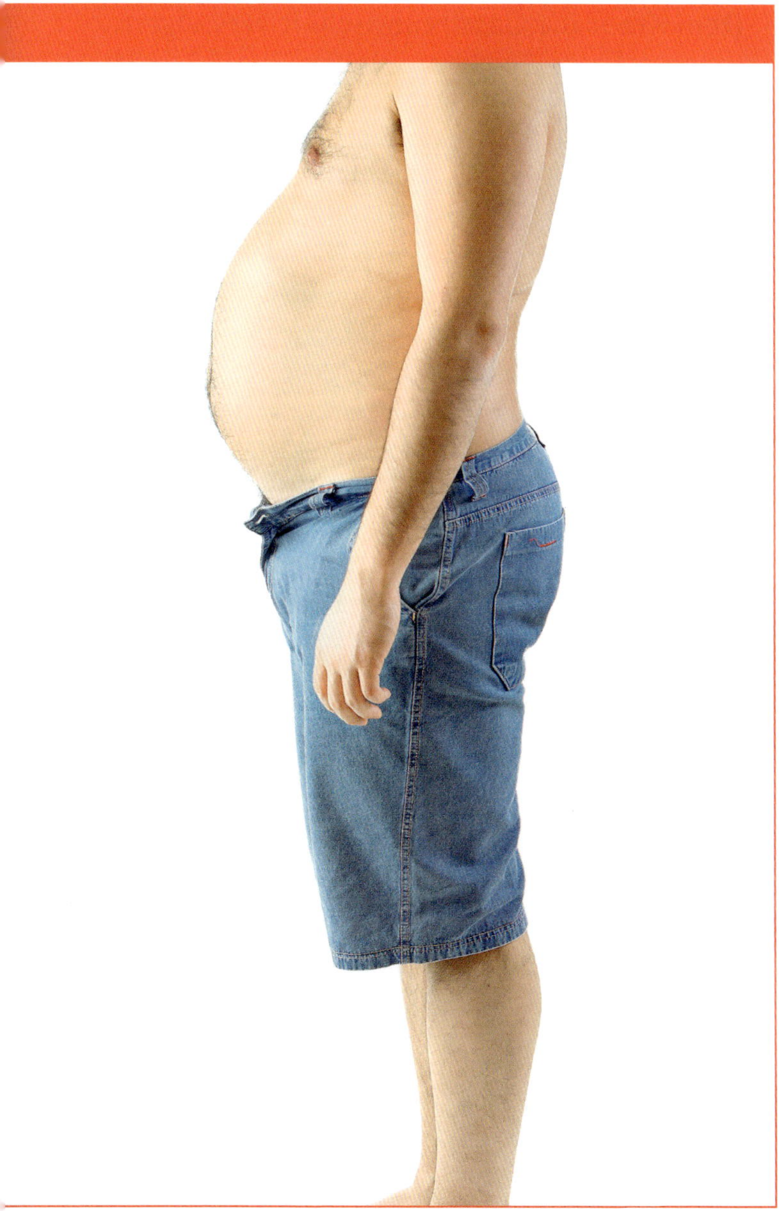

Quelle: Calle et Kaaks, 2004

Dem Krebs die Gastfreundschaft verweigern

All diese Beobachtungen zeigen, dass wir im Sinne der Krebsprävention unbedingt die zelluläre Umgebung der präkanzerösen Zellen so verändern müssen, dass sich darin kein für das Wachstum dieser Tumoren günstiges Klima entwickeln kann.

Es ist wichtig zu verstehen, dass dieses Prinzip für alle präkanzerösen Zellen gilt, egal ob sie genetisch bedingt, durch den Kontakt mit einer krebserregenden Substanz hervorgerufen oder einfach das Werk eines bösen Zufalls sind (Abbildung 19). So bildet beispielsweise eine Person, die mit einem defekten Gen geboren wird, schon sehr früh im Leben Krebsvorläuferzellen (die »Saat«), doch diese unreifen Tumoren können im Allgemeinen nur dann wach-

Große Risiken eingehen

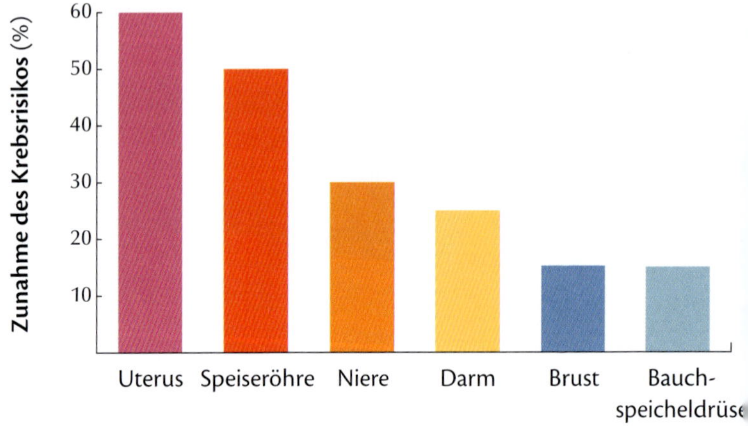

Abbildung 18

sen, wenn sie auf einen für ihr Wachstum günstigen »Boden« treffen. Frauen mit einem mutierten BRCA-Gen haben beispielsweise ein höheres Risiko, an Brust- und Eierstockkrebs zu erkranken. Dieses Risiko wird jedoch durch eine Lebensweise, die günstige Bedingungen für eine Progression des Tumors schafft – insbesondere schlechte Ernährung und Übergewicht –, noch erheblich erhöht. Das Gleiche gilt für die Zunahme des Krebsrisikos, die mit dem Alter einhergeht: Die Akkumulation spontaner genetischer Fehler im Laufe des Lebens erhöht die Anzahl unreifer Tumoren in den Organen beträchtlich, doch ihre Entwicklung zu reifen Karzinomen kann durch die Lebensweise erheblich begünstigt werden. So hat sich die Zahl der Leber- und Speiseröhrenkarzinome unabhängig vom Lebensalter der Betroffenen beispielsweise in den vergangenen vierzig Jahren versechsfacht. Auch das ist eine Folge von schlechter Ernährung und Übergewicht. Insgesamt betrachtet bleibt die Lebensweise selbst bei einer schweren genetischen Veranlagung oder bei einer Akkumulation spontaner Fehler im Laufe des Alterns der Faktor, der den größten Einfluss auf das Krebserkrankungsrisiko hat.

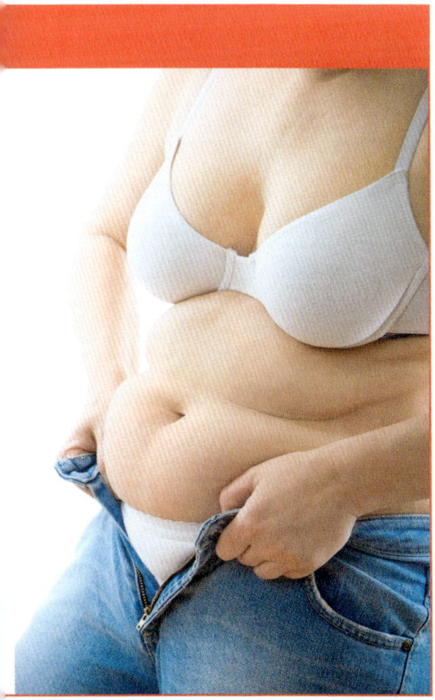

Quelle: Khandekar, M. J. et al., 2011

Um dem Krebs die Gastfreundschaft zu verweigern, muss man als Allererstes die chronische Entzündung auf ein Minimum reduzieren. Im Laufe der letzten Jahre haben viele Untersuchungen gezeigt,

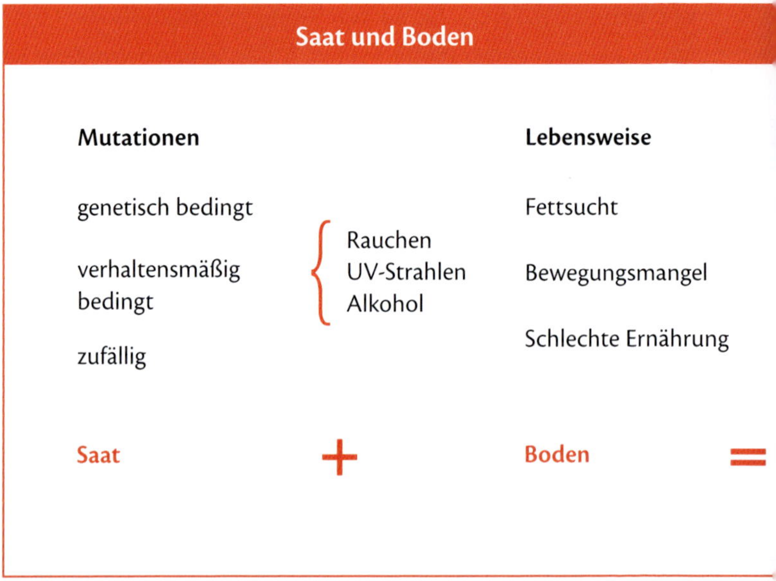

Abbildung 19

dass die regelmäßige Einnahme von entzündungshemmenden Medikamenten, die spezifisch die COX-2-Aktivität hemmen, eine deutliche Reduzierung des Erkrankungsrisikos für bestimmte Krebsarten, insbesondere Darmkrebs, bewirkt. Diese Medikamente haben allerdings gravierende Nebenwirkungen auf das Herz-Kreislauf-System (die im Fall vom Vioxx sogar zu seiner Rücknahme vom Markt geführt haben), was ihre Verwendung zu Präventionszwecken einschränkt. Dennoch weist der Schutzeffekt dieser entzündungshemmenden Substanzen darauf hin, dass der Kampf gegen die Entzündung ein vielversprechender Weg zur Krebsvorbeugung ist.

Abgesehen von Übergewicht und Fettsucht sind auch der übermäßige Konsum von industriell verarbeiteten Lebensmitteln, die mit Zucker und schädlichen Fetten vollgestopft sind, sowie der Mangel an pflanzlichen Produkten, insbesondere an Obst und Ge-

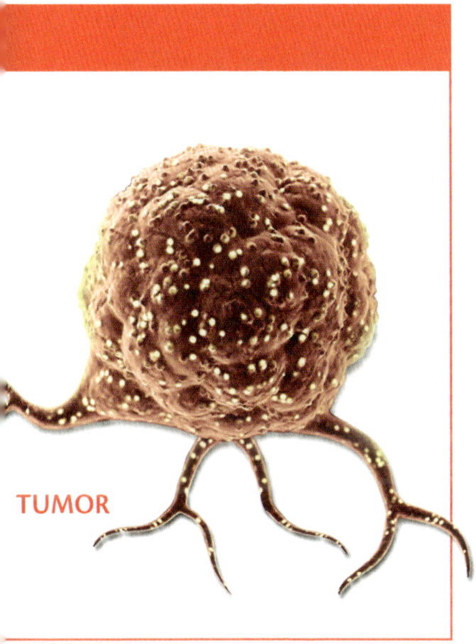

müse, Faktoren, die ein Entzündungsklima begünstigen und damit die Entwicklung von Krebs fördern.

Ein weiterer zentraler Aspekt, der Beachtung verdient, ist die Verhinderung der Bildung neuer Blutgefäße durch den Prozess der Angiogenese. Tatsächlich gilt es heute als erwiesen, dass Tumoren bei fehlender Versorgung mit neuen Blutgefäßen nicht fähig sind, über eine Größe von 1 mm^3 hinauszuwachsen; eine Größe, die nicht ausreicht, um das Nachbargewebe irreparabel zu schädigen. Die Neovaskularisation von Tumoren zu verhindern, die in ihrem Wachstum noch nicht vollkommen unabhängig geworden sind, das heißt, von unreifen Tumoren, die im latenten Zustand im Organismus vorhanden sind, könnte also eine höchst effektive Präventionsstrategie gegen das Wachstum von Karzinomen sein. Da die weit überwiegende Mehrheit der Tumoren außerdem von einer ausreichenden Blutversorgung abhängig ist, kann durch die Unterbindung der Bildung neuer Blutgefäße auch die Entwicklung mehrerer Krebsarten verhindert werden. Selbst die flüssigen Tumoren wie Leukämien sind auf eine Gefäßversorgung des Knochenmarks angewiesen und sprechen folglich auf eine solche Behandlung an.

Zusammenfassend sollte man also das Krebswachstum nicht als ein isoliertes Phänomen betrachten, sondern als einen Prozess, dessen Erfolg direkt von günstigen Umgebungsbedingungen abhängt. Die starke Abhängigkeit des Krebses von seiner Umgebung ist eine Schwäche, eine Lücke in seinem Panzer, die wir ausnutzen können. Der Krebs erschafft nichts selbst, er ist ein totaler Parasit, der so lange in einem verletzlichen Zustand verharrt, wie er sich in unwirtlichem Gelände befindet. Wenn die Bedingungen für ihn günstig sind, entfaltet er, wie bereits gezeigt, einen ungeheuren Einfallsreichtum, um seine unmittelbare Umgebung zu seinem Vorteil zu manipulieren. Er ist unablässig auf der Suche nach neuen Mutationen, die ihm ein Weiterwachsen ermöglichen. Fehlen diese günstigen Bedingungen, so ist der Krebs machtlos und kann sein volles Potenzial nicht entfalten. Dann ist er dazu verurteilt, unerkannt und machtlos im Verborgenen zu bleiben.

Krebsprävention durch Hemmung der Angiogenese ist kein Traum, sie existiert bereits. Bestimmte Nahrungsmittel, insbesondere pflanzlicher Art, sind ausgezeichnete Lieferanten von entzündungshemmenden und anti-angiogenetischen Wirkstoffen, die bei täglicher Einnahme ein Klima schaffen, das die Progression des Tumors blockieren kann. Dank diesem präventiven Ansatz ist der Krebs keine schicksalhafte Krankheit mehr, sondern wird vielmehr zu einem chronischen Leiden, dessen Beherrschung eine kontinuierliche Behandlung erfordert.

Zusammenfassung

- Die chronische Entzündung hat aktiven Anteil am Krebswachstum: zum einen, indem sie das Überleben der präkanzerösen Zellen fördert, zum anderen, weil sie ihnen ermöglicht, ein Netz von Blutgefäßen aufzubauen, das ihren Energiebedarf deckt.
- Übergewicht und Fettsucht begünstigen eine entzündungsfördernde Umgebung und erhöhen so das Risiko für bestimmte Krebsarten.
- Der regelmäßige Verzehr von pflanzlichen Nahrungsmitteln und die Beibehaltung eines normalen Körpergewichts spielen eine entscheidende Rolle für die Eindämmung der Entzündung und der Angiogenese, beides unverzichtbare Elemente der Krebsprävention.

Lass die Nahrung deine Medizin sein
und Medizin deine Nahrung!

Hippokrates (460–377 v. Chr.)

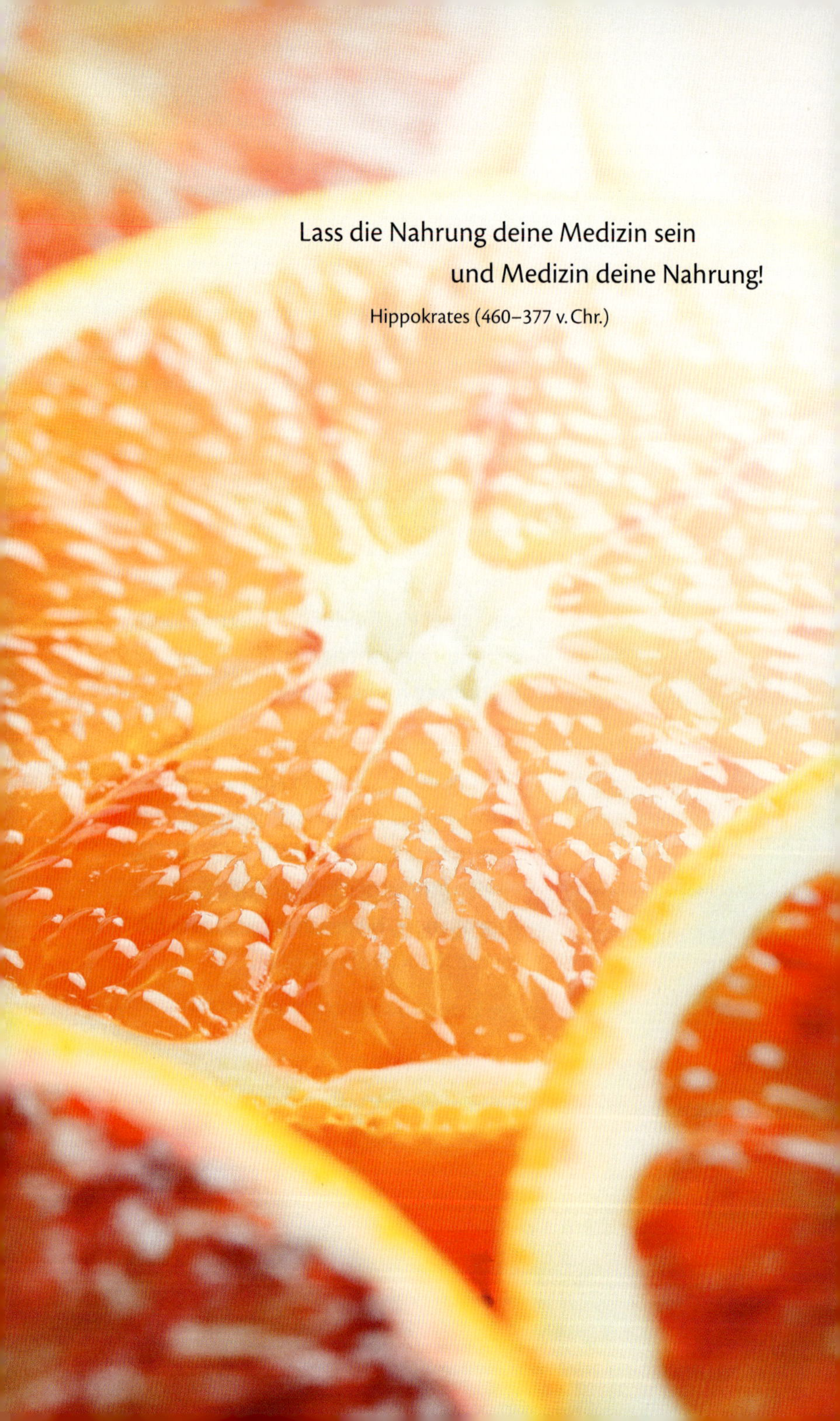

Kapitel 4

Krebsprävention durch Ernährung

Der große Anteil von Krebserkrankungen, die auf das Konto der westlichen Ernährungsweise gehen, ist – wie wir gesehen haben – symptomatisch für den Niedergang der Ernährungsgewohnheiten einer Gesellschaft, die jeden Bezug zur Idee der Nahrung selbst verloren hat; die im Essen einen bloßen Akt der Energiezufuhr sieht, ohne dessen gesundheitliche Folgen für den Organismus zu berücksichtigen. Es steht jedoch fest, dass diese Art der gedankenlosen Ernährung, die einzig um die schlichte Befriedigung der Notwendigkeit zu essen kreist, für die menschliche Gesundheit schädlich ist. Auch wenn wir heute oft dazu tendieren, Fortschritt als Synonym von Verbesserung zu betrachten, müssen wir eingestehen, dass diese Gleichung im Fall der Ernährung keine Gültigkeit besitzt, ja dass die Industrialisierung ganz im Gegenteil dabei ist, die Grundlagen unserer Esskultur selbst zu zerstören.

Alles, was wir heute über den Nährwert oder die toxischen Qualitäten einer Pflanze oder auch über den Gebrauch mancher Pflanzen als Heilmittel wissen, ist das Ergebnis einer langen Suche des Menschen im Laufe seiner Evolution, um den Wert und die Eigenschaften der Nahrungsmittel in seiner unmittelbaren Umgebung zu erforschen. Was wir heute »Obst« oder »Gemüse« nennen, ist genau das Ergebnis dieser Selektion, die über eine Zeitspanne von 15 Millionen Jahren stattgefunden hat. In dieser Zeit haben sich die Vorfahren der Menschen an die Veränderungen ihrer Umgebung angepasst, indem sie ständig Ausschau nach neuen Nahrungsquellen und neuen Pflanzenarten hielten, durch die sie sich einen Überlebensvorteil verschaffen konnten. Insofern ist die Ernährung, wie wir sie heute kennen, ein ziemlich neues Phänomen: Wenn wir die 15 Millionen Jahre der Ernährungsgeschichte des Menschen und seiner Vorfahren auf einen Kalender mit 365 Tagen übertragen würden, dann wäre der Ackerbau, den es erst seit 8000 Jahren gibt, erst am 31. Dezember um 19 Uhr erfunden worden, und die noch jüngere Industrialisierung der Nahrungsproduktion würde erst drei Minuten vor Neujahr auftauchen (Abbildung 20). Es ist daher weder besonders originell noch besonders revolutionär, die enorme Bedeutung der Pflanzen für die Gesundheit zu unterstreichen: In der Praxis sind diese Nahrungsmittel seit 15 Millionen Jahren Bestandteil unserer Ernährung! So besehen ist es nicht weiter verwunderlich, dass der Mangel an pflanzlichen Produkten, wie er für die derzeitige Ernährungsweise der westlichen Welt typisch ist, so schädliche Folgen für die Gesundheit haben kann.

Traditionelle und industrielle Ernährung im Lauf der Geschichte

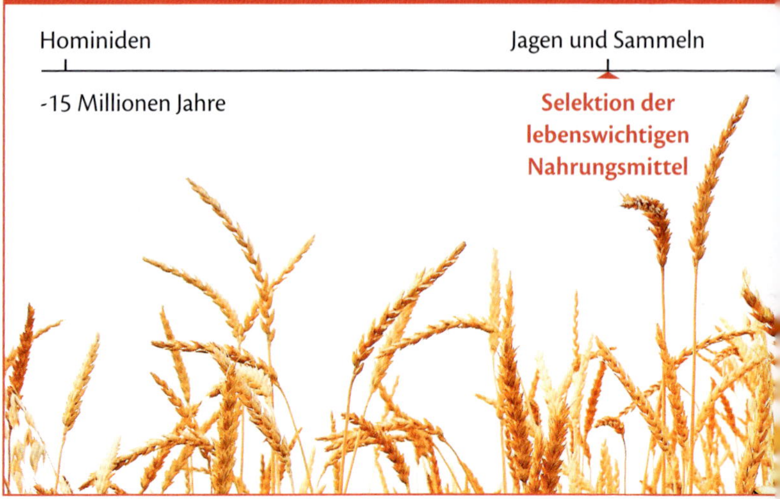

Pflanzen à la carte

Der Evolutionsprozess der Nahrungsmittelselektion lässt sich in drei große Phasen gliedern (Abbildung 21). Im Laufe der ersten Phase, die man als »Giftigkeitsprüfung« bezeichnen könnte, waren die Hominiden gezwungen, in einer Vielzahl von Versuchen herauszufinden, ob die Nahrungsmittel in ihrer Umgebung essbar waren oder nicht. Ein gefährliches Unterfangen natürlich, das bestimmt mit gravierenden Vergiftungen, wenn nicht gar dem plötzlichen Tod im Fall besonders toxischer Substanzen endete. Sicher erwies sich in vielen Fällen auch die Beobachtung von Tieren als nützlich und verhinderte Unfälle (es ist sehr wahrscheinlich, dass der Mensch nie auf die Idee gekommen wäre, Austern zu essen, wenn er nicht Seeotter dabei beobachtet hätte). Dennoch ist es sicher, dass eine Vielzahl von Tests nach dem Prinzip von Versuch und Irrtum notwendig waren, um die Nahrungsmittel zu identifizieren, die keine schädlichen Folgen für den Organismus hatten und folglich als nicht giftig gelten konnten. Diese Kenntnisse wurden an die nächsten Familienangehörigen sowie an die anderen Mitglieder der Gemeinschaft weitergegeben, andernfalls wären alle Anstrengungen vergeblich gewesen.

In der zweiten Phase dieses Selektionsprozesses, die man als »Evaluationsphase« bezeich-

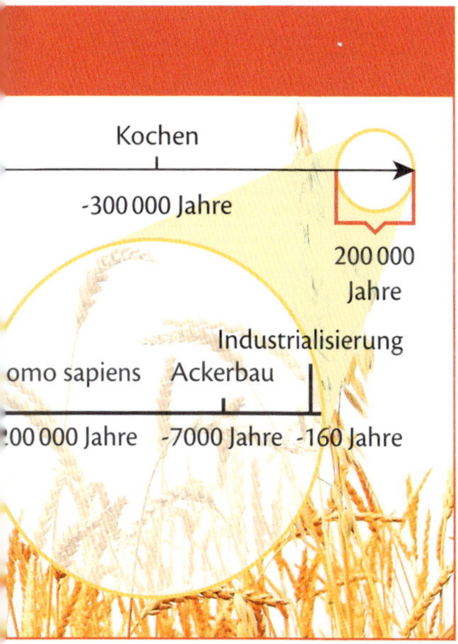

Abbildung 20

Selektion von Obst und Gemüse im Laufe der Evolution

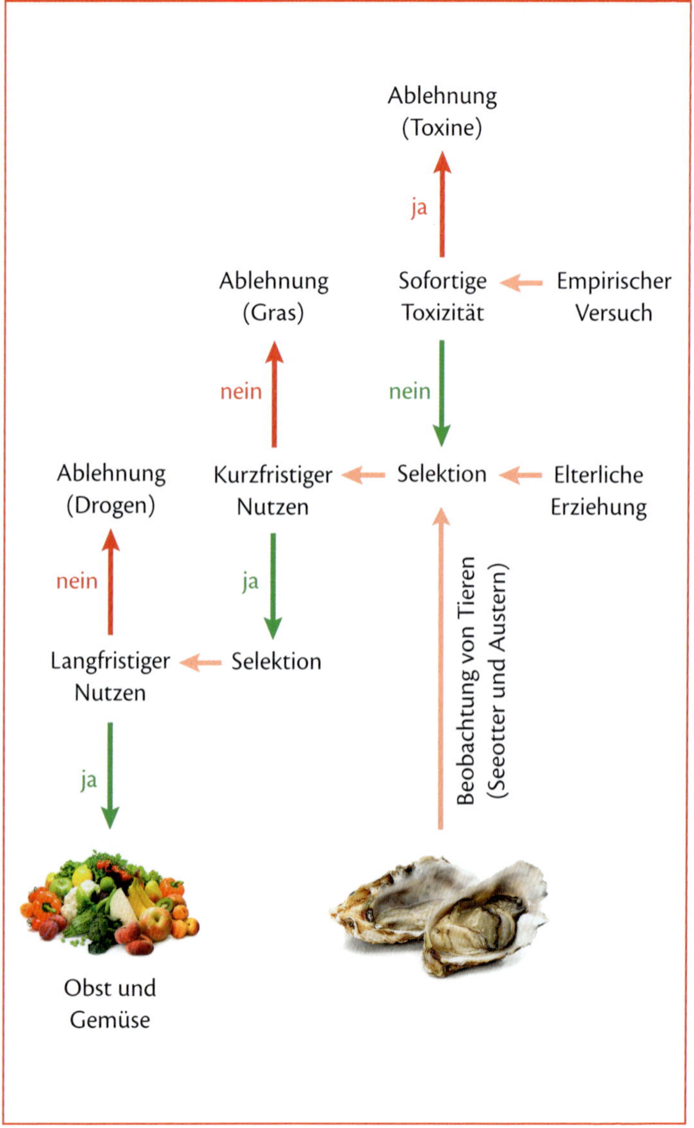

Abbildung 21

Was ist ein Nahrungsmittel?
Ein Nahrungsmittel ist ein Produkt, das regelmäßig von einer Gemeinschaft konsumiert wird, die seine Unschädlichkeit und seinen langfristigen Nutzen für die Gesundheit überprüfen konnte.

nen könnte, wurden die für nicht giftig befundenen Nahrungsmittel aus der ersten Phase auf den Speiseplan gesetzt, blieben jedoch weiter »unter Beobachtung«, denn viele Pflanzen sind für den Organismus trotz ihrer Ungiftigkeit nicht wirklich nützlich – sei es, weil sie Toxine oder Drogen enthalten, die langfristig das Überleben gefährden, sei es, weil sie keine Nährstoffe oder gesundheitsfördernde Substanzen enthalten. Gras ist beispielsweise nicht giftig, stellt aber trotzdem keine wertvolle menschliche Nahrungsquelle dar!

In der dritten Phase, der sogenannten »Selektionsphase«, wurden die Nahrungsmittel ausgewählt, von denen der Organismus wirklich profitiert, entweder wegen ihres Nährwerts oder wegen ihrer zusätzlichen gesundheitsfördernden Wirkung. Denn der Mensch isst nicht nur, um zu leben; er will, dass dieses Leben so angenehm wie möglich ist und so lange dauert wie möglich. Dieses Streben nach einer langen Lebensdauer hat ihn dazu gebracht, in der Nahrung mehr als die bloße Nährwertzufuhr zu suchen – aus dem einfachen Grund, dass dies die einzige verfügbare Ressource war, mit der er Einfluss auf seine Gesundheit nehmen und sein Leben verlängern konnte. Es ist daher nicht verwunderlich, dass die Geschichte der Medizin untrennbar mit der der Ernährung verknüpft ist, denn die Nahrung war eben lange Zeit die einzige Medizin für den Menschen.

Alle großen Kulturen der Antike – die Ägypter, Inder, Chinesen oder Griechen – haben in sehr detaillierten Werken ihre Beobachtungen über die positiven Wirkungen von Pflanzen und Nahrungsmitteln auf die Gesundheit sowie über ihre Heilkraft niedergelegt. Die Bedeutung der Ernährung als Mittel der Gesundheitserhaltung bildete bis zum Beginn des 20. Jahrhunderts die Grundlage jedes ärztlichen Vorgehens. Die Aneignung dieses Wissensfundus darüber, was für die Gesundheit gut, schlecht oder wirkungslos ist, ist also weit mehr als eine bloße Frage des Überlebens: Sie stellt ein kulturelles Erbe von unschätzbarem Wert dar, das die grundlegende Beziehung zwischen dem Menschen, der Ernährung und der Natur veranschaulicht.

Wenn wir versuchen würden, es unseren Vorfahren in der Antike gleichzutun und heute ein Buch über gesunde Lebensmittel zu schreiben, dann würden nicht viele der derzeit im Westen geschätzten Nahrungsmittel Aufnahme darin verdienen. Eben

Krebsbehandlung durch Enzymhemmung

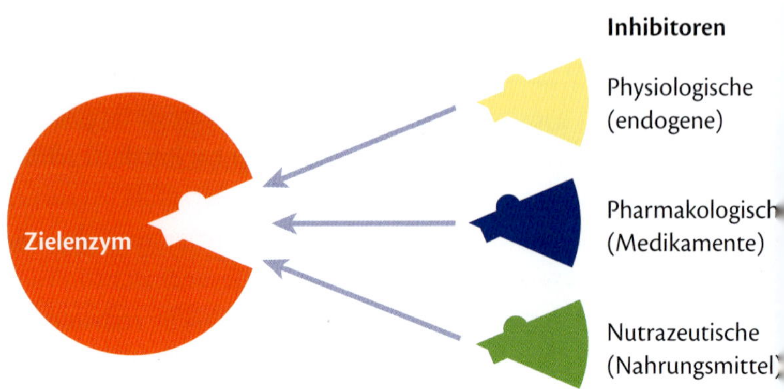

dieser vollständige Bruch mit der Vergangenheit erklärt, weshalb wir in einer Zeit, in der die Medizin mächtig ist wie nie zuvor, das Auftreten von Krankheiten wie Dickdarmkrebs erleben, die noch vor kaum einem Jahrhundert extrem selten waren. Dabei ist es durchaus möglich, aus dem tausendjährigen Wissen, das auf der genauen Beobachtung der Natur und der Pflanzen gründet, nützliche Lehren zu ziehen. Wenn wir uns dieses Wissen zusammen mit der zeitgenössischen Medizin zunutze machen, dann kann sich das nur außerordentlich positiv auf die menschliche Gesundheit auswirken, insbesondere in Hinblick auf die Krebsprävention.

Die neuesten Untersuchungen haben gezeigt, dass eine Reihe von Nahrungsmitteln, die der Mensch im Laufe seiner Evolution ausgewählt hat, unzählige Moleküle mit krebshemmendem Potenzial besitzen. Und diese Nahrungsmittel können wirklich dazu beitragen, die Zahl krebsbedingter Todesfälle zu reduzieren. Das aktuelle Desinteresse der westlichen Gesellschaften an Ernährung bedeutet also nicht nur einen Bruch mit ihren kulinarischen Traditionen, sondern zugleich – und das ist weit schlimmer – die Verbannung einer außerordentlich reichhaltigen Quelle hochwirksamer krebshemmender Moleküle daraus.

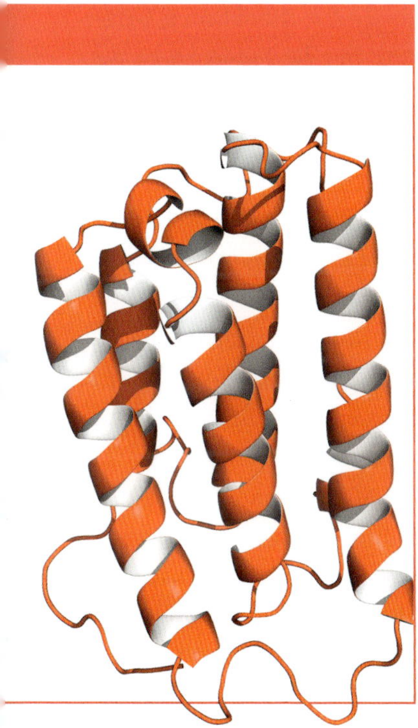

Abbildung 22

Nahrungsmittel: eine reichhaltige Quelle krebshemmender Substanzen

Das Wissen um das therapeutische Potenzial vieler Pflanzen ist sehr alt: Selbst Schimpansen sind in der Lage, Pflanzenarten mit heilenden Wirkungen zu erkennen, die einige ihrer Krankheiten effektiv bekämpfen können (siehe Kasten).

Die Forschungsergebnisse der letzten Jahre haben in der Tat gezeigt: Eine Vielzahl von Pflanzen und Nahrungsmitteln, die auf dem täglichen Speiseplan vieler Kulturen stehen, sind außergewöhnlich gute Lieferanten von Molekülen, die bestimmte Entwicklungsprozesse bei Tumoren stören, und zwar analog zum Wirkungsmechanismus vieler Medikamente, die heute eingesetzt werden.

Medikamente, ob gegen Krebs oder andere Krankheiten, bestehen immer aus Molekülen, die eine für die Entwicklung der Krankheit absolut notwendige Phase blockieren können, eine Art Schalter, der ein Fortschreiten der Krankheit verhindert, sobald er einmal umgelegt ist. In der weit überwiegenden Mehrzahl der Fälle sind Funktionsstörungen einer Gruppe spezialisierter Proteine, der Enzyme, für Krankheiten wie Krebs verantwortlich. Es versteht sich daher von selbst, dass die Mehrheit der Medikamente darauf abzielt, die Funktion dieser Enzyme zu blockieren, um ein gewisses Gleichgewicht wiederherzustellen und ein Fortschreiten der Krankheit zu verhindern. Wenn ein Enzym beispielsweise mit einer bestimmten Substanz interagieren muss, damit eine Krankheit voranschreitet, dann versucht das Medikament oft, die Struktur dieser Substanz zu imitieren, um ihren Zugang zum Enzym zu blockieren und dadurch die Wirksamkeit desselben einzuschränken (Abbildung 22). Moleküle, die die Aktivität des Enzyms blockieren, indem sie wie ein Köder wirken, können aber nicht nur synthetischer Art sein, sondern auch in natürlichen Nahrungs-

Schimpansen als Apotheker

Pflanzenfresser sind nicht nur fähig, giftige Pflanzen zu erkennen, und vermeiden es, solche Pflanzen zu fressen; manche von ihnen, besonders die Schimpansen, sind sogar in der Lage, bestimmte Pflanzensorten auszuwählen, um damit Infektionen zu behandeln. Beispielsweise fressen Schimpansen, die unter Verdauungsstörungen leiden, die Sprossen eines kleinen Baums, den die Affen gewöhnlich wegen seiner Bitterkeit verschmähen. Eine kluge Wahl, denn die biochemische Analyse dieser Pflanze offenbarte darin mehrere antiparasitäre Wirkstoffe, die nie zuvor isoliert worden waren! Andere Untersuchungen zeigten, dass Schimpansen nach einer Verletzung die Stängel einer stacheligen Pflanze *(Acanthus pubescens)* sowie die Früchte und Blätter bestimmter *Ficus*-Arten fraßen. Die Medizinmänner dieser Region hätten diese Wahl mit Sicherheit gutgeheißen, denn all diese Pflanzen werden in der traditionellen Medizin zur Behandlung von Verletzungen und Geschwüren eingesetzt! Die Verwendung von Pflanzen zu Heilzwecken geht also auf die Uranfänge der Menschheit zurück. Das verdeutlicht, wie sehr unsere enge Beziehung zur Welt der Pflanzen, die uns umgibt, die Evolution unserer Art geprägt hat.

mitteln vorkommen, die Teil unseres täglichen Speiseplans sind. Genistein zum Beispiel (siehe auch Kapitel 8), ein Molekül, das in großen Mengen in Soja zu finden ist, weist eine große strukturelle Ähnlichkeit mit Östradiol auf, einem weiblichen Sexualhormon aus der Familie der Östrogene; daher seine Bezeichnung als »Phytoöstrogen« (Abbildung 23).

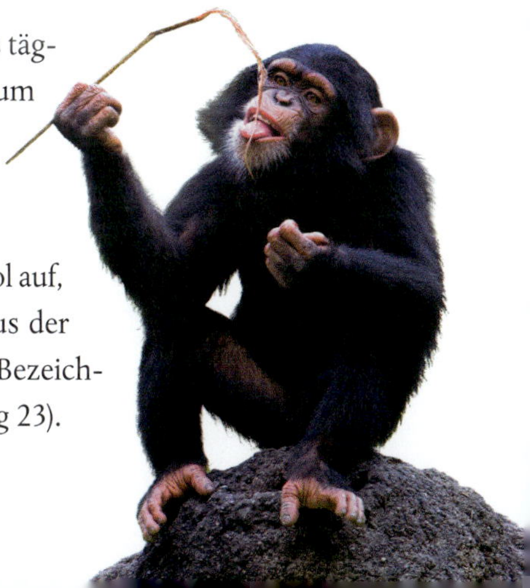

Einfluss von Phytoöstrogenen auf die biologischen Wirkungen der Östrogene

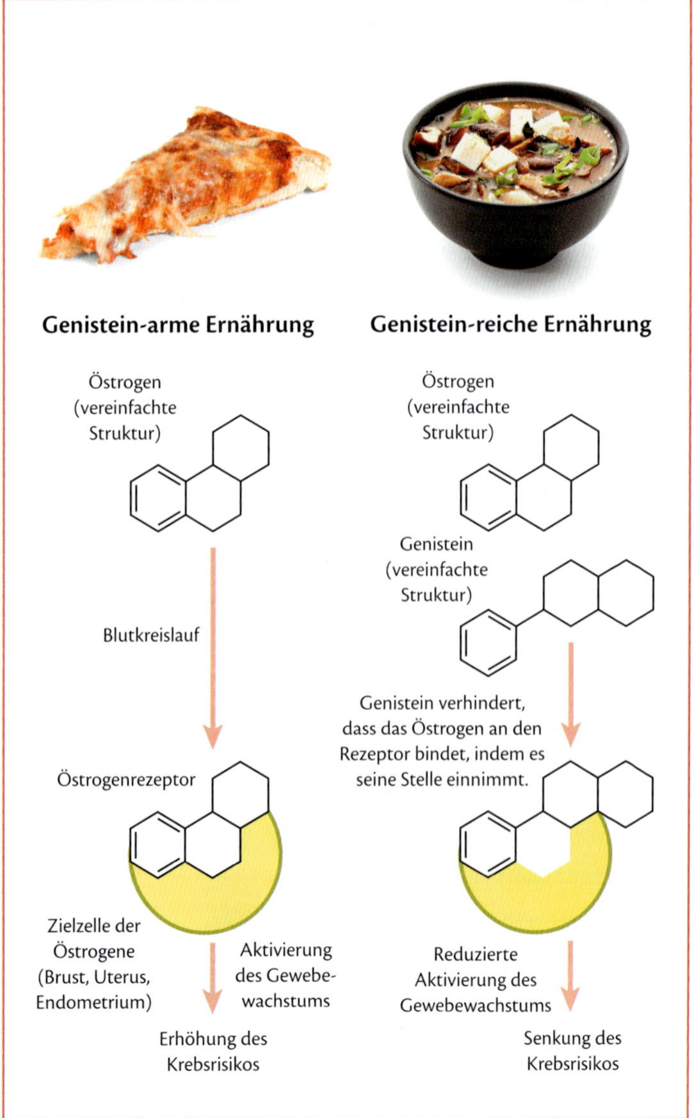

Abbildung 23

Aufgrund dieser Ähnlichkeit wirkt Genistein als Köder für das Protein, das normalerweise das Östradiol erkennt, und kann den gewöhnlich von diesem Hormon besetzten Platz einnehmen. Dadurch werden die biologischen Wirkungen des Östradiols abgeschwächt, insbesondere das exzessive Wachstum von Gewebe wie dem der Brust, das für dieses Hormon empfänglich ist. Dieser Wirkungsmechanismus des Genisteins ist mit dem von *Tamoxifen* vergleichbar, einem Medikament, das seit mehreren Jahren gegen Brustkrebs verschrieben wird. Das Beispiel veranschaulicht also, dass bestimmte Nahrungsmittel Moleküle mit Strukturen und Wirkungsmechanismen enthalten, die mit denen von verschiedenen – aktuell gegen Krebs – eingesetzten Medikamenten vergleichbar sind. Und es zeigt, wie nützlich diese Nahrungsmittel für die Prävention von Krankheiten wie Krebs sein können.

Die Pflanzenapotheke

Die Pflanzenwelt birgt einen wahren Schatz von Molekülen mit heilsamer Wirkung, von denen viele besonders wirksam gegen Krebszellen sind. Manche krebshemmenden pflanzlichen Wirkstoffe sind sehr effizient und können so, wie sie sind, zur Behandlung eines fortgeschrittenen Krebsleidens eingesetzt werden (Taxol, Vincristin, Vinblastin), oder aber sie dienen als Ausgangsstoffe für die Herstellung von noch wirksameren Derivaten (Etoposid, Irinotecan, Docetaxel). Diese therapeutische Nutzung von krebshemmenden Wirkstoffen pflanzlichen Ursprungs ist alles andere als eine Randerscheinung, denn mehr als 60 Prozent der heute in der klinischen Chemotherapie eingesetzten Medikamente, durch die zahlreiche Menschenleben gerettet werden können, stammen auf die eine oder andere Weise aus natürlichen Quellen!

Der Hauptunterschied zwischen Molekülen in Nahrungsmitteln und synthetischen Molekülen hat daher weniger mit ihrer Effektivität als mit ihrem Ursprung (pflanzlicher oder synthetischer Natur) sowie mit der Art ihrer Selektion durch den Menschen zu tun. Wie wir gesehen haben, beruht dieser Vorgang bei Nahrungsmitteln auf einem sehr langen Auswahlverfahren, während die Zeitspanne bei synthetischen Molekülen weitaus kürzer ist, was die Einschätzung möglicher Nebenwirkungen erheblich erschwert.

Die bereits erwähnte Selektion der Nahrungsmittel durch den Menschen ist in gewisser Weise mit der Evaluation der Toxizität der synthetischen Wirkstoffe vergleichbar, sieht man einmal davon ab, dass Erstere sich über mehrere tausend Jahre erstreckte – ein Zeitraum, der es ermöglichte, jede Form von Giftigkeit bei einem bestimmten Nahrungsmittel auszuschließen. Das darin enthaltene krebshemmende Molekül ist folglich frei von unerwünschten Nebenwirkungen. Auf der anderen Seite ist das synthetische Molekül allen Vorsichtsmaßnahmen zum Trotz ein vollkommener Fremdkörper für den Organismus. Das birgt das Risiko von unerwünschten Nebenwirkungen in sich, die unglücklicherweise auch fast immer auftreten. Auch wenn die Wirkungsmechanismen von Nahrungs- und synthetischen Molekülen sehr ähnlich sind, liegt der grundlegende Unterschied zwischen den beiden darin, dass mit dem Verzehr von antikarzinogenen Molekülen, die auf natürliche Weise in Obst und Gemüse vorhanden sind, keinerlei Toxizität verbunden ist (Abbildung 24). Tatsächlich besitzen die in der Nahrung enthaltenen Moleküle die Fähigkeit, mit der Mehrheit der Rezeptoren zu interagieren, die auch Ziel der von der Pharmaindustrie entwickelten Medikamente synthetischen Ursprungs sind. Das veranschaulicht einmal mehr, wie extrem positiv Nahrungsmittel die menschliche Gesundheit beeinflussen können (Abbildung 25).

Die krebshemmenden Eigenschaften von Verbindungen, die in Nahrungsmitteln mit pflanzlichem Ursprung vorhanden sind, sind weder abstrakt noch theoretisch, im Gegenteil: Moleküle, die die Entwicklung von Krebs stören können, sind ein weit verbreitetes Phänomen bei Pflanzen, sodass die Mehrzahl der heute in der Chemotherapie verwendeten Medikamente aus pflanzlichen Quellen stammt (siehe Kasten). Im gleichen Sinne dienen heute viele Moleküle pflanzlicher Herkunft, die auf bestimmte mit der Entwicklung von Krebs verbundene Vorgänge hemmend wirken, als Modell für die pharmazeutische Industrie, die hofft, analog dazu Mittel zur Krebsbekämpfung herstellen zu können.

Krebshemmende Substanzen in Nahrungsmitteln und Pharmazeutika

Krebshemmende Moleküle in Pharmazeutika

- Bekannte chemische Strukturen
- Genau umschriebene Zielzellen und Moleküle
- Synthetisch
- Im Labor selektiert
- Gelegentlich sehr starke Nebenwirkungen
- Synergie oder Antagonismus selten beobachtet und zufällig

Krebshemmende Moleküle in Nahrungsmitteln

- Bekannte chemische Strukturen
- Genau umschriebene Zielzellen und Moleküle
- Natürlich
- Im Laufe der Evolution selektiert
- Keine Nebenwirkungen
- Synergie oder Antagonismus im Laufe der Evolution selektiert

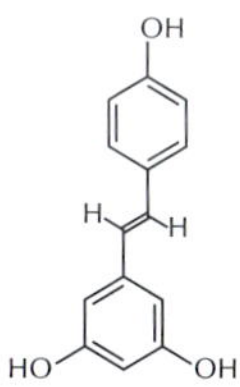

Abbildung 24

Wenn wir also für einen vermehrten Verzehr von Nahrungsmitteln mit einem hohen Gehalt an krebshemmenden Molekülen zur Vorbeugung gegen Krebs plädieren, dann bedeutet das nichts anderes, als dass wir aus einem in 3,8 Milliarden Jahren von der Natur geschaffenen Schatz von Substanzen schöpfen und neue therapeutische Interventionsmöglichkeiten daraus entwickeln. Dabei ging die Natur nach demselben Prinzip von Versuch und Irrtum vor, das nun die Pharmaindustrie zur Entdeckung neuer Medikamente benutzt.

Pharmakologische Ziele der Nutrazeutika

- Hemmung der Tumorausbreitung und der Metastasenbildung
- Hemmung von Rezeptoren für Wachstumsfaktoren
- Hemmung von Entzündungsenzymen (COX-2)
- Hemmung von Transkriptionsfaktoren
- Hemmung der Resistenz für chemotherapeutische Medikamente
- Hemmung der Verklumpung von Blutplättchen
- Antiöstrogene Wirkung
- Antibakterielle Wirkung
- Modulation des Immunsystems
- Hemmung der intrazellulären Signalkaskaden
- Toxizität für Krebszellen
- Störung des Zytoskeletts der Krebszellen
- Hemmung der metabolischen Aktivierung der Toxine durch die Phase I (Zytochrom P450)
- Aktivierung des Abbaus der Toxine durch die Phase II

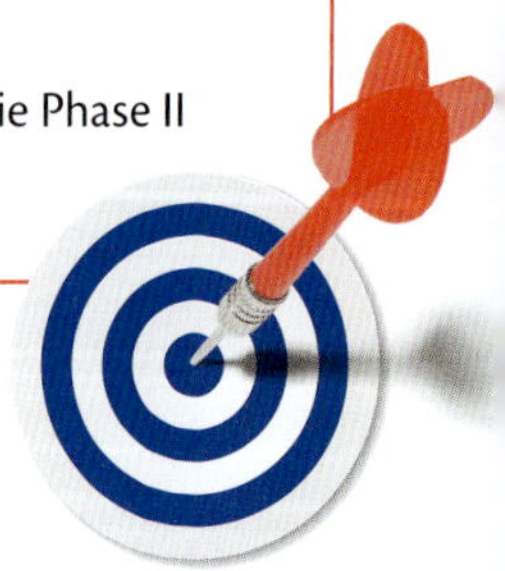

Abbildung 25

Präventive Chemotherapie

Es ist besonders wichtig, sich die in der Nahrung vorhandenen Wirkstoffe zunutze zu machen, weil wir ständig in Gefahr sind, Tumoren zu entwickeln, und weil wir diese Tumoren durch die Aufnahme krebshemmender Wirkstoffe aus der Nahrung in einem Zustand der Latenz halten können (siehe Kasten). Ein weiterer Faktor, der eine präventive Krebstherapie durch Ernährung so wichtig macht, ist die große Differenz zwischen den Genen verschiedener Individuen. Alle Menschen besitzen in etwa die gleichen Gene (sonst gehörten wir nicht zur gleichen Art), dennoch gibt es viele Variationen dieser Gene, die für die unterschiedlichen Charakteristika jedes Individuums verantwortlich sind. Diese Variationen sind nicht nur für die ausgeprägten physischen Unterschiede zwischen Menschen verantwortlich, sie beeinflussen auch andere Gene, die, wenn sie inaktiviert sind, bei manchen Menschen zu einer Schwächung der Abwehr gegen bestimmte Angriffe führen, etwa von krebserregenden Substanzen.

Selbst wenn also nur ein geringer Prozentsatz der Krebserkrankungen genetisch bedingt ist, spielen dennoch viele genetische Faktoren eine erhebliche Rolle: Diese können bestimmte Personen anfälliger dafür machen, beispielsweise nach dem Kontakt mit krebsauslösenden Stoffen Krebs zu entwickeln. Die Betroffenen müssen sich deshalb umso stärker durch den Verzehr von krebshemmenden Molekülen schützen. Die Ergebnisse einer in Shanghai durchgeführten Untersuchung veranschaulichen dieses Konzept: Darin zeigte sich, dass Versuchspersonen, denen zwei wichtige Enzyme zur Eliminierung toxischer Aggressoren fehlten, ein drei Mal höheres Lungenkrebsrisiko hatten, wenn ihre Ernährung keine Kreuzblütler enthielt. Versuchspersonen mit dem gleichen Gendefekt, die jedoch reichliche Mengen dieser Gemüsesorten zu sich nahmen, hatten ein im Vergleich zur Normalbevölkerung sogar reduziertes Krebsrisiko. Diese Beobachtungen veranschaulichen, wie viel die Ernährung dazu beitragen kann, die Folgen genetischer Störungen, das heißt, die Anfälligkeit für eine Krebserkrankung, zu mildern.

Die Entwicklung von Krebs durch Ernährung zu bekämpfen bedeutet also nichts anderes, als die in bestimmten Nahrungsmitteln enthaltenen krebshemmenden Substanzen als Waffe zu benutzen, um ein tumorfeindliches Milieu zu schaffen, die Tumormikroherde täglich zu bombardieren und sie so am Wachsen zu hindern (wie es auch die Chemotherapie macht).

Wir sind alle Tumorträger

Organe	Bei der Autopsie diagnostizierte Tumoren (%)	Klinisch diagnostizierte Tumoren (%)
Brust (40- bis 50-jährige Frauen)	33	1
Prostata (40- bis 50-jährige Männer)	40	2
Schilddrüse	98	0,1

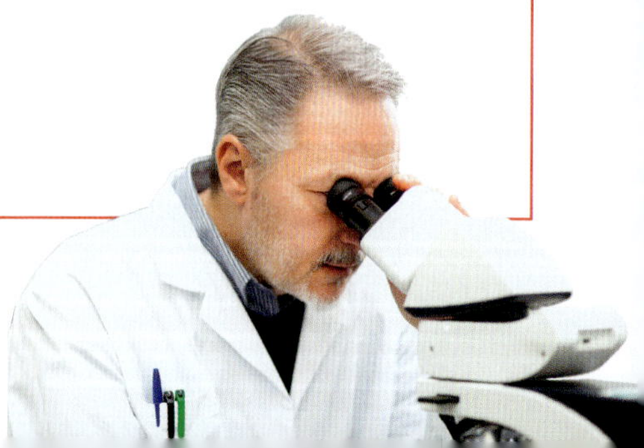

Abbildung 26

Krebs: eine chronische Krankheit

Es ist wichtig, sich bewusst zu machen, dass die Entstehung von Tumoren ein relativ häufiges, zufälliges Ereignis im Leben eines Menschen ist. Pathologische Untersuchungen haben gezeigt, dass bei einer sehr großen Zahl von Verstorbenen, die an einer anderen Todesursache als Krebs starben, klinisch nicht entdeckte Mikrotumoren im Gewebe verborgen waren. 98 Prozent der Untersuchten wiesen in dieser Studie kleine Tumoren der Schilddrüse auf, 40 Prozent hatten Prostata- und 33 Prozent Brusttumoren. Normalerweise werden Tumoren dieser Organe nur bei einem Bruchteil der Bevölkerung festgestellt (Abbildung 26). Analog dazu zeigt die Analyse der Biopsien an asiatischen und westlichen Populationen, dass die Anzahl von Prostatazellen, die dabei sind, sich zu Krebszellen zu entwickeln (sogenannte prämaligne Zellen), in beiden Bevölkerungsgruppen exakt gleich hoch ist. Das weist einmal mehr darauf hin, dass Lebensgewohnheiten, wie etwa die Ernährung, eine entscheidende Rolle dabei spielen, ob diese Mikrotumoren ein klinisches Stadium erreichen.

Die meisten Tumoren, die spontan in uns entstehen, bleiben dank unserer natürlichen Abwehrkräfte in der Regel mikroskopisch klein und stellen keine Gefahr für unsere Gesundheit dar. Die konstante Präsenz von entzündungshemmenden und antiangiogenetischen Molekülen aus der Nahrung unterstützt die natürlichen Abwehrmechanismen des Organismus und blockiert die Tumoren in einem ungefährlichen Stadium. Auch wenn wir ständig mit dem Risiko leben, einen Krebs zu entwickeln, steht uns mit den krebshemmenden Stoffen in der Nahrung eine wirksame therapeutische Waffe zur Verfügung, um zu verhindern, dass latente Tumoren sich zu einem fortgeschrittenen Krebsstadium weiterentwickeln. Insofern muss man Krebs als eine chronische Krankheit betrachten, die im täglichen Leben mit Hilfe von Nahrungsmitteln kontrollierbar ist, die gute Lieferanten von krebshemmenden Stoffen sind.

Der regelmäßige Verzehr von Obst und Gemüse entspricht also einer präventiven Chemotherapie, die Mikrotumoren daran hindert, ein pathologisches Stadium zu erreichen, die für das Funktionieren des normalen Gewebes allerdings vollkommen unschädlich ist. Die präventive Rolle der Ernährung beschränkt sich jedoch nicht darauf, das Auftreten von Krebs zu verhindern (primäre Prävention). Sie ermöglicht außerdem die Bekämpfung von verbliebenen Krebszellen nach einer chemotherapeutischen Behandlung, die sich zu neuen Tumoren entwickeln (Rezidiv) und dadurch das Leben des Betroffenen erneut bedrohen könnten.

Man muss den menschlichen Körper als ein Schlachtfeld betrachten, auf dem ein permanenter Kampf stattfindet zwischen mutierenden Zellen, die sich zu einer autonomen Einheit entwickeln wollen, um zu Krebs zu degenerieren, und unseren Abwehrmechanismen, die die Integrität des Organismus erhalten wollen. Auf das Beispiel eines Schalters übertragen bedeutet das, dass latente Tumoren ein für ihr Wachstum günstiges Milieu vorfinden und sich daher in reife Krebszellen verwandeln können, wenn in der Ernährung ungünstige Nahrungsmittel überwiegen oder ein Mangel an schützenden Nahrungsmitteln wie Obst und Gemüse herrscht. Ist die Ernährung hingegen reich an schützenden Lebensmitteln und enthält sie nur einen geringen Anteil an schädlichen Stoffen, dann können die Mikrotumoren nicht genügend wachsen, und das Krebsrisiko ist geringer (Abbildung 27).

Krebsprävention durch Ernährung

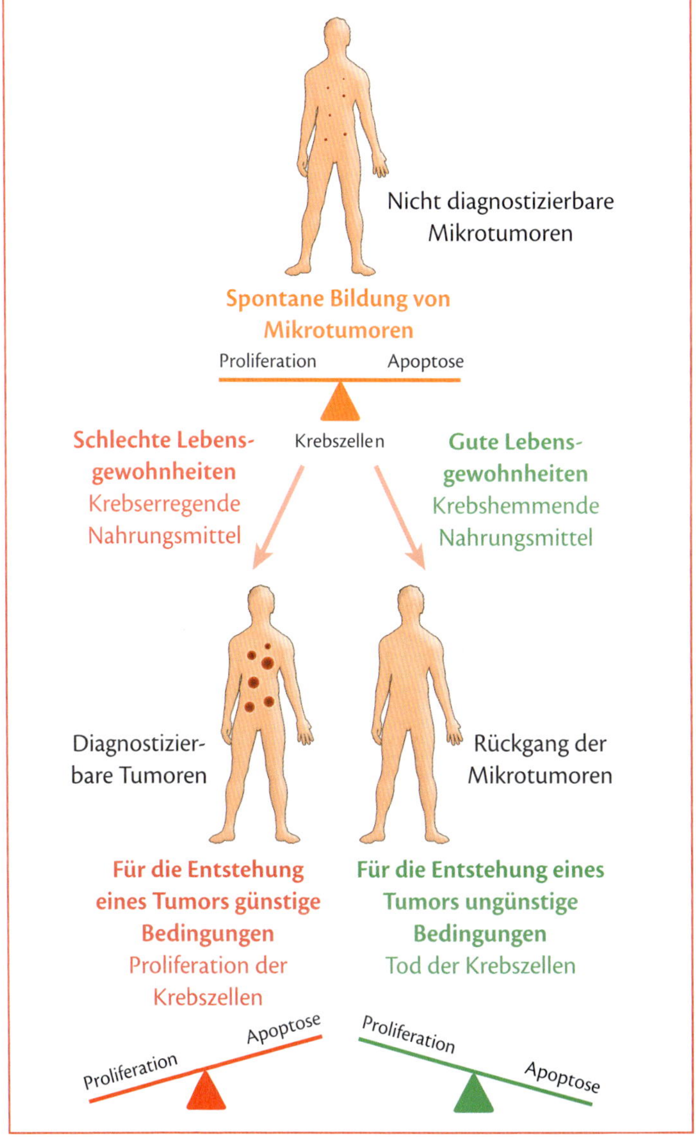

Abbildung 27

Es ist in vieler Hinsicht vorteilhaft, wenn wir diese lange Latenzperiode nutzen, um den Krebs mit Hilfe krebshemmender sekundärer Pflanzenstoffe zu behandeln und dadurch seine Weiterentwicklung effektiv zu bekämpfen (Abbildung 28). Rein quantitativ gesehen ist es viel einfacher, einige Tausend Zellen in einem gutartigen Mikrotumor zu eliminieren als Milliarden von Krebszellen, die einen reifen Tumor bilden. So könnte ein hochwirksames antikarzinogenes Molekül, das in der Lage ist, 99,9 Prozent der Krebszellen zu zerstören, zwar einen Mikrotumor vernichten, doch bei der Behandlung eines fortgeschrittenen Tumors würde unweigerlich eine größere Anzahl von Krebszellen überleben. Eine frühzeitige Behandlung ist umso effektiver, weil die präkanzerösen Zellen sich in einem verletzlichen Stadium befinden. Infolgedessen sind sie weniger fähig, einerseits ihre Gene so zu modifizieren (Mutation), dass sie ein für ihren Energiebedarf unverzichtbares Netz an Blutgefäßen bilden, und andererseits die Proteine zu produzieren, durch die sie sich der Wirkung der krebshemmenden Moleküle widersetzen können. Anders gesagt, je kleiner und unreifer der Tumor ist, umso größer sind die Chancen, ihn zu zerstören.

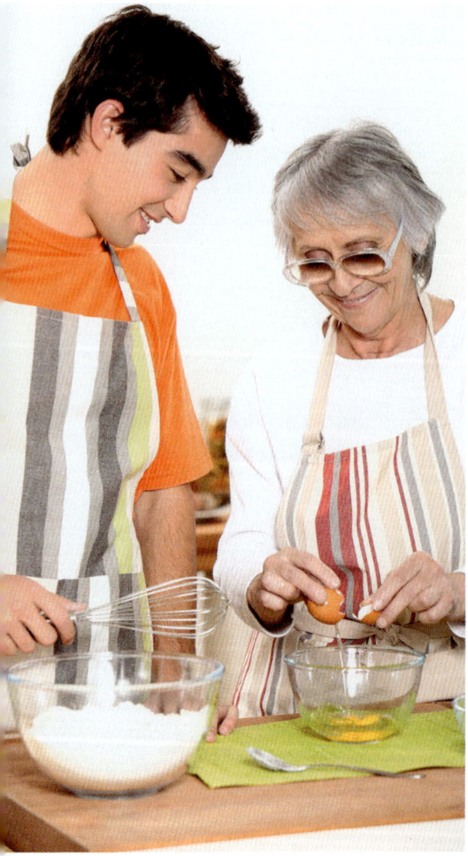

Therapeutische Vorteile einer frühen Tumorbehandlung

- Gesamtmenge der zu zerstörenden Tumorzellen (Tausende versus Milliarden)
- Keine Resistenz gegen Medikamente
- Keine genetische Degeneration
- Keine Tumorvaskularisation

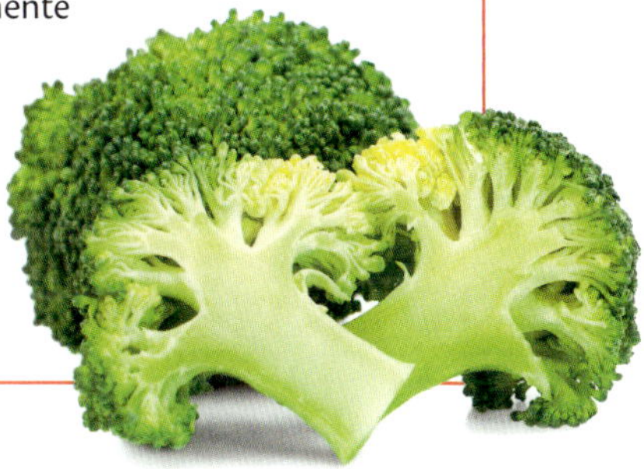

Abbildung 28

Auf der Suche nach krebshemmenden Nahrungsmitteln

Der Identifizierung von Nahrungsmitteln mit relevanten Mengen von krebshemmenden Molekülen kommt also eine enorme Bedeutung zu, wenn wir unsere Chancen im Kampf gegen Krebs erhöhen wollen. Eine gängige Methode besteht darin, Rohextrakte aus Pflanzen herzustellen und die erhaltenen Präparate zu sterilisieren. Dieses Material wird anschließend an Krebszelllinien getestet, die im Labor kultiviert wurden, um festzustellen, inwiefern die Extrakte das Wachstum verschiedener Tumoren menschlicher Herkunft hemmen können (Abbildung 29). So lässt sich beispielsweise feststellen, dass die Gabe von Extrakten von Knoblauch, Roter Bete und bestimmten Kohlarten wie Grünkohl das Wachstum isolierter Zellen von Brust- und Prostatatumoren stoppt (Abbildung 30).

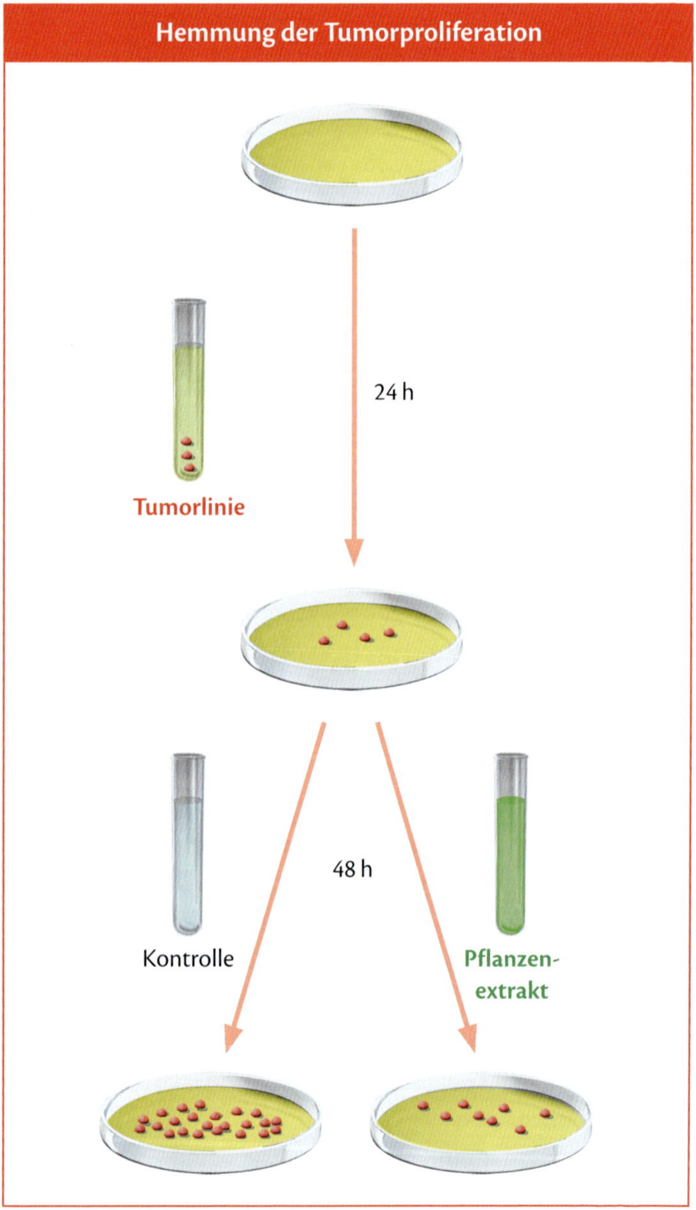

Abbildung 29

Bestimmte Nahrungsmittel pflanzlicher Herkunft besitzen außerdem hochwirksame entzündungshemmende Eigenschaften und können die Entstehung eines chronischen Entzündungsklimas verhindern, das eine Krebserkrankung begünstigt: Curcumin in Kurkuma beispielsweise sowie Resveratrol im Rotwein (siehe Kapitel 9 und 15) enthalten Substanzen, die eine entscheidende Phase der Synthese von COX-2 durch Krebszellen blockieren können. Diese Eigenschaft trägt erheblich zu ihrer Fähigkeit bei, das Wachstum bestimmter Typen von Krebszellen zu stören. Offenbar weisen viele Pflanzen dieses entzündungshemmende Merkmal auf. Untersuchungen in unserem Labor deuten darauf hin, dass bei Zellen aus einer Prostata-Zelllinie durch die Verabreichung von Johannisbeer-, Brombeer- oder Cranberry-Extrakten der drastische Anstieg von COX-2, der durch TNF induziert wird, erheblich gebremst werden kann. TNF ist ein hochwirksames Molekül, das beim Auftreten von Entzündungen eine Rolle spielt (Abbildung 31). Wenn man weiß, welch große Bedeutung Entzündungen für die Krebsentwicklung haben, kann man den extrem positiven Einfluss der entzündungshemmenden Eigenschaften vieler Nahrungsmittel auf die Krebsvorbeugung gar nicht genug hervorheben.

Die geringe Erkrankungshäufigkeit an Krebs bei Menschen, die große Mengen von Obst und Gemüse verzehren, hängt also direkt mit deren Gehalt an krebshemmenden Substanzen zusammen. Diese schränken die Entwicklung der Mikrotumoren ein, die sich spontan in unserem Gewebe bilden. Eine kontinuierliche Versorgung mit diesen krebshemmenden Bestandteilen in der Ernährung bildet folglich die Basis jeder Krebspräventionsstrategie.

Hemmung des Wachstums isolierter Tumorzellen durch Gemüseextrakte

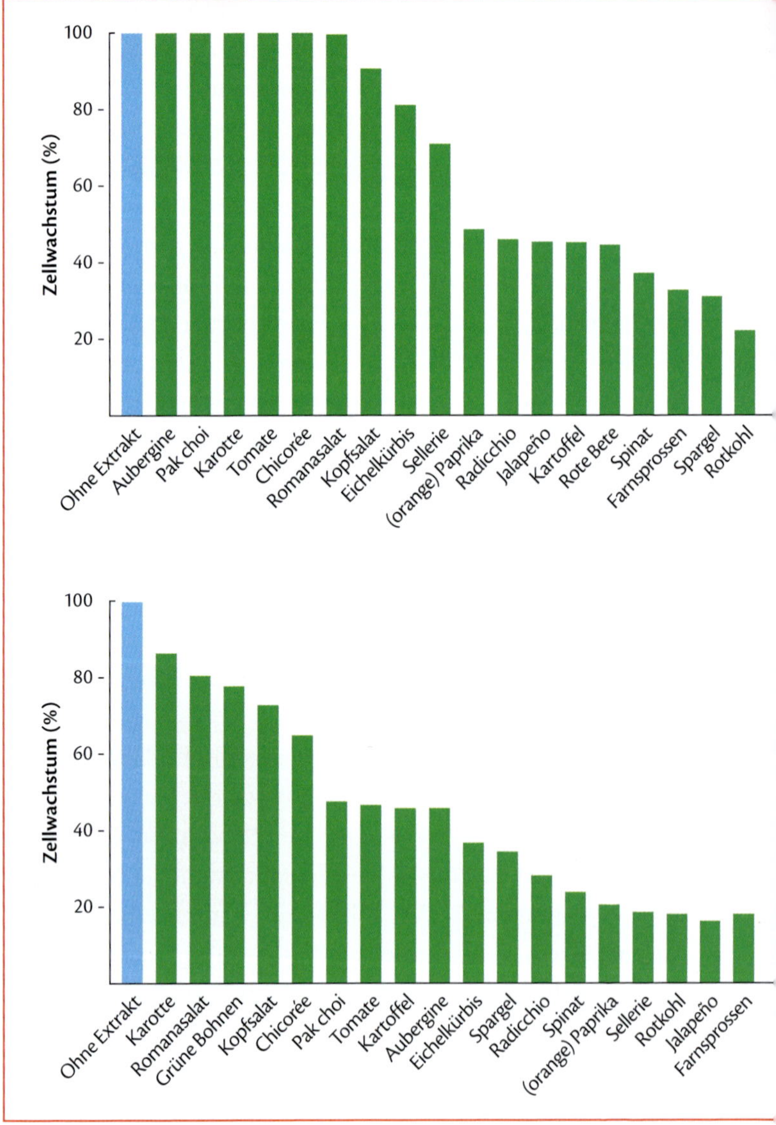

Abbildung 30

Brustkrebs
Hemmung des Tumorwachstums

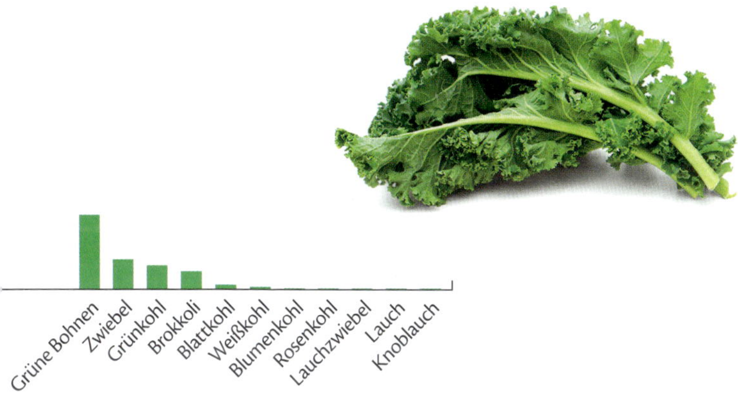

Prostata
Hemmung des Tumorwachstums

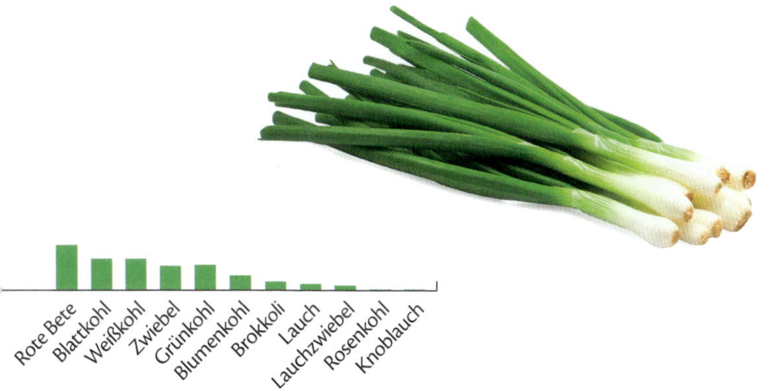

Entzündungshemmende Wirkung von Beeren

Die Intensität des Signals verweist auf die Menge des freigesetzten COX-2.

1 nM TNF-α	
-	Kontrollbedingung
+	Entzündungsbedingung
+	Erdbeere
+	Himbeere
+	Schwarze Johannisbeere
+	Rote Johannisbeere
+	Weiße Johannisbeere
+	Stachelbeere
+	Kulturheidelbeere
+	Waldheidelbeere (*myrtilloides*)
+	Waldheidelbeere (*angustifolia*)
+	Felsenbirne
+	Brombeere
+	Sanddorn
+	Cranberry
+	Resveratrol (Kontrollwert)

COX-2

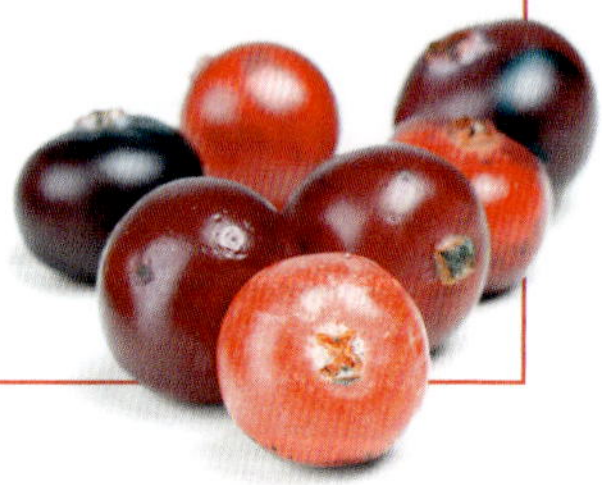

Abbildung 31

Zusammenfassung

- Die im Laufe der Evolution selektierten Nahrungsmittel enthalten gesundheitsfördernde Wirkstoffe mit krebshemmenden Eigenschaften, die in vieler Hinsicht denen synthetisch hergestellter Medikamente ähneln.
- Die Integration dieser Wirkstoffe in den täglichen Speiseplan schafft Bedingungen, die die Weiterentwicklung von tumoralen Mikroherden verhindern, die im Laufe unseres Lebens spontan entstehen.
- Krebsprävention durch Ernährung ist also gleichbedeutend mit einer nicht-toxischen Chemotherapie, die sich die in Nahrungsmitteln enthaltenen krebshemmenden Moleküle zunutze macht. Sie bekämpft den Krebs an der Wurzel, bevor er ein reifes Stadium erreichen und das Funktionieren des Organismus bedrohen kann.

Der beste Arzt ist die Natur,
denn sie heilt nicht nur viele Leiden,
sondern spricht auch nie schlecht
von ihren Kollegen.

Louis Pasteur (1822–1895)

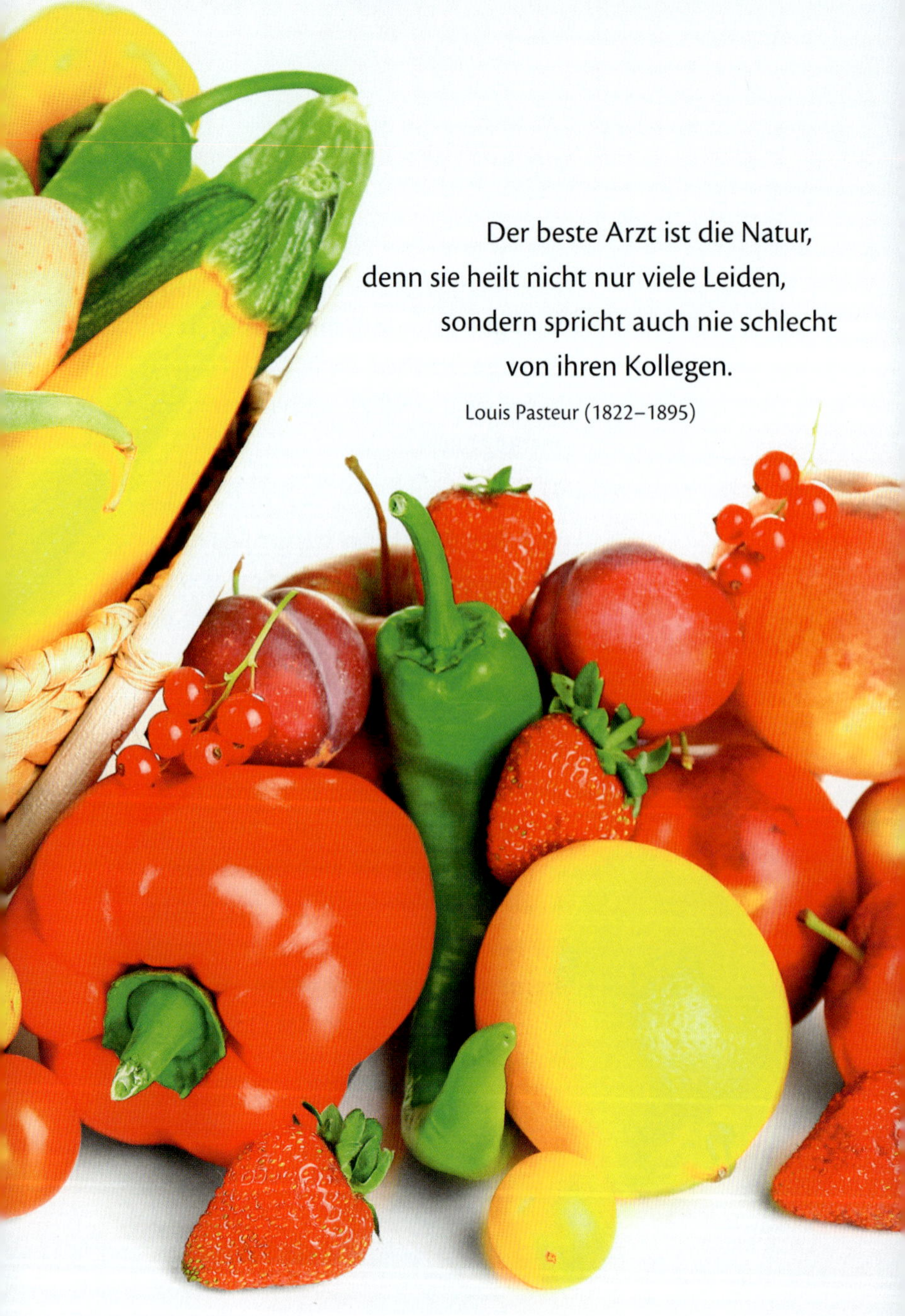

Kapitel 5

Sekundäre Pflanzenstoffe: ein Anti-Krebs-Cocktail auf Ihrem Teller!

Unter Ernährungsgesichtspunkten werden die Nahrungsmittel, die wir zu uns nehmen, im Allgemeinen in zwei Kategorien unterteilt. Man spricht einerseits von Makronährstoffen (Kohlenhydrate, Eiweiß und Fett) und andererseits von Mikronährstoffen (Vitamine und Mineralstoffe, Abbildung 32). Dieses Bild ist jedoch unvollständig, denn Obst und Gemüse enthalten noch beachtliche Mengen einer anderen Klasse von Molekülen, nämlich die sogenannten phytochemischen Verbindungen (aus dem Griechischen *phyto*, Pflanze), die sich nicht in diese Kategorien einordnen lassen. Im Deutschen gebräuchlicher ist der Begriff »sekundäre Pflanzenstoffe«. Im vorliegenden Buch werden die Begriffe synonym verwendet (Anm. d. Ü.). Diese Stoffe sind für die Farbe und die organoleptischen (die Sinnesorgane betreffenden) Eigenschaften verantwortlich, die nicht nur für Obst und Gemüse charakteristisch sind, sondern auch für viele Getränke und Gewürze aus den unterschiedlichsten kulinarischen Traditionen.

Das leuchtende Rot der Himbeere, der typische Geruch des Knoblauchs oder auch das starke Gefühl von Adstringenz beim Trinken von Kakao oder Tee – all das sind Eigenschaften, die direkt auf dem Vorhandensein verschiedener phytochemischer Bestandteile in diesen Nahrungsmitteln beruhen. Und diese Inhaltsstoffe sind im Überfluss vorhanden: Eine ausgewogene Ernährung mit

Molekulare Zusammensetzung der Nahrungsmittel

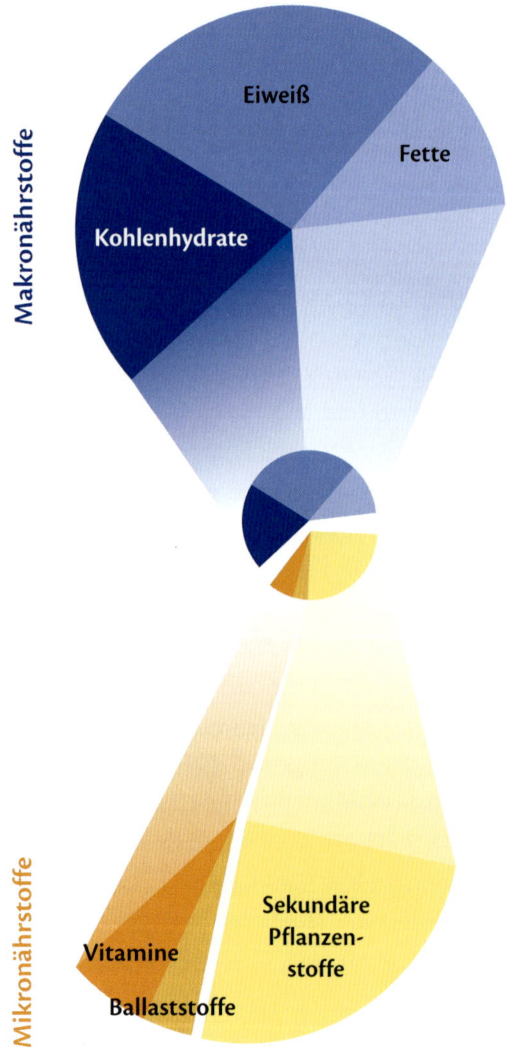

Abbildung 32

einer Mischung aus Obst und Gemüse und Getränken wie Tee und Rotwein enthält etwa 1 bis 2 Gramm sekundäre Pflanzenstoffe, was der Aufnahme eines Cocktails von 5000 bis 10 000 verschiedenen Verbindungen pro Tag entspricht! Der Gehalt an phytochemischen Molekülen in Obst und Gemüse ist ohne Zweifel ein essenzielles Merkmal dieser Nahrungsmittel (Abbildung 33).

Bis vor Kurzem wurde der positive Einfluss von Obst und Gemüse zur Vorbeugung gegen chronische Krankheiten, insbesondere Krebs, allein den Vitaminen, Mineralstoffen und Ballaststoffen zugeschrieben. Tatsächlich konnte bisher keine Untersuchung den Beweis erbringen, dass massive Dosen von Vitaminzusätzen einen wie auch immer gearteten Schutz gegen chronische Krankheiten wie Krebs bieten. Zahlreiche Untersuchungsergebnisse deuten vielmehr in die entgegengesetzte Richtung: Die Einnahme großer Mengen von Nahrungsergänzungsmitteln, insbesondere Beta-Carotin, Selen, Vitamin A und E, führt vielmehr zu einer *Erhöhung des Sterberisikos.* In Hinblick auf die Krebsprävention scheint es daher immer sicherer, dass die Schutzwirkung von Obst und Gemüse gegen Krebs vor allem auf ihren Gehalt an sekundären Pflanzenstoffen zurückzuführen ist.

Lebensnotwendige Substanzen

- Wasser
- Aminosäuren: 9
- Fettsäuren: 2
- Vitamine: 13
- Mineralstoffe: 13
- **Sekundäre Pflanzenstoffe: 10 000**

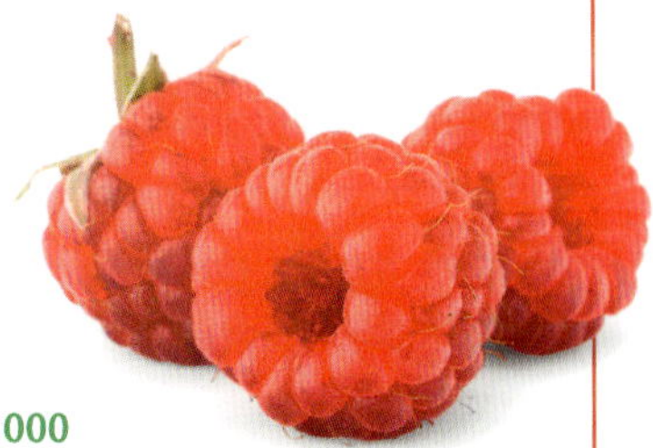

Abbildung 33

Der phytochemische Cocktail: ein Arsenal an krebshemmenden Molekülen

Unter phytochemischen Verbindungen oder sekundären Pflanzenstoffen versteht man jene Moleküle, die es Pflanzen ermöglichen, sich vor Infektionen und Schäden zu schützen, die durch Mikroorganismen, Insekten oder andere Räuber verursacht werden. Pflanzen können nicht vor ihren Angreifern fliehen – sie mussten daher ausgeklügelte Schutzmechanismen entwickeln, um Angreifer aus ihrer Umgebung abzuwehren und ihre schädlichen Auswirkungen zu bekämpfen. Diese natürlichen Pestizide sind für das Überleben der Pflanzen und damit indirekt für die gesamte Tierwelt des Planeten unverzichtbar. Ganz abgesehen davon, dass mehrere dieser Insektizide (darunter Koffein, Nikotin und Morphin) aufgrund ihrer durchschlagenden psychoaktiven Eigenschaften das Alltagsleben der Menschheit massiv beeinflussen!

Die sekundären Pflanzenstoffe dienen folglich der wirkungsvollen Bekämpfung von Bakterien, Pilzen und Insekten. Sie reparieren die von Angreifern verursachten Schäden und ermöglichen der Pflanze das Überleben unter feindlichen Bedingungen. Das ist auch der Grund, weshalb diese Verbindungen oft in großen Mengen in den Pflanzenteilen vorkommen, die am ehesten zum Angriffsziel werden, nämlich Wurzeln und Früchten. Werden etwa Trauben an Weinstöcken von bestimmten Mikroorganismen angegriffen, dann sondern sie große Mengen einer Substanz ab, die pilztötend wirkt und den negativen Folgen dieses Parasiten entgegenwirkt.

Die Schutzwirkung der sekundären Pflanzenstoffe beschränkt sich freilich nicht auf die Pflanzengesundheit. Diese Moleküle spielen auch eine Hauptrolle im Kampf gegen Krebs. Tatsächlich haben Untersuchungen über Verbindungen, die aus diesen Nahrungsmitteln isoliert wurden, gezeigt, dass eine Vielzahl von ihnen Prozesse beeinflussen, die bei der Entwicklung von Krebs eine Rolle spielen.

Diese Substanzen bilden daher möglicherweise die beste uns zur Verfügung stehende Waffe im Kampf gegen die Entstehung von Krebs.

Diese Zehntausende von sekundären Pflanzenstoffen haben unterschiedliche pharmakologische Wirkungen, die die Krebsprogression hemmen, entweder indem sie die Krebszellen direkt angreifen oder indem sie deren Umgebung beeinflussen, um sie in einem ungefährlichen Zustand zu halten, oder aber indem sie die Bioverfügbarkeit krebshemmender Substanzen erhöhen (Abbildung 35).

Außerdem haben pflanzliche Nahrungsmittel eine niedrige Kaloriendichte. Durch ihren regelmäßigen Verzehr können wir die Kalorienzufuhr verringern und damit Übergewicht vermeiden, das ein wichtiger Krebsrisikofaktor ist. Man darf auch nicht außer Acht lassen, welch großen Einfluss pflanzliche Lebensmittel auf die Zusammensetzung der mikrobiellen Darmflora haben: Stärken und Ballaststoffe werden vom Dünndarm nicht gut resorbiert, sondern zu großen Teilen von im Dickdarm siedelnden Bakterien fermentiert. Dabei entstehen gesunde Produkte wie kurzkettige Fettsäuren, die eine entzündungshemmende Wirkung haben. Dieser Einfluss ist bedeutsam, denn die als Mikrobiom bezeichnete Zusammensetzung der Darmflora wird immer mehr als entscheidender Faktor der Stoffwechselkontrolle und der Vorbeugung gegen chronische Krankheiten angesehen. So unterscheidet sich beispielsweise das Mikrobiom Fettsüchtiger von dem schlanker Menschen, und diese Unterschiede korrelieren mit einer Zunahme des Risikos für Darm- und Leberkrebs. Interessant ist, dass bestimmte sekundäre Pflanzenstoffe, insbesondere Polyphenole, ebenfalls sehr wenig vom Dünndarm resorbiert werden und daher in den Dickdarm gelangen, wo sie das Wachstum gesunder Darmbakterien fördern. Bereichert man also seine Ernährung um viel pflanzliche Kost, begünstigt man die Entstehung eines Mikrobioms mit einer optimalen Zusammensetzung aus gesunden Bakterien, die für die Krebsprävention entscheidend sind.

Pflanzliche Kommunikation

Die unglaubliche Fähigkeit der Pflanzen zur Selbstverteidigung lässt sich anschaulich an der Strategie der Akazie verdeutlichen. Wenn Kudus – eine Gazellenart, die die Blätter dieses Baums besonders schätzt – eine Akazie angreifen, indem sie ihre Blätter fressen, dann reagiert der Baum schnell mit der Produktion von Ethylen, einem Gas, das sich in der Umgebung verteilt und die Akazien im Umkreis von 50 Metern erreicht. Beim Kontakt mit diesem Gas produzieren die Bäume Tannine, adstringierende Substanzen, die das Maul des Tieres austrocknen lassen und es so davon abhalten, seine Mahlzeit noch lange fortzusetzen, wodurch das Laub der Akazienpopulation

Die Evolution der Pflanzen als Verteidigungsreaktion gegen Aggressoren

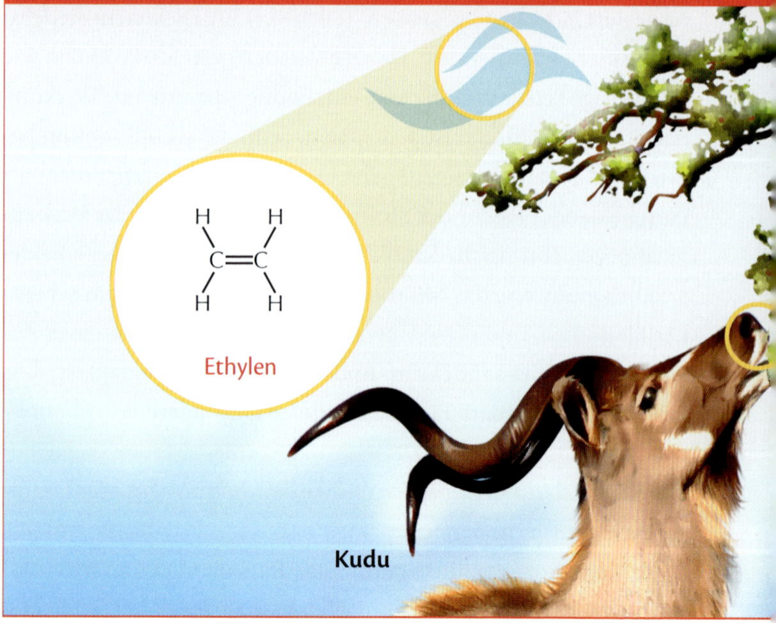

Abbildung 34

zerstört werden würde (Abbildung 34). Eine andere Taktik benutzen manche Pflanzen als Reaktion auf Verletzungen durch pflanzenfressende Insekten wie die Amerikanische Heuschrecke *(Schistocerca americana)*. Im Laufe ihrer »Mahlzeit« sekretieren diese Insekten eine Klasse von Molekülen, die Caeliferine, die von den Pflanzen schnell als Signal für die Anwesenheit eines Feindes erkannt werden. Daraufhin sondern die Pflanzen eine hochkomplexe Mischung von Duftstoffen ab, die die natürlichen Feinde der Heuschrecken anzieht und es ihnen so ermöglicht, sich von ihren Aggressoren zu befreien. Die Pflanzen sind zwar Gefangene ihrer Wurzeln, die sie am Weglaufen hindern, aber sie lassen sich trotzdem nicht den Mund verbieten!

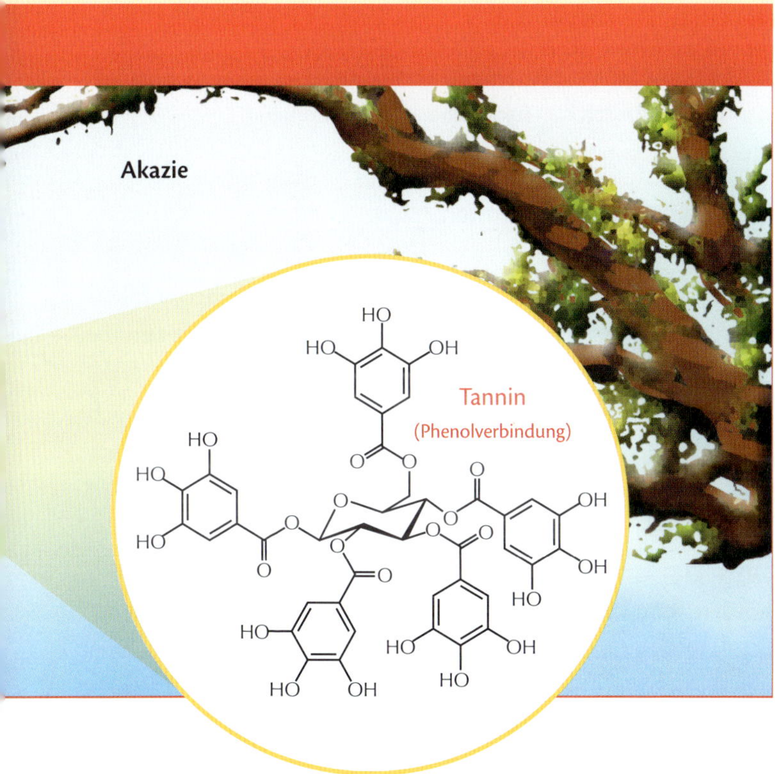

Substanzen mit vielfachen Wirkungen

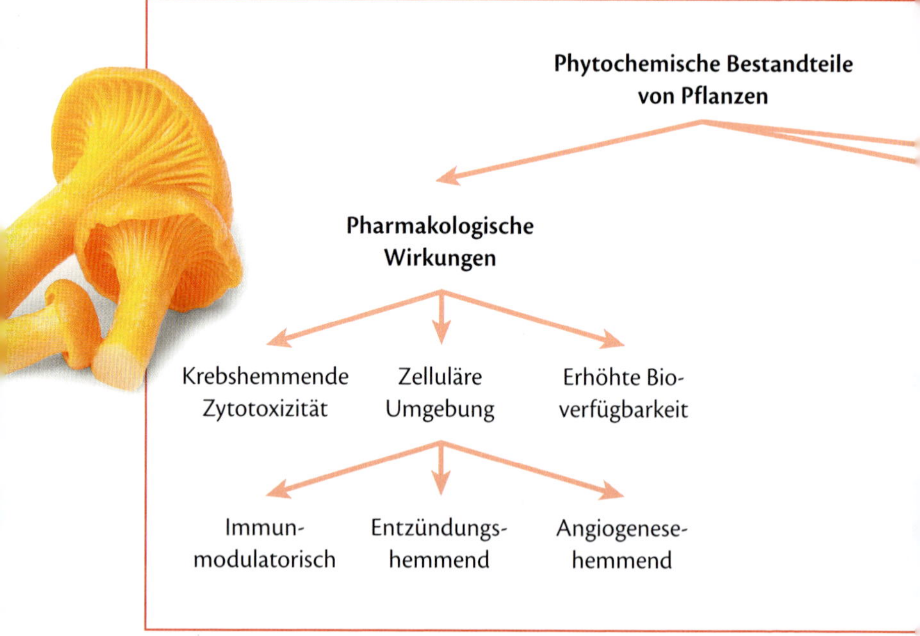

Abbildung 35

Alle Pflanzen enthalten unterschiedliche Mengen mehrerer Pflanzeninhaltsstoffe (Abbildung 36), und genau diese sind für die charakteristischen organoleptischen Eigenschaften dieser Nahrungsmittel verantwortlich (Bitterkeit, Adstringenz, Geruch). Auch die mangelnde Begeisterung mancher Menschen für Gemüse hängt mit diesen organoleptischen Eigenschaften zusammen. Während unser Gehirn den Geschmack von Fett und Zucker sofort als Synonym von schneller und wirkungsvoller Energiezufuhr erkennt, werden Bitterkeit und Adstringenz eher als potenzieller Angriff gegen unsere Gesundheit gewertet. Glücklicherweise schwächten sich diese Reflexe unseres primitiven Gehirns im Laufe der Evolution allmählich ab, sodass die Menschen in den Stand versetzt wur-

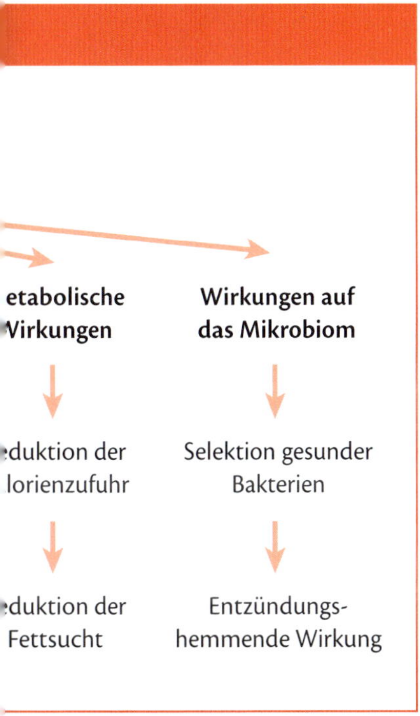

den, eine immer größere Zahl von Pflanzenarten zu identifizieren, die aktiv zur Erhaltung unserer Gesundheit beitragen. Dadurch steht uns heute ein ganzes Arsenal gesundheitsfördernder Pflanzen zur Verfügung.

Oft ist es sehr einfach, die wichtigsten Pflanzeninhaltsstoffe eines Nahrungsmittels allein schon an seiner Farbe oder seinem Geruch zu erkennen. So sind beispielsweise die meisten Früchte mit leuchtenden Farben extrem wichtige Lieferanten einer Klasse von Molekülen, die als Polyphenole bezeichnet werden (Abbildung 37). Bis heute hat man mehr als 4000 Polyphenole identifiziert. Besonders große Mengen davon sind in bestimmten Getränken wie Rotwein oder grünem Tee enthalten sowie in mehreren festen Nahrungsmitteln wie Trauben, Äpfeln, Zwiebeln und wild wachsenden Beeren. Man findet sie außerdem in verschiedenen Kräutern und Gewürzen sowie in Gemüse und Nüssen. Andere Gruppen von sekundären Pflanzenstoffen werden vor allem durch ihren Geruch charakterisiert: Der Geruch von Schwefel, den man mit zerdrücktem Knoblauch oder gekochtem Kohl assoziiert, ist auf den Gehalt an Schwefelverbindungen in diesen Nahrungsmitteln zurückzuführen, während der angenehmere Geruch der Zitrusfrüchte durch den Gehalt an Terpenen bestimmt wird.

Die wichtigsten Gruppen von sekundären Pflanzenstoffen in Obst und Gemüse

Klassen	Gruppen	Untergruppen
Polyphenole	Flavonoide	Anthocyanidine Flavone Flavanole Flavanone Flavonole Isoflavone Tannine
	Phenolsäuren	Hydroxyzimt-säuren Hydroxybenzoe-säuren
	Non-Flavonoide	Stilbene Cumarine Lignane
Terpene	Carotinoide Monoterpene	
Schwefel-verbindungen	Diallyldisulfid Isothiocyanate	
Saponine	Triterpenoide Steroide	

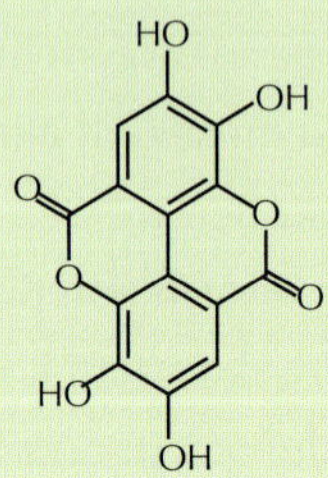

Abbildung 36

In späteren Kapiteln wird genauer auf diese verschiedenen Moleküle eingegangen, eines jedoch wollen wir gleich festhalten: Es ist der hohe Gehalt an verschiedenen Klassen von sekundären Pflanzenstoffen in bestimmten Nahrungsmitteln, der ihre präventive Wirkung gegen Krebs ausmacht und sie deshalb zu Nutrazeutika macht. Anders gesagt, jedes Nahrungsmittel, ob Obst, Gemüse, Getränk oder Fermentierungsprodukt, das eine große Menge von einem oder mehreren dieser Moleküle mit krebshemmendem Potenzial enthält, ist ein Nutrazeutikum.

Folgen wir dem Konzept der Nutrazeutika, dann wählen wir für unseren Speiseplan vorzugsweise solche Nahrungsmittel, die krebsvorbeugende Wirkung haben. Denn auch wenn alle Obst- und Gemüsesorten sekundäre Pflanzenstoffe besitzen, so variieren

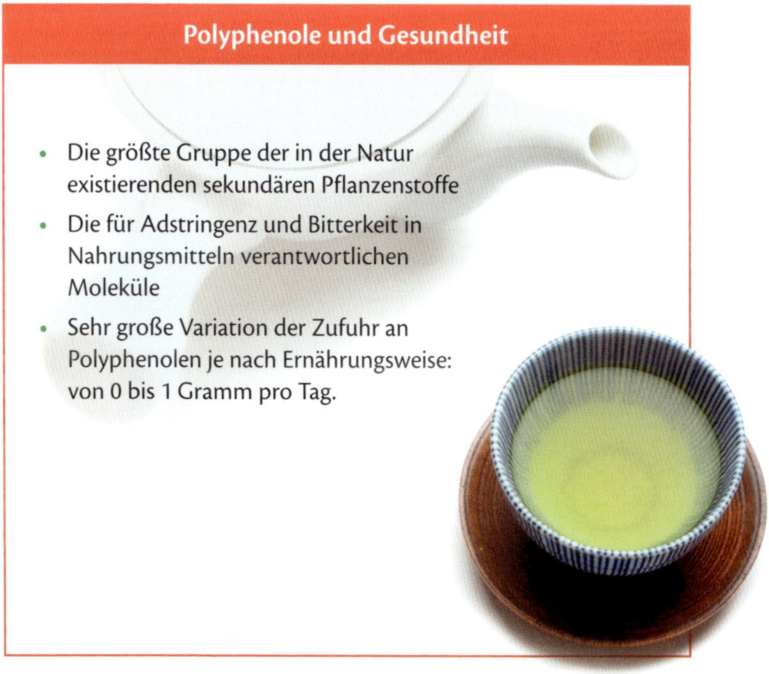

Abbildung 37

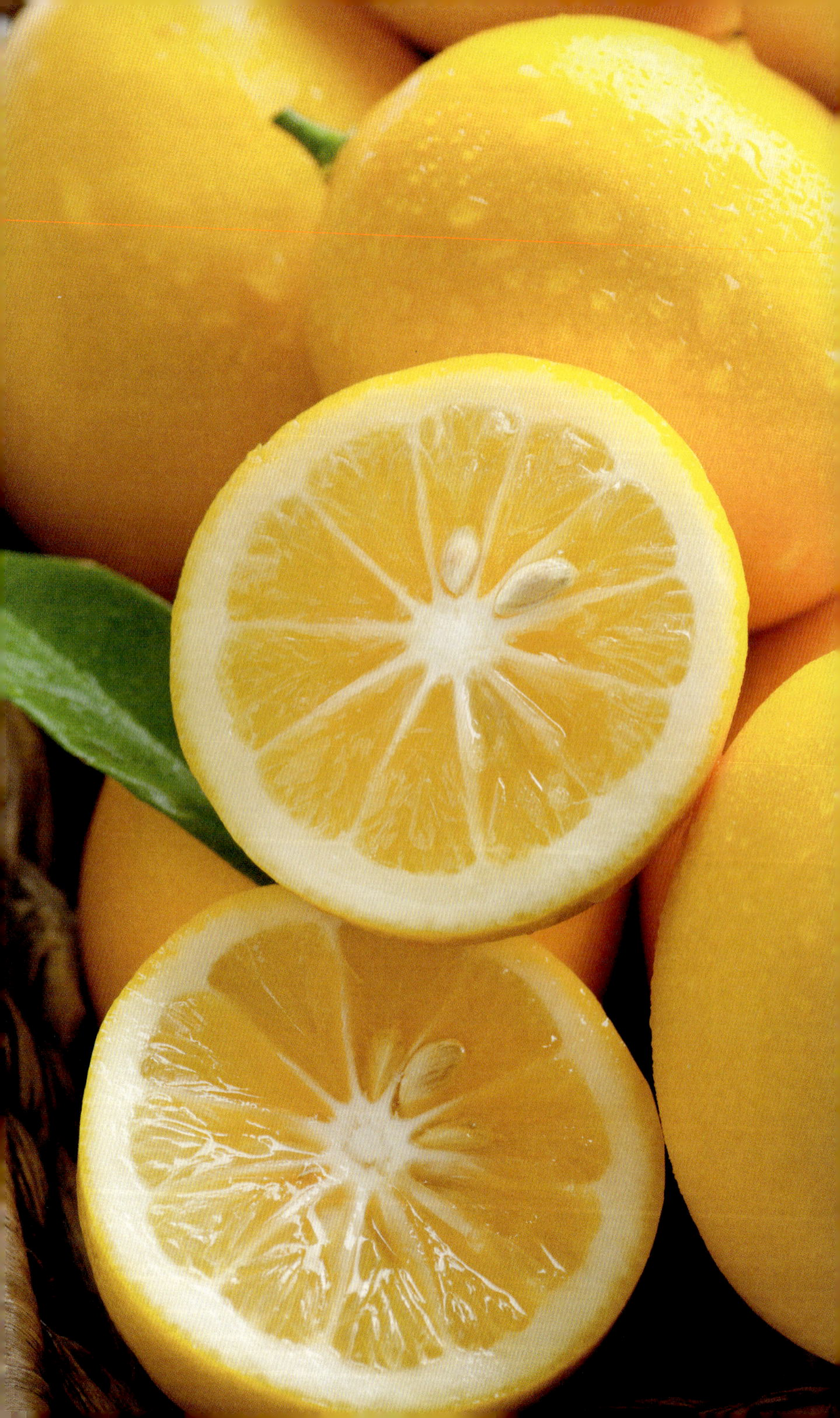

Menge und *Art* dieser Inhaltsstoffe erheblich von einer Frucht oder von einem Gemüse zum anderen. So sind Kartoffel oder Karotte nicht vergleichbar mit Brokkoli oder Grünkohl, was ihren Gehalt an aktiv gegen Krebs wirkenden Inhaltsstoffen betrifft, so wenig wie die Banane an Trauben oder Cranberrys heranreicht. Es gibt große Unterschiede im Gehalt von aktiven Pflanzeninhaltsstoffen in Nahrungsmitteln, und in manchen Fällen kommt ein bestimmter Wirkstoff nur in einem einzigen Nahrungsmittel vor.

Diese Unterschiede haben natürlich enorme Folgen für die Krebsprävention: Wenn Forscher beispielsweise untersuchen, welche Auswirkungen der Verzehr von Obst und Gemüse insgesamt auf das Krebsrisiko hat, dann finden sie im Allgemeinen nur eine leichte Senkung des Risikos von etwa neun Prozent. Erfasst man dagegen den Verzehr spezifischer pflanzlicher Nahrungsmittel, dann sinkt das Risiko für bestimmte Krebsarten viel stärker. Eine Untersuchung an 76 000 Frauen hat vor Kurzem gezeigt, dass bei Frauen, die regelmäßig Pfirsiche und Blaubeeren essen, das Risiko, an hormonunabhängigem Brustkrebs zu erkranken, um ein Drittel niedriger ist. Dagegen hat der Verzehr anderer Früchte keinen signifikanten Einfluss auf dieses Risiko (Abbildung 38). Das Gleiche gilt für die Gesamtheit aller Gemüsesorten in der Ernährung: Jede Klasse von Nahrungsmitteln ist nur gegen bestimmte spezifische Krebsarten aktiv (Abbildung 39). Nur wenn wir regelmäßig eine große Bandbreite von pflanzlichen Produkten mit krebshemmenden Eigenschaften zu uns nehmen, können wir diese präventiven Wirkungen kombinieren und wirklich das gesamte Krebsrisiko reduzieren.

Diese Idee ist von zentraler Bedeutung, wenn man die antikarzinogenen Eigenschaften von Obst und Gemüse zu erklären versucht, denn seltsamerweise sind mehrere sekundäre Pflanzenstoffe, die am stärksten präventiv wirken, nur in ganz bestimmten Nahrungsmitteln vorhanden (Abbildung 40). Die Isoflavone in

Senkung des Brustkrebsrisikos durch Pfirsiche und Blaubeeren im Vergleich zu anderem Obst

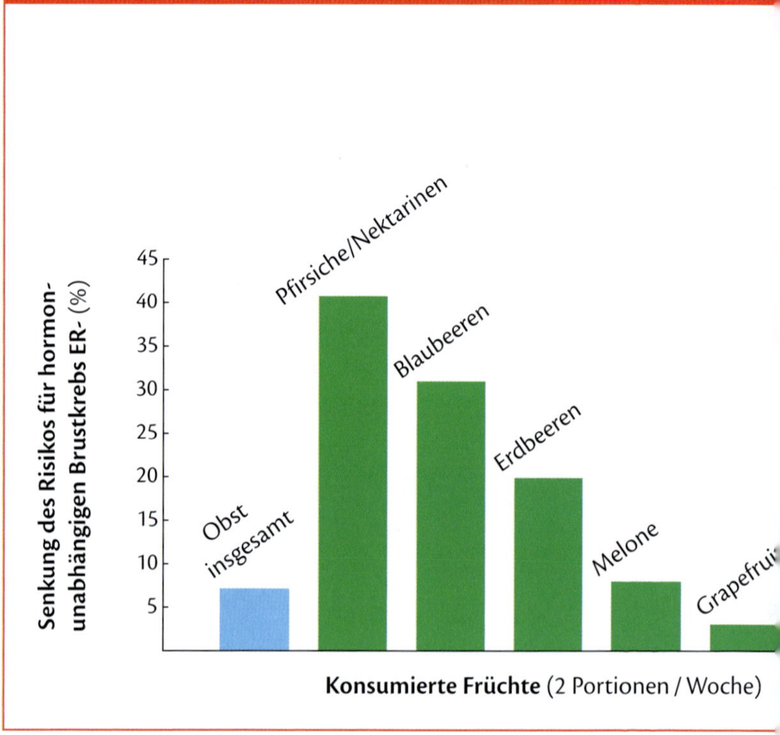

Abbildung 38

Soja, das Resveratrol in Trauben, das Curcumin im Gewürz Kurkuma, die Isothiocyanate und Indole im Brokkoli oder die Catechine im grünen Tee, all diese krebshemmenden Moleküle sind in der Natur nur sehr begrenzt verfügbar. Anders gesagt, trifft es zwar zu, dass Obst und Gemüse im Allgemeinen unverzichtbare Bestandteile einer ausgeglichenen Ernährung sind, doch für eine Ernährungsweise, die das Krebsrisiko senken soll, muss man den Gehalt an sekundären Pflanzenstoffen genauer analysieren.

In diesem Sinne müssen wir das Spektrum der Empfehlun-

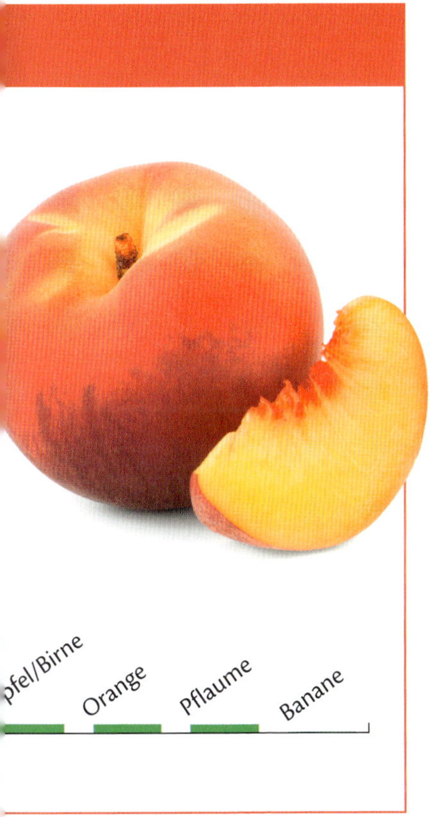

Quelle: Fung et al., 2013

gen erweitern und drei Nahrungsmittel darin aufnehmen, die ein Höchstmaß an natürlichen Anti-Krebs-Wirkstoffen enthalten: nämlich grünen Tee, Soja und das Gewürz Kurkuma. Denn abgesehen von den wissenschaftlichen Studien, in denen die krebshemmenden Eigenschaften der in diesen Nahrungsmitteln enthaltenen Moleküle unzweifelhaft nachgewiesen wurden (wir werden in den folgenden Kapiteln näher darauf eingehen), ist eine auffällige Koinzidenz hervorzuheben: Gerade in den Ländern mit den niedrigsten Krebsraten, besonders in den asiatischen Ländern, bilden grüner Tee, Soja und Kurkuma die Basis der täglichen Ernährung.

Das deutet darauf hin, dass in den westlichen Gesellschaften erhebliche Veränderungen der Ernährungsgewohnheiten erforderlich sind. Indem wir so unterschiedliche Nahrungsmittel wie Tomaten, Kohl, grünen Tee, Piment, Kurkuma, Soja, Knoblauch und Trauben kombinieren, betreiben wir in gewisser Weise die Verschmelzung jahrtausendealter kulinarischer Traditionen europäischer und asiatischer Kulturen. Für die große Mehrheit der Menschen ist dies heute möglich, dank dem einfachen Zugang zu Nahrungsmitteln aus aller Herren Länder.

Prospektive Untersuchungen, die den Zusammenhang zwischen dem Verzehr bestimmter Nahrungsmittel und der Inzidenz von Krebsarten beim Menschen zeigen

Nahrungsmittel	Anzahl der Teilnehmer
Gemüse der Kreuzblütengewächse	47 909
	4309
	29 361
Tomaten	47 365
Zitrusfrüchte	521 457
	477 312
Grünes Gemüse (Folsäure)	81 922
	11 699
Grünes Gemüse	31 000
Lignane	58 049
Karotten	490 802
Äpfel, Birnen, Pflaumen	490 802
Grüner Tee	69 710
Pflanzenöle und Nüsse (Tocopherol)	295 344
Vitamin D / Kalzium	10 578
Blaubeeren	75 929
Nüsse	75 680

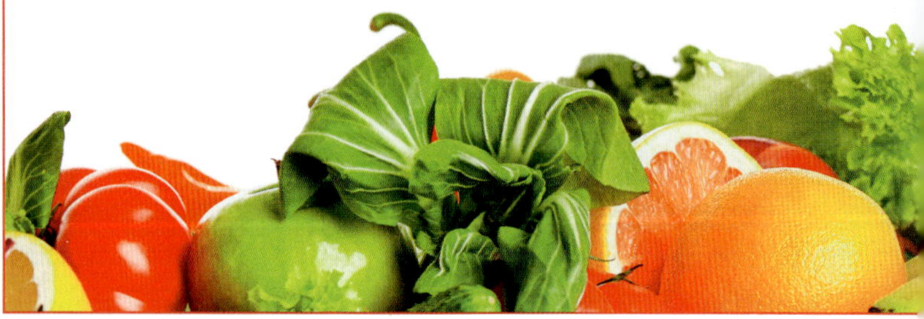

Abbildung 39

Krebsart	Risikoreduktion (%)
Blase	50 %
Lunge	30 %
Prostata	50 %
Prostata	25 %
Magen Speiseröhre	25 %
Magen	39 %
Bauchspeicheldrüse	75 %
Brust (Post-Menopause)	44 %
Brust	30 %
Brust (Post-Menopause ER+)	28 %
Kopf und Hals	46 %
Kopf und Hals	38 %
Kolorektal	57 %
Prostata	32 %
Brust (Post-Menopause)	35 %
Brust (ER-)	31 %
Bauchspeicheldrüse	35 %

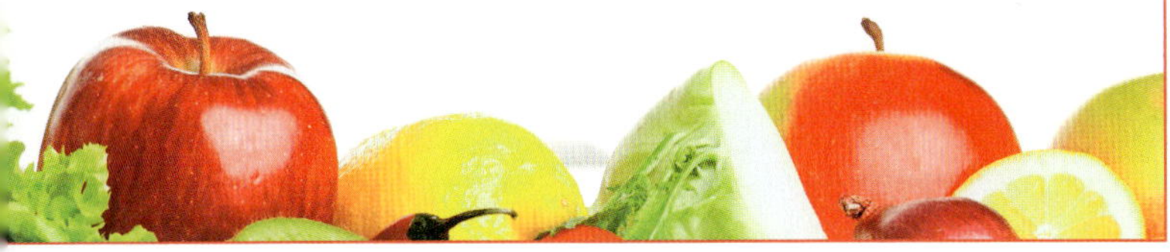

Krebshemmende sekundäre Pflanzenstoffe in Nahrungsmitteln

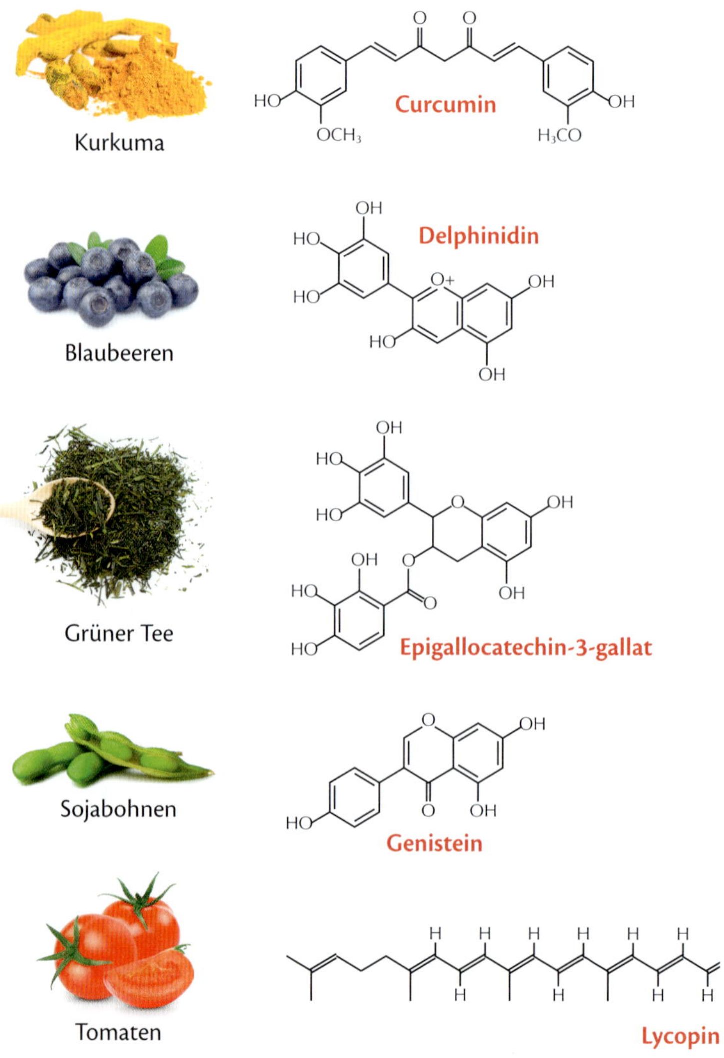

Abbildung 40

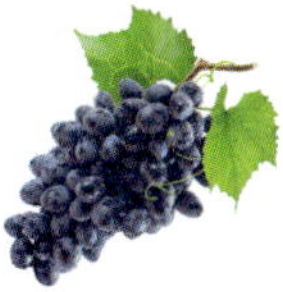

Weintrauben

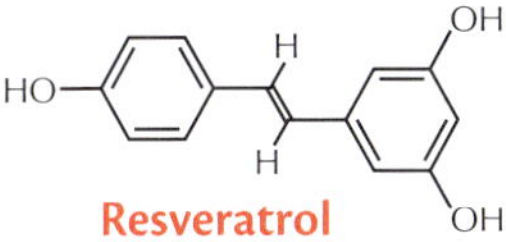

Resveratrol

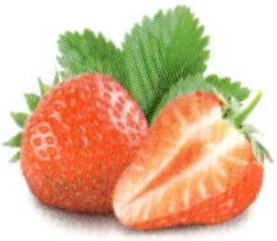

Erdbeeren

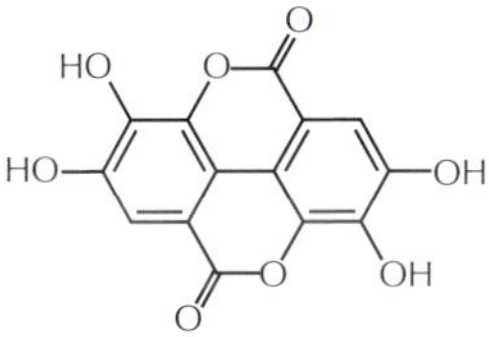

Ellagsäure

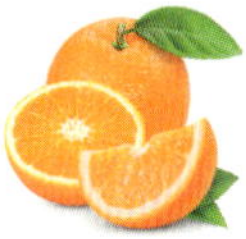

Zitrusfrüchte

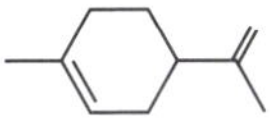

Limonin

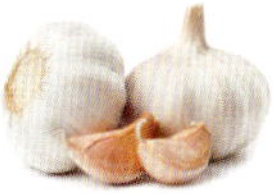

Knoblauch

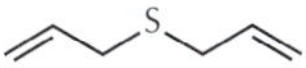

Diallylsulfid (DAS)

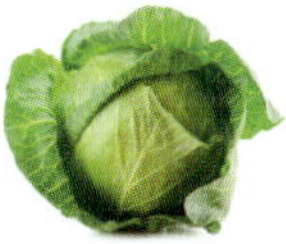

Kohl

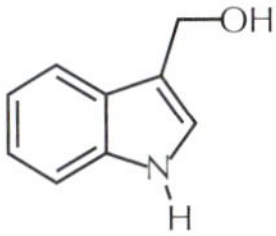

Indol-3-carbinol

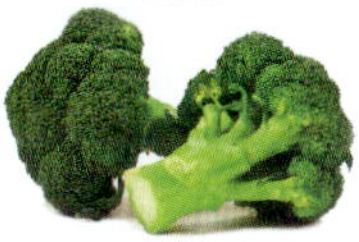

Brokkoli

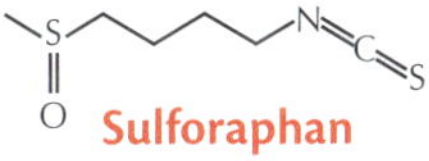

Sulforaphan

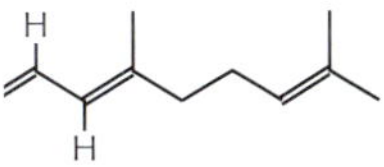

Nach Surh, Y-J (2003) Nature Review on Cancer 3, 768–780

Viel mehr als Antioxidantien!

Bevor wir genauer darauf eingehen, auf welche Weise die sekundären Pflanzenstoffe krebsvorbeugend wirken können, müssen wir auf einen grundlegenden Punkt hinweisen: Diese Moleküle sind weit mehr als bloße Antioxidantien. Heutzutage ist es unmöglich, über die gesundheitsfördernden Eigenschaften eines Nahrungsmittels zu sprechen, ohne sein »Potenzial als Antioxidationsmittel« oder seinen hohen Gehalt an »Antioxidantien« zu erwähnen. Tatsächlich wird der Begriff Antioxidans sowohl in der wissenschaftlichen Literatur wie auch in den Massenmedien so inflationär gebraucht, dass man meinen könnte, die einzige Funktion von Nahrungsmitteln bestünde darin, als Lieferant von Antioxidantien zu dienen (und natürlich von Vitaminen, aber nachdem die Vitamine zumeist selbst eine antioxidative Wirkung haben ...), und der gesundheitliche Nutzen oder Schaden eines Nahrungsmittels hinge einzig und allein von dieser Eigenschaft ab (siehe Kasten »Was sind Antioxidantien?«).

In der Tat weisen mehrere Pflanzeninhaltsstoffe, besonders die Polyphenole, eine ideale chemische Struktur auf, um freie Radikale zu absorbieren. Insofern sind diese Moleküle weitaus effektivere Antioxidantien als die Vitamine. Die antioxidative Wirkung eines mittelgroßen Apfels beispielsweise, der relativ wenig Vitamin C enthält – etwa 10 Milligramm –, entspricht der von 2250 Milligramm Vitamin C! Anders gesagt, die antioxidativen Eigenschaften von Obst und Gemüse hängen weit mehr mit ihrem Gehalt an sekundären Pflanzenstoffen wie den Polyphenolen zusammen als mit ihrem Vitamingehalt, der dabei nur eine geringe Rolle spielt.

Andere Gruppen von Pflanzeninhaltsstoffen hingegen – die Isothiocyanate –, auf deren Bedeutung wir im nächsten Kapitel eingehen werden, haben großen Einfluss auf die Entstehung von Krebs, obwohl sie nur sehr schwache Radikalfänger sind. Auch wenn also

Was sind Antioxidantien?

Der Sauerstoff in der Luft, die wir atmen, dient unseren Zellen als Brennstoff bei der Produktion von biochemischer Energie in Form von ATP (Adenosintriphosphat). Diese Verbrennung ist allerdings nicht vollständig und erzeugt beträchtliche Mengen »Abfall«, allgemein bekannt als »freie Radikale«. Die freien Radikale sind schädlich für die Zelle, weil sie die Struktur vieler Zellbestandteile angreifen, insbesondere die DNA, die Proteine und die Lipide, und dadurch große Schäden bewirken. Im Laufe ihres Lebens kann eine Zelle mehr als 50 000 von freien Radikalen verursachte Verletzungen akkumulieren, und diese Veränderungen der DNA tragen zur Entstehung von Krebs bei (Abbildung 41).

Zur Vereinfachung definieren wir Antioxidantien hier als Moleküle, die die freien Radikale in harmlose Nebenprodukte verwandeln und ihr schädliches Potenzial dadurch verringern. Unsere Zellen enthalten viele Moleküle mit antioxidativer Wirkung, um sich vor freien Radikalen zu schützen. Allerdings bieten diese Abwehrmechanismen wahrscheinlich keinen ausreichenden Schutz gegen die Vielzahl an toxischen Angreifern sowohl in der Nahrung als auch in der Umwelt (ionisierende Strahlung, UV-Strahlen, Tabakrauch). Durch die zusätzliche Aufnahme von Antioxidantien können wir das natürliche Abwehrsystem unserer Zellen stärken und uns dadurch vor Krebs schützen. Viele Untersuchungen haben allerdings gezeigt, dass Nahrungsergänzungsmittel mit Antioxidantien (Beta-Carotin, Vitamin A und E) das Krebsrisiko entweder gar nicht beeinflussen oder es sogar erhöhen.

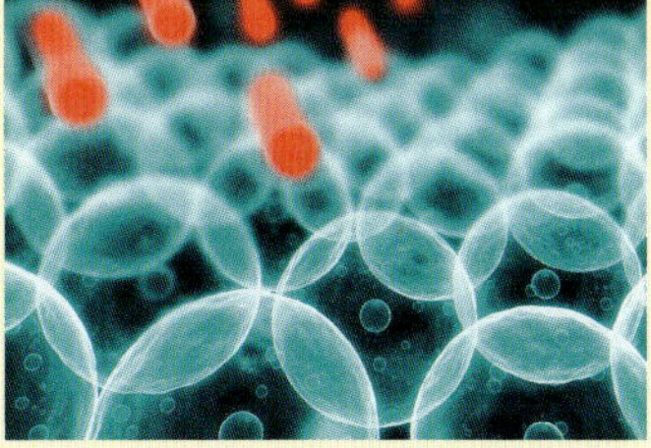

die antioxidative Wirkung vieler Pflanzeninhaltsstoffe eindeutig erwiesen ist, so ist diese Eigenschaft nicht notwendigerweise für ihre gesamte biologische Wirkung verantwortlich. Die Theorie der Antioxidantien stimmt außerdem nur mehr oder weniger gut mit Erkenntnissen aus jüngster Zeit überein. So ist die antioxidative Wirkung einer in der Schale gebackenen Ofenkartoffel vier Mal höher als die von Brokkoli, zwölf Mal höher als die von Blumenkohl und fünfundzwanzig Mal höher als die einer Karotte – und dennoch hat sie nur ein geringes krebshemmendes Potenzial. Zwar trifft es zu, dass viele pflanzliche Nahrungsmittel als Antioxidationsmittel wirken und folglich mit Sicherheit die schädlichen Auswirkungen der freien Radikale bekämpfen können, besonders in Hinblick auf die Oxidation der Gefäßwände, die Ursache vieler Gefäßerkrankungen ist. Man muss sich indes der Grenzen dieser

Antioxidantien: einige Zahlen

- Eine alte Zelle kann bis zu 67 000 Schäden an ihrer DNA ansammeln.
- Eine Person mit 70 Kilo Gewicht produziert bis zu 1,7 kg freie Radikale pro Jahr.
- Vitamin C trägt nur 15 Prozent zum antioxidativen Schutz der Zelle bei.

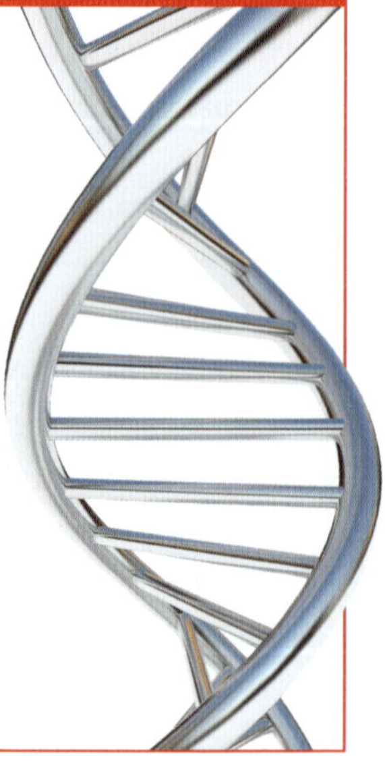

Abbildung 41

Theorie bewusst sein und aufhören, diese Nahrungsmittel einzig als Quelle von Antioxidantien zu betrachten. Aus genau diesem Grund veröffentlicht das amerikanische Landwirtschaftsministerium seit Kurzem keine Erkenntnisse über die antioxidative Wirkung verschiedener Lebensmittel mehr. Es will damit verhindern, dass die Fakten von der Industrie missbraucht werden, um die Vorzüge ihrer Produkte anzupreisen.

Der Vorzug einer auf der täglichen Zufuhr von Nutrazeutika basierenden Ernährung beruht eben gerade auf der breiten Wirkungsweise der in diesen Nahrungsmitteln enthaltenen Inhaltsstoffe. Die sekundären Pflanzenstoffe sind viel mehr als bloße Radikalfänger, sie sind in der Lage, eine große Anzahl unterschiedlicher Vorgänge zu beeinflussen, die allesamt bei der Entwicklung von Krebs eine Rolle spielen (Abbildung 42). Manche dieser Moleküle sind sogar auf mehreren Ebenen wirksam. Bestimmte aktive Inhaltsstoffe, etwa in Knoblauch und Kohl, verhindern die Aktivierung krebserregender Substanzen. Andere wiederum wie die Polyphenole (Resveratrol, Kurkuma, Catechine oder Genistein) hindern den Tumor am Wachsen, indem sie die Tumorzellen direkt stören oder indem sie die Bildung neuer Blutgefäße bekämpfen, die für das Fortschreiten von Krebs unabdingbar sind. Die von den Pflanzeninhaltsstoffen beeinflussten Prozesse sind in vieler Hinsicht analog zu denen, auf die synthetisch hergestellte Moleküle in Medikamenten abzielen. Das verdeutlicht einmal mehr, wie sehr die Wirkung von Nahrungsmitteln mit einem hohen Gehalt an krebshemmenden Substanzen der von Medikamenten ähnelt. Diese Kombination aus phytochemischen Wirkstoffen lässt dem Tumor also nur geringe Entwicklungschancen, denn indem sie die mutagene Aktivität der Karzinogene von Anfang an ausschalten und das Wachstum von trotzdem entstandenen Mikrotumoren kontrollieren, gelingt es ihnen, den Tumor in einem primitiven Stadium zu halten, das für den Organismus nicht schädlich ist.

Wirkungsmechanismen krebshemmender Stoffe

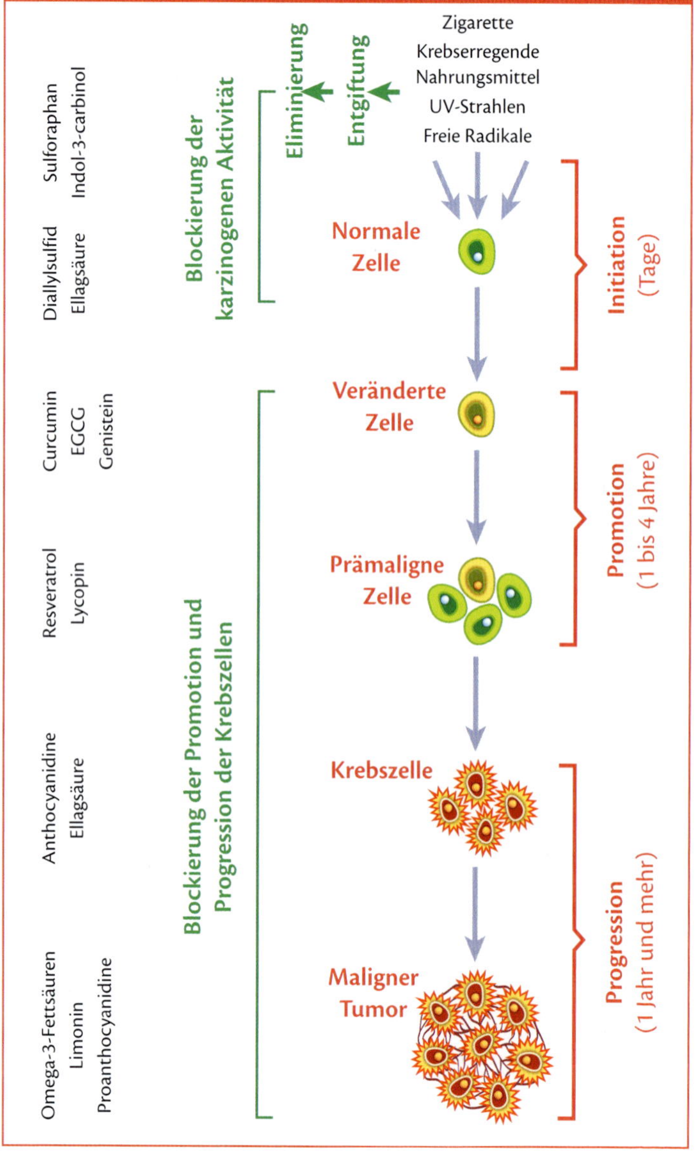

Abbildung 42

Zusammenfassung

- Obst und Gemüse sind nicht nur Lieferanten von Vitaminen und Mineralstoffen, sie enthalten auch mehrere Tausend sekundäre Pflanzenstoffe, die bei der Erhaltung der Pflanzengesundheit eine Schlüsselrolle spielen.
- Diese sekundären Pflanzenstoffe besitzen hochwirksame krebshemmende Eigenschaften, die in Prozesse eingreifen, die an der Entwicklung von Krebs beteiligt sind.
- Eine Ernährung, die auf der konstanten Zufuhr von Nahrungsmitteln mit einem hohen Anteil dieser Inhaltsstoffe basiert, ist derzeit unser bestes Instrument in der Krebsvorbeugung.

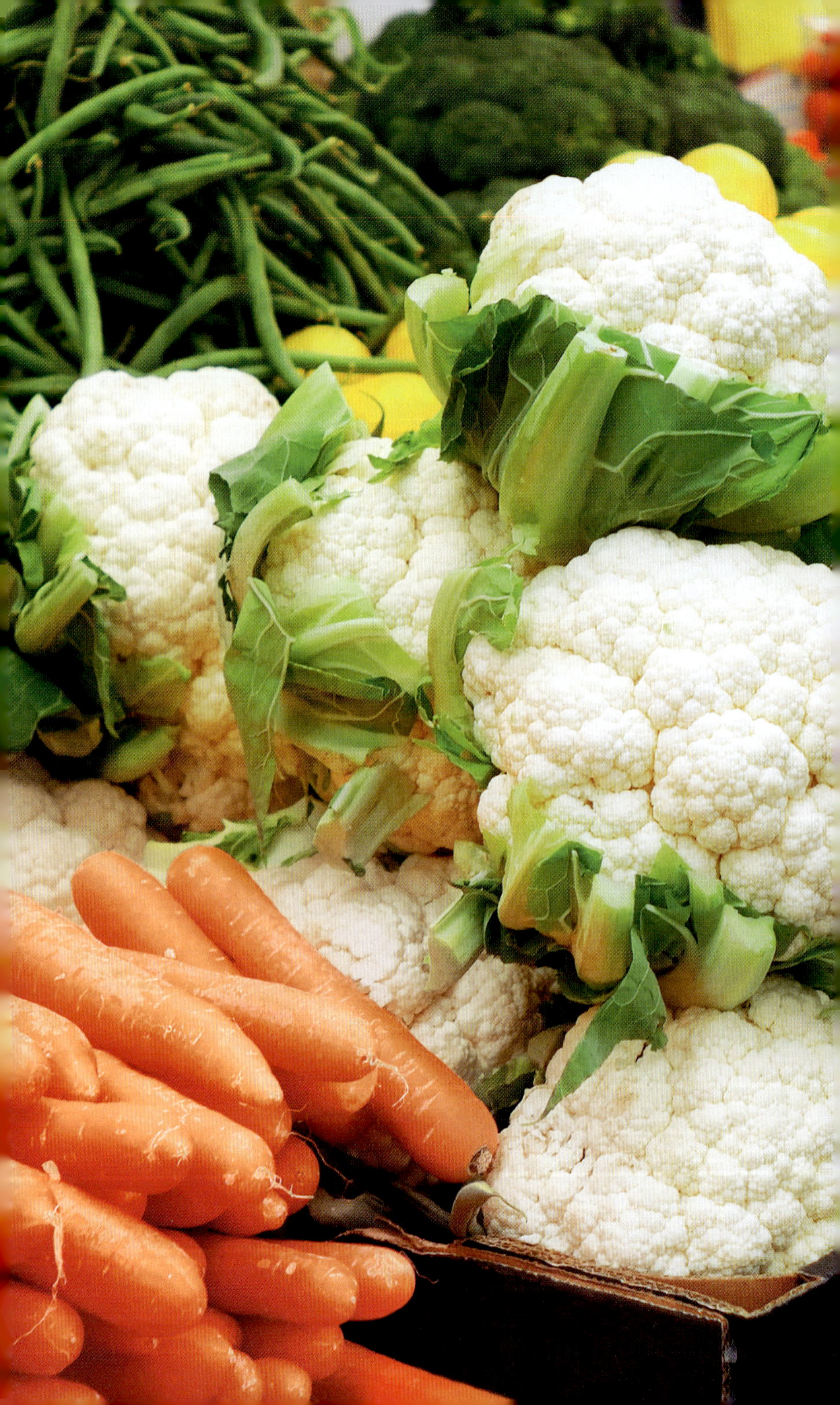

TEIL 2

KREBSHEMMENDE NAHRUNGSMITTEL

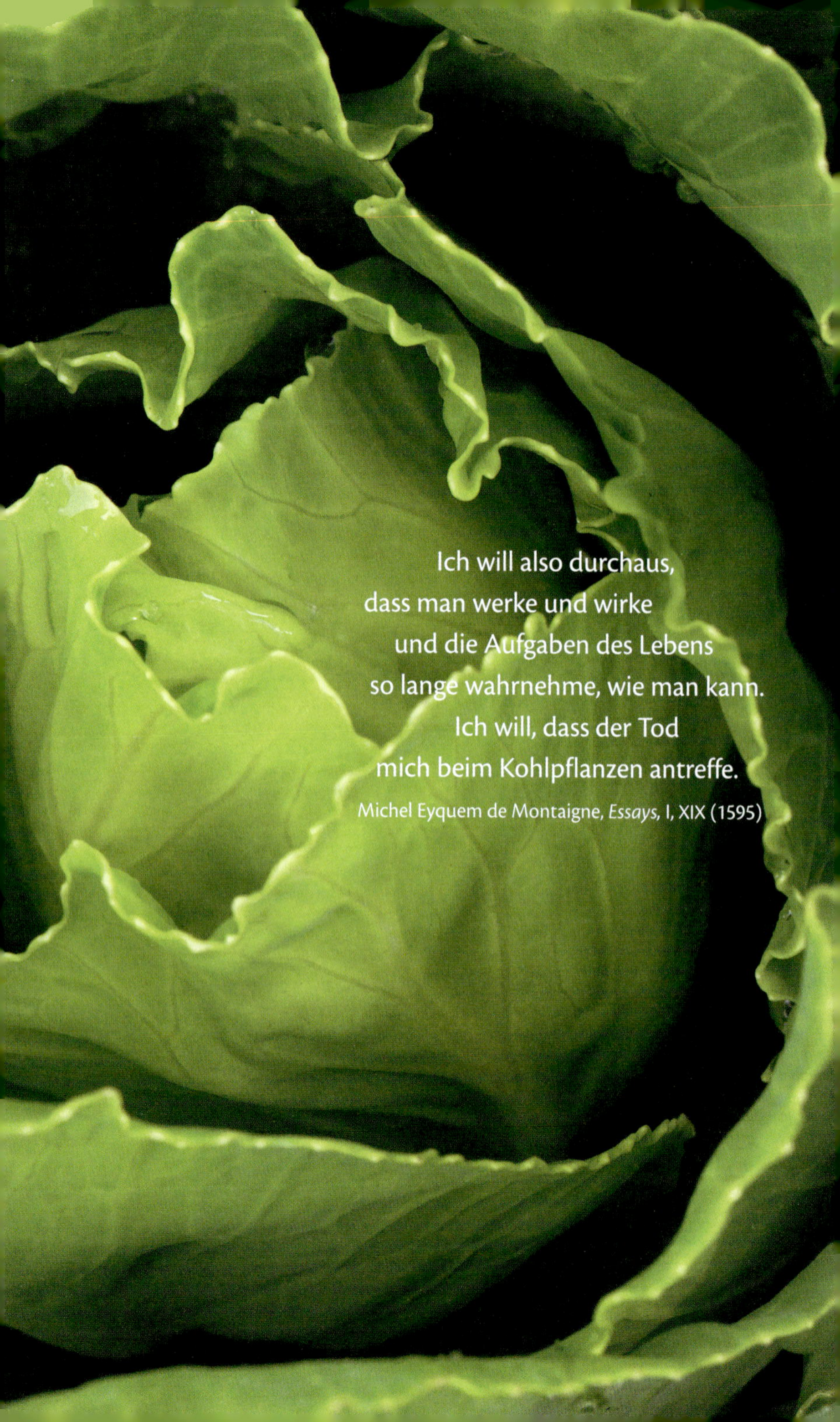
Ich will also durchaus,
dass man werke und wirke
und die Aufgaben des Lebens
so lange wahrnehme, wie man kann.
Ich will, dass der Tod
mich beim Kohlpflanzen antreffe.
Michel Eyquem de Montaigne, *Essays*, I, XIX (1595)

Kapitel 6

Krebszellen verabscheuen Kohl

Eine alte griechische Sage aus der Ilias erzählt die Geschichte von Dionysos, dem Gott des Weines, dem auf seinem Eroberungsfeldzug in Thrakien ein ziemlich unfreundlicher Empfang bereitet wurde. Der kriegerische Lykurgos, König der Edoner, wehrte das Heer des Gottes mit Hilfe seines Viehsteckens ab und zwang ihn, in der Grotte der Meernymphe Thetis Zuflucht zu suchen. Doch Lykurgos verfiel durch diesen Sieg dem Wahnsinn und schlug und hackte auf die Füße seines eigenen Sohnes Dryas ein, die er für die heiligen Weinstöcke des Gottes hielt. Dionysos bestrafte den König für dieses Sakrileg, indem er Thrakien mit einer schrecklichen Dürre überzog. Sein Zorn war so groß, dass er nur durch die Ermordung des Lykurgos gestillt werden konnte. Lykurgos wurde von den Edonern gefoltert und in Stücke gerissen, vor seinem Tod weinte er vor Schmerzen, und aus seinen Tränen sprossen Kohlköpfe.

Diese Geschichte ist nur eine von vielen fantastischen Erzählungen, die sich um den Kohl ranken, doch sie spiegelt den hohen Stellenwert wider, den dieses Gemüse in der europäischen und mediterranen Zivilisationsgeschichte einnimmt. Kohl wird seit mindestens 6000 Jahren angebaut und dürfte damit wohl das älteste kultivierte Gemüse sein. Er ist sowohl in der Geschichte der Ernährung als auch in den literarischen Traditionen der Antike und des Mittelalters allgegenwärtig. Wie Rabelais es in den Abenteuern des Pantagruel ausdrückte: »Oh drei- und viermal so glücklich sind diejenigen, die Kohl anpflanzen.« Kohl anzubauen war ein Symbol für Ruhe und Beschaulichkeit.

Dabei kann man kaum behaupten, dass dieses Gemüse heute zu den Nahrungsmitteln gehört, die Begeisterungsstürme auslösen! Die einen finden es fade, die anderen kulinarisch reizlos, und so werden der Kohl und seine Verwandten von einer Menge Menschen mehr oder minder herzlich verabscheut. Dabei kann dieses Gemüse, wenn es zur rechten Zeit geerntet und ansprechend zubereitet wird, eine wahre Delikatesse sein, zumal es zu unseren mächtigsten Waffen gegen die Entstehung von Krebs gehört.

Kohl ist der Prototyp einer Gemüsefamilie, die man als *Cruciferen*, Kreuzblütler, bezeichnet. Der Begriff leitet sich von der kreuzförmigen Anordnung ihrer Blüten ab. Es ist kaum zu glauben, aber die wichtigsten heute existierenden Vertreter dieser Gattung, das heißt Brokkoli, Blumenkohl, Rosenkohl, Grünkohl usw., stammen alle direkt vom wilden Kohl ab (siehe Kasten). Tatsächlich haben die Menschen den Kohl ausgehend von dieser Pflanze *(Brassica oleracea)*, die noch heute wild an den zerklüfteten Felsküsten des Atlantiks und des Mittelmeers wächst, domestiziert und vor vielleicht 4000 Jahren durch die Selektion bestimmter Varianten, die dem kulinarischen Geschmack dieser Zeit entgegenkamen, den Lauf der Evolution beeinflusst. So gelang es den Römern, die nach einem Kohl mit reichem Blütenstand suchten, schließlich die ersten Sorten Brokkoli und später Blumenkohl zu züchten. Diese Diversifizierung der Gattung *Brassica* war offenbar ein äußerst wichtiges Anliegen in der Antike; Historiker glauben, dass die meisten heute existierenden Arten von Kohl bereits in römischer Zeit, drei Jahrhunderte vor Christus bekannt waren.

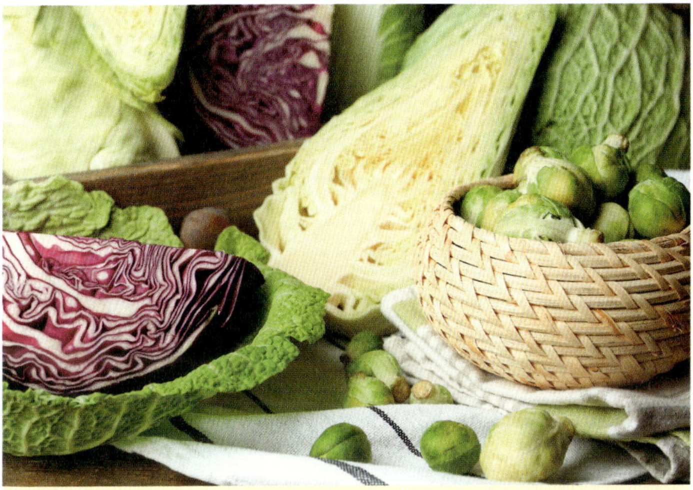

Die Kohlfamilie

Die Pflanzen der Kohlfamilie gehören zu einer Unterart der Cruciferen oder Kreuzblütler, die in der Botanik unter der Gattung *Brassica* zusammengefasst werden. Die am häufigsten verzehrten Kohlarten, allesamt Abkömmlinge der Art *Brassica oleracea*, sind der gemeine Grün- und Rotkohl *(Brassica oleracea capitata)*, Brokkoli *(Brassica oleracea italica)*, Blumenkohl *(Brassica oleracea botrytis)*, Rosenkohl *(Brassica oleracea gemmifera)* und die Kohlsorten, die keinen Kopf ausbilden *(Brassica oleracea acephala)* wie der Grünkohl und Blattkohl. Die essbaren asiatischen Kohlsorten stammen von einer anderen Brassica-Art mit feinerem Geschmack ab. Es gab eine Zeit, in der Hunderte verschiedener Kohlsorten existierten, die heute vermutlich aufgrund des Standardisierungs- und Produktivitätsdrucks des Marktes verschwunden sind. Beachten Sie, dass auch weiße Rübchen (Navets), Senf, Kresse, Rucola und Rettich zu den Kreuzblütlern gehören, ebenso wie die Ölpflanze Raps und ihre kanadische Variante Canola.

Kopfkohl

Zu dieser Kategorie gehören verschiedene Kohlarten, die sich durch Form und Farbe unterscheiden: Weißkohl und Rotkohl, beide mit glatten Blättern, und der Wirsing.

Brokkoli

Brokkoli, heute ein Stargemüse in jeder gesunden Ernährung, war außerhalb seiner Herkunftsländer Süditalien und Griechenland lange weitgehend unbekannt. Das Wort »Brokkoli« ist im Übrigen vom lateinischen *bracchium* abgeleitet, was so viel wie »Ast« bedeutet, vermutlich weil seine Form der eines Bäumchens ähnelt. Der Anbau von Brokkoli war lange auf Italien begrenzt. Später, nach dem Untergang des Römischen Reichs, auf das östliche Mittelmeer. Erst mit der Heirat von Katharina von Medici und Heinrich II. Anfang des 16. Jahrhunderts hielt er unter der Bezeichnung »italienischer Spargel« Einzug in Frankreich.

Blumenkohl

Diese Kohlart, *Cauli-fiori* für die Römer, syrischer Kohl für die Araber des 12. Jahrhunderts, stammt wahrscheinlich vom Brokkoli ab, der nach dem Fall des Römischen Reichs in den Mittleren Osten wanderte, um später nach Europa zurückzukehren. »Blumenkohl ist nichts weiter als ein Kohl mit College-Bildung«, spottete Mark Twain in *The Tragedy of Pudd'nhead Wilson*. Wenn man bedenkt, wie viel Mühe notwendig war, um diesen Kohl mit den vielen Röschen zu züchten, die dank ihrer dichten Umhüllung mit Blättern kein Chlorophyll enthalten, hatte er vielleicht gar nicht so unrecht.

Rosenkohl

Hier könnte man beinahe sagen, dass die Welt in zwei Lager zerfällt: diejenigen, die Rosenkohl lieben, und die, die ihn verabscheuen. Es heißt, dass diese Kohlart im 13. Jahrhundert aufgetaucht ist, aber erst zu Beginn des 17. Jahrhunderts wurde sie in großem Umfang im Norden Europas in der Nähe von Brüssel angebaut, anscheinend mit dem Ziel, die kultivierbare Ackerfläche zur Ernährung der wachsenden Bevölkerung der Stadt maximal zu nutzen. Ein Erfolg auf der ganzen Linie, wenn man bedenkt, dass an einem einzigen Stängel 20 bis 40 kleine Kohlköpfe wachsen können. Was seinen Gehalt an krebshemmenden Pflanzeninhaltsstoffen angeht, so ist Rosenkohl wirklich eine Klasse für sich, und wenn man ihn nicht zu lange kocht, kann er eine wichtige Rolle bei der Krebsprävention spielen.

Blattkohlarten

Die Kohlsorten der Varietät *acephala,* was wörtlich »ohne Kopf« bedeutet, zeichnet sich durch dicke Blätter aus, die keinen Kopf bilden. Sie sind relativ glatt beim Markstammkohl (Kuhkohl) oder stark gekräuselt im Fall des Grünkohls. Botaniker glauben, dass diese Kohlsorten dem ursprünglichen wilden Kohl in ihrer Form am nächsten sind und daher mit Sicherheit als Erste kultiviert wurden. Im Übrigen listet der Grieche Theophrastes, der Vater der Botanik (372–287 v. Chr.), in seinen Abhandlungen den Anbau mehrerer Kohlarten auf, darunter Grünkohl, was später von den Römern Plinius und Cato bestätigt wurde. Diese vor allem in Nordeuropa beliebten Kohlsorten verdienen eine größere Verbreitung, denn sie sind außerordentlich gute Lieferanten von Eisen, Vitamin A und C, Folsäure und krebshemmenden Inhaltsstoffen.

Die therapeutischen Qualitäten von Kohl

In der Antike wurden die Pflanzen aus der Familie der Kreuzblütler offenbar in erster Linie wegen ihres Nutzens als Heilpflanzen angebaut. Vom Senf, der in China schon vor mehr als 6000 Jahren angebaut wurde, bis zu den verschiedenen Kohlarten, die griechische und römische Botaniker beschrieben haben, verfolgten diese Kulturen im Wesentlichen das Ziel, Heilpflanzen für verschiedene Krankheiten von der Taubheit über Magen-Darm-Beschwerden bis hin zur Gicht zu produzieren. Griechen und Römer maßen insbesondere dem Kohl eine außerordentlich große heilende Wirkung bei, sodass er eine Zeit lang sogar den Knoblauch als bevorzugtes Allheilmittel verdrängte. Von Pythagoras gepriesen und von Hippokrates (460–377 v. Chr.), der Kohl zur Behandlung von Diarrhöe und Ruhr empfahl, als »Gemüse mit tausend Tugenden« bezeichnet, galt Kohl in dieser Zeit wirklich als unverzichtbarer Bestandteil einer gesunden Ernährung. Mit gutem Grund im Übrigen, denn der Zyniker Diogenes (413–327 v. Chr.) erreichte das ehrwürdige Alter von 83 Jahren – und das, obwohl er in einer armseligen Tonne als Behausung wohnte und sich fast ausschließlich von Kohl ernährte.

Marcus Porcius Cato, bekannt als Cato der Ältere (234–149 v. Chr.), ein mächtiger römischer Staatsmann, der das gefürchtete höchste aller Ämter innehatte – das des Zensors nämlich, der die Höhe der Steuern festsetzte –, war der Erste, der den Begriff »Brassica« einführte (vom keltischen *bresic,* »Kohl«). Er wird noch heute zur Bezeichnung dieser Gattung benutzt. Cato misstraute den Ärzten seiner Zeit – damals allesamt Griechen – zutiefst und betrachtete Kohl als Allheilmittel gegen alle Krankheiten und als einen wahren Jungbrunnen, dem er seine gute Gesundheit und seine Männlichkeit zuschrieb (er zeugte mit achtzig Jahren einen Sohn). Obwohl Cato in seiner Freizeit mehr als hundert Heilpflanzen anbaute, schrieb er in seinem *De agri cultura,* dass »Kohl, roh mit Essig gegessen oder mit Öl oder Fett gekocht, alles vertreibt und heilt«, vom Kater nach übermäßigem Weingenuss bis hin zu schweren Krankheiten: So notiert er, dass ein zerstoßenes Kohlblatt ein Krebsgeschwür an der Brust heilen hilft. Zum Glück verfügen wir heute über modernere und wirksamere Mittel im Kampf gegen Brustkrebs, doch der Ruf des Kohls als Heilmittel nach Alkoholexzessen scheint die Zeit überdauert zu haben: Jüngst tauchte auf dem russischen Markt ein salziges Getränk auf der Basis von Kohlsaft auf, das die leidigen Folgen am Tag nach dem Fest lindern soll.

Die krebshemmenden Wirkungen der Kreuzblütler

Alle bisher durchgeführten Untersuchungen deuten darauf hin, dass Gemüsearten aus der Familie der Kreuzblütler an vorderster Stelle für die krebshemmende Wirkung einer an Obst und Gemüse reichen Ernährung verantwortlich sind. Bei einer Analyse von

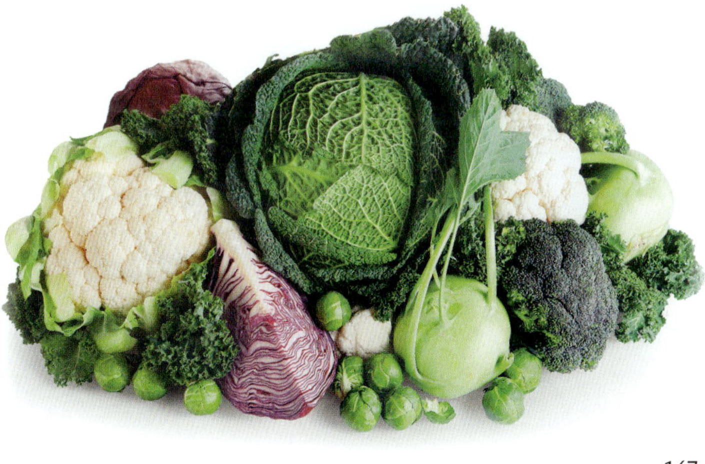

252 Fällen von Blasenkrebs, der sich während eines Zeitraums von zehn Jahren bei 47 909 Beschäftigten des Gesundheitswesens entwickelt hatte, zeigte sich: Der Verzehr von fünf oder mehr Portionen von Kreuzblütlern, besonders Brokkoli oder Kohl, pro Woche halbiert das Risiko, an Blasenkrebs zu erkranken, im Vergleich zu den Personen, die nur eine Portion oder weniger dieser Gemüsear-

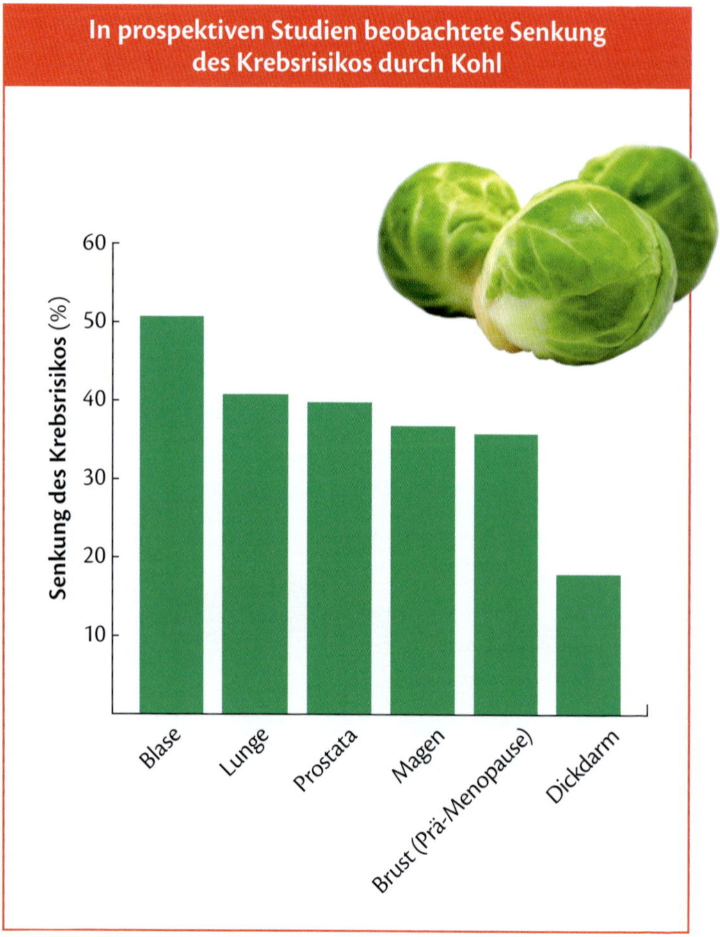

Abbildung 43

ten verzehren. Der gleiche Effekt wurde bei Brustkrebs beobachtet: Das Brustkrebsrisiko schwedischer Frauen, die am meisten Kreuzblütler zu sich nehmen, ist um die Hälfte geringer als das von Frauen, die keine oder wenig verzehren. Ohne hier alle Studien aufzuführen, die auf eine echte chemoprotektive Wirkung der Cruciferen hindeuten, sei noch darauf hingewiesen, dass deren Verzehr auch mit einer Verringerung des Erkrankungsrisikos für andere Krebsarten, etwa des Magen-Darm-Trakts sowie Lungen- und Prostatakrebs, verbunden ist (Abbildung 43). Im letzten Fall haben sich drei oder mehr Portionen Kreuzblütler pro Woche sogar als wirksamer zur Vorbeugung gegen Prostatakrebs erwiesen als der Verzehr von Tomaten, obwohl diese sich wiederholt als besonders effektives Nahrungsmittel im Kampf dagegen (siehe Kapitel 13) erwiesen.

Auch bei der Vorbeugung gegen Rückfälle bei schon einmal an Krebs Erkrankten (sekundäre Prävention) sind Kreuzblütengewächse effektiv. So haben Patienten mit Blasenkrebs, die mindestens eine Portion Brokkoli pro Woche essen, ein um sechzig Prozent geringeres Risiko, an diesem Krebs zu sterben. Eine ähnliche Schutzwirkung wurde auch bei Brustkrebsüberlebenden festgestellt. Frauen, die drei Mal pro Woche Gemüse der Kreuzblütenfamilie essen, haben ein um die Hälfte niedrigeres Rückfallrisiko.

Die Ergebnisse zeigen, dass der Anteil von Obst und Gemüse in der Ernährung eine Schlüsselrolle bei der Vorbeugung gegen Krebs spielt, dass aber bestimmten Gemüsesorten und besonders den Kreuzblütengewächsen dabei ein herausragender Stellenwert zukommt. Diese Beobachtungen sind von zentraler Bedeutung vor dem Hintergrund der westlichen und insbesondere der nordamerikanischen Ernährung, in der Kartoffeln bis zu fünfzig Prozent der täglichen Zufuhr von Obst und Gemüse ausmachen und Gemüse der Kreuzblütengewächse nur einen sehr bescheidenen Platz einnimmt.

Die phytochemischen Wirkstoffe der Kohlfamilie

Die spektakuläre Senkung des Erkrankungsrisikos (bei mehreren Krebsarten) durch den reichlichen Verzehr von Kohlgemüse legt nahe, dass diese Pflanzen wichtige Lieferanten von sekundären Pflanzenstoffen sind. Tatsächlich enthalten die Gemüsesorten aus der Familie der Kreuzblütler wahrscheinlich die größte Vielfalt an phytochemischen Wirkstoffen mit krebshemmenden Eigenschaften. Abgesehen von vielen Polyphenolen, die man auch bei anderen Pflanzen mit einer Schutzwirkung gegen Krebs findet (auf die wir später noch eingehen werden), enthält Gemüse aus dieser Pflanzenfamilie hohe Konzentrationen einer als *Glucosinolate* bekannten Gruppe von Molekülen (Abbildung 44). Diese Substanzen kommen besonders reichlich in Rosenkohl und Blattkohlarten (Grünkohl und Markstammkohl) vor, sie finden sich aber in allen Kreuzblütengewächsen in nennenswerten Mengen.

Glucosinolate

Im Gegensatz zu den meisten sekundären Pflanzenstoffen ist die Bedeutung der Glucosinolate für die Krebsvorbeugung nicht direkt mit diesen Molekülen verbunden, sondern vielmehr mit ihrer Fähigkeit, zwei Arten von Wirkstoffen freizusetzen, die eine sehr hohe anti-karzinogene Wirkung haben, nämlich die *Isothiocyanate* und die *Indole*.

In der Natur gibt es über hundert Glucosinolate. Sie dienen als eine Art »Reservoir« zur Lagerung vieler verschiedener Isothiocyanate und Indole, die alle ein sehr großes krebshemmendes Potenzial besitzen (Abbildung 45). Während das Gemüse zerkaut wird, werden die Pflanzenzellen aufgebrochen, und die vorher getrennten Kammern der Zelle vermischen sich.

Die in einer Kammer der Brokkolizelle gespeicherten Glucosinolate kommen nun mit dem Enzym *Myrosinase* aus einer anderen Kammer in Berührung. Das Kauen des Brokkolis führt dazu, dass das wichtigste Isothiocyanat dieses Gemüses, das Glucoraphanin, auf die Myrosinase trifft und unverzüglich in Sulfora-

Glucosinolatgehalt der wichtigsten Kreuzblütlerarten

Gemüsesorten	Glucosinolate (mg / 100 g)
Rosenkohl	237
Blattkohl	201
Grünkohl	101
Brunnenkresse	95
Weiße Rüben (Navets)	93
Weiß- oder Rotkohl	65
Brokkoli	62
Blumenkohl	43
Chinesischer Kohl (Pak-Choi)	54
Chinesischer Kohl (Pe-Tsai)	21

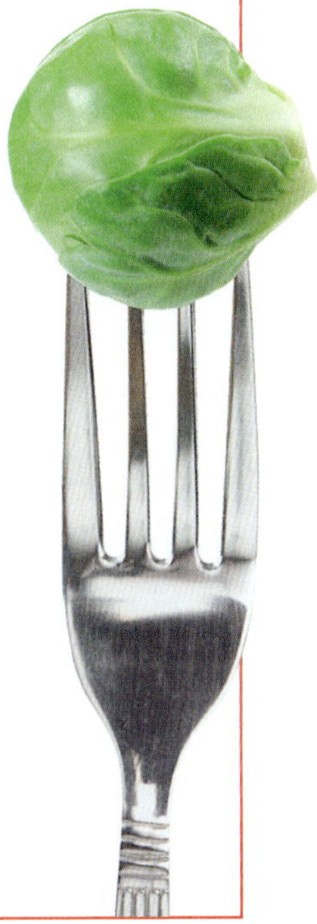

Abbildung 44

Quelle: McNaughton et Marks, 2003
Die angegebenen Mengen sind der Durchschnitt der bis jetzt erfassten Ergebnisse.

Kreuzblütler und Isothiocyanate

Gemüsesorte	Wichtigste Isothiocyanate
Kohl / Weißkohl / Rotkohl	Allylisothiocyanat 3-Methylsulfinylpropylisothiocyanat 4-Methylsulfinylbutylisothiocyanat 3-Methylthiopropylisothiocyanat 4-Methylthiobutylisothiocyanat 2-Phenylethylisothiocyanat Benzylisothiocyanat
Brokkoli	Sulforaphan 3-Methylsulfinylpropylisothiocyanat 3-Butenylisothiocyanat Allylisothiocyanat 4-Methylsulfinylbutylisothiocyanat 2-Phenylethylisothiocyanat
Mairübe	2-Phenylethylisothiocyanat
Brunnenkresse	2-Phenylethylisothiocyanat
Gartenkresse	Benzylisothiocyanat
Radieschen / Rettich	4-Methylthio-3-butenylisothiocyanat

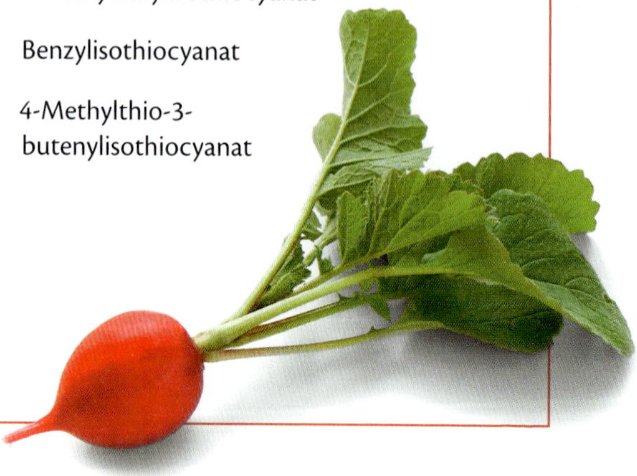

Abbildung 45

phan umgewandelt wird, ein hochwirksames Anti-Krebs-Molekül (Abbildung 46). Anders gesagt, die krebshemmenden Moleküle der Kreuzblütler sind im intakten Gemüse in latenter Form präsent. Erst der Verzehr dieser Gemüsearten setzt die aktiven krebshemmenden Wirkstoffe frei, die dann ihre Aufgaben bei der Krebsbekämpfung erfüllen.

Aufgrund der Komplexität dieses Mechanismus müssen mehrere Faktoren berücksichtigt werden, damit die enthaltenen Isothiocyanate und Indole ihre maximale Wirkung entfalten. Zum einen ist zu beachten, dass die Glucosinolate sehr wasserlöslich sind: Kocht man die entsprechenden Gemüsearten zehn Minuten lang in reichlich sprudelndem Wasser, so reduziert sich die Menge der Glucosinolate auf die Hälfte. Diese Zubereitungsart ist also nicht zu empfehlen. Zum andern ist die Myrosinase sehr hitzeempfindlich, sodass eine lange Kochzeit, ganz gleich ob in viel Wasser oder nicht, den Gehalt an beim Verzehr aufgenommenen Isothiocyanaten ebenfalls drastisch reduziert. Manche Untersuchungen deuten darauf hin, dass bestimmte Bakterien der Darmflora die Glucosinolate in Isothiocyanate verwandeln und dadurch die durch Hitze bewirkte Inaktivierung des Enzyms kompensieren könnten. Doch die Rolle der Myrosinase des Verdauungssystems ist noch ungeklärt.

Es ist daher empfehlenswert, Gemüse der Kreuzblütlerfamilie so kurz wie möglich in möglichst wenig Wasser zu kochen, um die Wirkungsminderung der Myrosinase und der Glucosinolate, die durch das Einweichen in Wasser bewirkt wird, so gering wie möglich zu halten. Schnellkochverfahren wie Dämpfen oder Braten im Wok sind einfache und effektive Methoden, um die Menge der krebshemmenden Moleküle, die diese Gemüsearten liefern können, zu maximieren; außerdem werden sie dadurch im Allgemeinen appetitlicher und geschmacksintensiver. Tiefkühlprodukte werden während der Herstellung bei hohen Temperaturen blanchiert, was ihren Gehalt an Glucosinolaten wie auch die Aktivität der Myrosinase reduziert. Infolgedessen sind diese Produkte als Lieferanten von krebshemmenden Wirkstoffen dem frischen Gemüse deutlich unterlegen. Und zum Schluss noch ein Rat: Vergessen Sie nicht, Ihr Gemüse gut zu kauen, bevor Sie es schlucken!

Sulforaphan, der »Star« unter den Isothiocyanaten

Die Isothiocyanate enthalten ein Schwefelatom, das für den charakteristischen Geruch verantwortlich ist, der beim allzu langen Kochen von Kohl freigesetzt wird. Da jedes Isothiocyanat aus der Transformation eines spezifischen Glucosinolats entsteht, hängt die Art der Isothiocyanate, die mit bestimmten Gemüsesorten verbunden sind, natürlich von der Art der in diesen Gemüsesorten enthaltenen Glucosinolate ab. Bestimmte Glucosinolate sind quasi in der gesamten Gemüsefamilie der Kreuzblütler gleich stark vertreten, während manche Mitglieder dieser Familie einen extrem hohen Gehalt eines bestimmten Typs von Glucosinolaten und folglich von dazugehörigen Isothiocyanaten aufweisen. Diese unterschiedlichen Zusammensetzungen sind wichtig, denn bestimmte Isothiocyanate besitzen stärkere krebshemmende Eigenschaften als andere. Das gilt ganz besonders für das Sulforaphan des Brokkolis.

Sulforaphan wurde zum ersten Mal 1959 aus der Pfeilkresse *(Cardaria draba)* isoliert, die es in sehr großen Mengen enthält. Unter Ernährungsgesichtspunkten stellt allerdings Brokkoli die bei Weitem beste Quelle von Sulforaphan dar. Eine Portion kann bis zu 60 Milligramm dieses Moleküls enthalten. Interessant ist auch, dass Brokkolisprossen einen bis zu hundertfach höheren Gehalt an Sulforaphan aufweisen können als reifer Brokkoli.

Sulforaphan und damit Brokkoli verdienen besondere Aufmerksamkeit im Rahmen der Krebsbekämpfung durch bewusste Ernährung. Dies wird durch mehrere Forschungsergebnisse aus gut zwanzig Jahren gerechtfertigt, die nahelegen, dass Sulforaphan die Eliminierung potenziell krebsauslösender toxischer Substanzen aus dem Organismus deutlich beschleunigt. Dank der durch Sulforaphan gesteigerten Effektivität der Entgiftungsvorgänge konnten bei Ratten oder Mäusen das Auftreten, die Anzahl und die Ausdehnung von Brusttumoren, die durch bestimmte karzinogene Stoffe ausgelöst wurden, deutlich reduziert werden. Epidemiologische Studien deuten darauf hin, dass ein solcher Anti-Krebs-Effekt auch beim Menschen wirksam sein könnte.

Sulforaphan kann aber offenbar auch auf der Ebene der Krebszellen direkt ansetzen und deren Tod auslösen, indem es den

Entstehung von Sulforaphan beim Kauen von Brokkoli

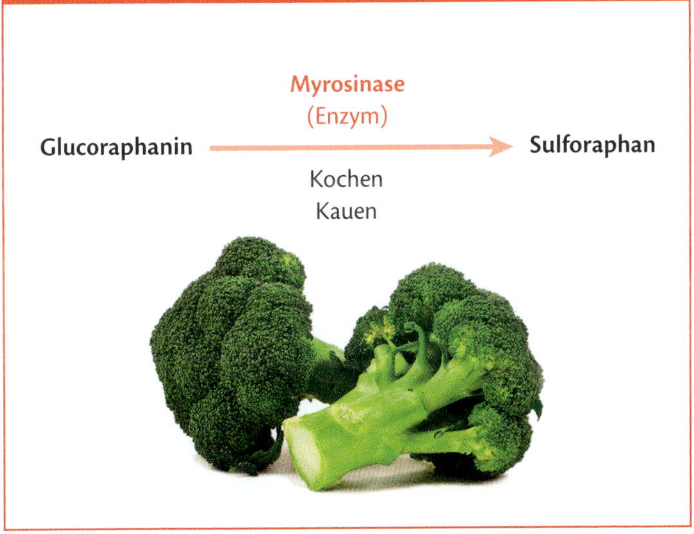

Abbildung 46

Prozess der Apoptose in Gang setzt. In einer Reihe von Untersuchungen zur Klärung der Frage, ob aus der Nahrung extrahierte Stoffe den Tod von isolierten Zellen eines kindlichen Gehirntumors, des Medulloblastoms, induzieren können, stellten wir fest, dass Sulforaphan das einzige getestete Molekül war, das eine solche Fähigkeit besaß. Diese Fähigkeit des Sulforaphans, den Tod von Krebszellen auszulösen, wurde auch bei anderen Tumorarten wie Dickdarm- oder Prostatakarzinomen sowie im Fall der akuten lymphoblastischen Leukämie beobachtet. Das spricht dafür, dass die krebshemmenden Eigenschaften dieses Moleküls auf seiner direkten Wirkung auf Tumorzellen beruhen.

Sulforaphan besitzt außerdem antibiotische und bakterizide Eigenschaften, insbesondere gegen *Helicobacter pylori*, das Bakterium, das Magengeschwüre hervorruft. Diese Wirkung, die auf den ersten Blick keinen direkten Zusammenhang zu Krebs erkennen lässt, könnte dennoch eine extrem wichtige Rolle beim Schutz vor Magenkrebs spielen. Man geht heute nämlich davon aus, dass eine Infektion mit *H. pylori* und die daraus folgenden Magengeschwüre das Risiko für Magenkrebs um das Drei- bis Sechsfache erhöhen.

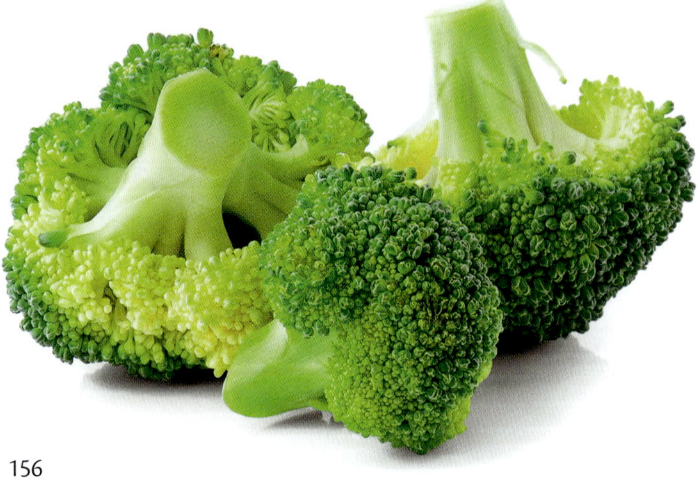

Durch den Verzehr von Brokkoli soll das Sulforaphan im Magen selbst in direkten Kontakt mit dem Bakterium treten und die Entwicklung der Krankheit schon an der Wurzel verhindern. All diese Eigenschaften machen aus Sulforaphan das Isothiocyanat mit dem stärksten krebshemmenden Potenzial und infolgedessen Brokkoli zu einem der wichtigsten Nahrungsmittel zur Vorbeugung gegen das Auftreten mehrerer Krebsarten.

Trotz all der positiven Eigenschaften von Sulforaphan wäre es falsch zu glauben, dass man nur durch den regelmäßigen Verzehr von Brokkoli gegen Krebs vorbeugen kann. Die Isothiocyanate und Indole, die in anderen Mitgliedern der Familie der Kreuzblütler enthalten sind, besitzen ebenfalls krebshemmende Eigenschaften, die wahrscheinlich zur Schutzwirkung dieser Gemüsearten beitragen. Zwei dieser Moleküle verdienen unsere besondere Beachtung: Phenetylisothiocyanat (PEITC) und Indol-3-carbinol (I3C).

Phenetylisothiocyanat. PEITC ist ein Molekül, das aus Gluconasturtiin gebildet wird, einem Glucosinolat, das in großen Mengen in Brunnenkresse und chinesischem Kohl enthalten ist. Wie Sulforaphan ist auch PEITC in der Lage, Versuchstiere im Labor vor Krebs zu schützen, der durch toxische Substanzen ausgelöst wurde, insbesondere vor Speiseröhren-, Magen-, Dickdarm- und Lungenkrebs. In Bezug auf Letzteren haben neue Untersuchungen gezeigt, dass der vermehrte Konsum von Kresse bei einer Gruppe von Rauchern (drei Tage lang 60 g pro Mahlzeit) mit einem Rückgang der toxischen Formen von NNK einherging, einem krebserzeugenden Nitrosamin im Tabak. Hält man sich das extrem krebserregende Potenzial von NNK vor Augen, so wird deutlich, wie sehr Isothiocyanate als mächtige Schutzfaktoren gegen die Entstehung von Tumoren wirken, die durch krebserregende Substanzen ausgelöst wurden.

Es scheint allerdings immer wahrscheinlicher, dass der krebshemmende Effekt von PEITC auch auf einer direkten Wirkung auf die Krebszellen beruht. PEITC ist in der Tat eines der giftigsten Isothiocyanate für Krebszellen, vor allem bei Leukämien, Darm-, Brust- und Prostatakrebs. Diese Wirkung beruht auf der Fähigkeit des Moleküls, Zellen zum programmierten Selbstmord durch Apoptose zu zwingen. Diese Eigenschaft deutet darauf hin, dass PEITC nicht nur die Entwicklung von Tumoren verhindern, sondern auch bei bereits existierenden Tumoren eine präventive Rolle spielen kann. Neuere Beobachtungen sprechen dafür, dass PEITC auch Krebsstammzellen eliminieren kann, eine Unterpopulation von Tumorzellen, die häufig gegen Behandlungen resistent und für viele Rezidive verantwortlich sind.

PEITC-Lieferanten wie Brunnenkresse können also als zusätzlicher Schutz gegen die Entstehung bestimmter Krebsarten wirken, zum einen weil sie in der Lage sind, die Wirkung hochgradig karzinogener Substanzen einzudämmen, zum anderen aufgrund ihrer zytotoxischen Eigenschaften gegenüber Krebszellen.

Indol-3-carbinol (I3C). Obwohl I3C wie die Isothiocyanate durch die Hydrolyse von Glucosinolaten entsteht, unterscheidet es sich sowohl in seiner chemischen Struktur (es besitzt kein Schwefelatom) wie auch in seiner krebshemmenden Wirkung von dieser Klasse von Molekülen. I3C entsteht durch den Abbau von Glucobrassicin, einem Glucosinolat, das man in beinahe allen Gemüsesorten der Kreuzblütler findet, wenn auch in etwas größerer Menge in Brokkoli und Rosenkohl.

Neueste Untersuchungen über die chemopräventive Rolle von I3C belegen seinen Einfluss auf den Östrogenstoffwechsel und seine Fähigkeit, bei östrogenabhängigen Krebsarten wie Brustkrebs, Gebärmutterschleimhaut- und Gebärmutterhalskrebs einzugreifen. I3C ist offenbar in der Lage, Veränderungen in der Struktur des Hormons Östradiol auszulösen und dadurch dessen Fähigkeit, das Zellwachstum dieses Gewebes anzuregen, einzuschränken. Diese Wirkung belegen auch verschiedene Studienergebnisse, nach denen

Zellen aus dem Gebärmutterhals, die das menschliche Papillomvirus HPV16 enthalten (die Hauptursache für Gebärmutterhalskrebs) und die sich nach einer Behandlung mit Östrogenen zu Krebszellen weiterentwickeln können, sich nach der Verabreichung von I3C nicht mehr weiter vermehren.

Zusammenfassend kann man also sagen: Die beachtlichen Anstrengungen unserer Vorfahren, all diese Kohlvarianten zu erzeugen, waren die Mühe gewiss wert, wenn man den außerordentlich hohen Gehalt an sekundären Pflanzenstoffen der Kreuzblütler bedenkt, insbesondere an Glucosinolaten und ihren aktiven Formen, den Isothiocyanaten und den Indolen. Der regelmäßige Verzehr dieser Gemüsearten bietet ein einfaches Mittel, dem Organismus beachtliche Mengen dieser Wirkstoffe zuzuführen und dadurch der Entstehung mehrerer Krebsarten, insbesondere der Lunge und des gastrointestinalen Systems, vorzubeugen. Besonders die Erkenntnisse über den gesundheitlichen Nutzen von Brokkoli sind sehr vielversprechend. Eine Ernährung mit drei bis vier Portionen Brokkoli pro Woche, was gewiss nicht exzessiv ist, hat sich beispielsweise als ausreichender Schutz vor Polypen des Dickdarms erwiesen – wichtigen Vorläufern bei der Ausbildung von Krebs an diesem Organ. Und schließlich macht die hemmende Wirkung bestimmter Bestandteile dieser Gemüsefamilie auf die Östrogene sie zu bedeutsamen Helfern im Kampf gegen Brustkrebs.

Zusammenfassung

- Gemüse aus der Familie der Kreuzblütler enthält bedeutende Mengen mehrerer krebshemmender Inhaltsstoffe, die die Entwicklung von Krebs verzögern, indem sie krebsauslösende Substanzen daran hindern, die Zellen zu schädigen.
- Brokkoli und Rosenkohl sind außerordentlich wertvolle Lieferanten dieser krebshemmenden Moleküle.
- Kohlgemüse sollte nur kurz gekocht und gut gekaut werden, damit es seine krebshemmende Wirkung voll entfalten kann.

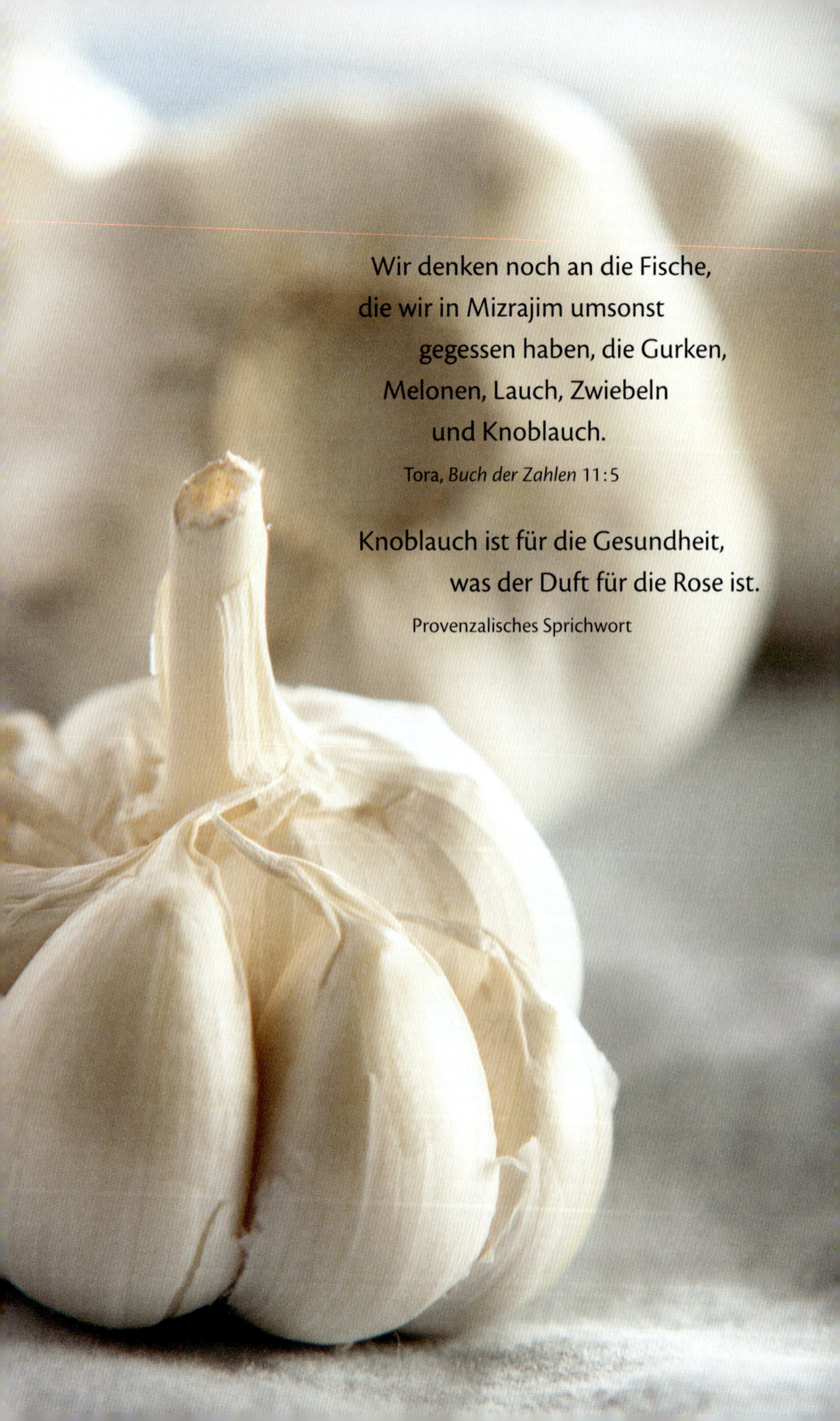

Wir denken noch an die Fische,
die wir in Mizrajim umsonst
gegessen haben, die Gurken,
Melonen, Lauch, Zwiebeln
und Knoblauch.

Tora, *Buch der Zahlen* 11:5

Knoblauch ist für die Gesundheit,
was der Duft für die Rose ist.

Provenzalisches Sprichwort

Kapitel 7

Knoblauch und Zwiebeln, oder: Wie man den Krebs in die Flucht schlägt

Die zahlreichen geschichtlichen Verweise auf die Verwendung von Knoblauch und seine Verwandten aus der Familie Allium (Zwiebeln, Lauch usw., siehe Kasten) bei den Völkern des Altertums gehören zu den bestdokumentierten Beispielen über den Gebrauch von Pflanzen als Heilmittel und zur Gesundheitsförderung im Allgemeinen. In allen großen Kulturen wurde Knoblauch immer gleichermaßen als Nahrungsmittel wie als Medikament betrachtet, daher ist keine andere Pflanzenfamilie so untrennbar mit dem Aufblühen der kulinarischen und medizinischen Kulturen der Welt verbunden.

Der Anbau von Knoblauch und Zwiebeln nahm seinen Anfang vermutlich vor mindestens 5000 Jahren in Zentralasien und im Vorderen Orient und breitete sich allmählich sowohl im Mittelmeerraum, besonders in Ägypten, wie auch im Orient aus. In China waren sie bereits mehr als 2000 Jahre vor Christus fester Bestandteil des Speiseplans. Die Ägypter waren besonders verrückt nach Knoblauch und Zwiebeln und hielten sie für Kraft und Ausdauer fördernd. Der griechische Historiker Herodot von Halikarnassos (484–425 v. Chr.) schildert in seinen Schriften die Entdeckung von Inschriften auf der Großen Pyramide von Cheops, auf denen von der hohen Summe (1600 Talente) berichtet wird, die für die Ernährung der Arbeiter mit Knoblauch und Zwiebeln ausgegeben wurde.

Die wichtigsten Vertreter der *Allium*-Familie

Knoblauch

Knoblauch *(Allium sativa)*, zweifellos das am weitesten verbreitete Würzmittel der Welt, ist wesentlicher Bestandteil der meisten kulinarischen Traditionen auf der Welt. In der chinesischen Schrift wird das Wort für Knoblauch, *suan*, durch ein einziges Zeichen dargestellt, was auf eine sehr häufige Verwendung dieses Nahrungsmittels seit Beginn der Sprachentwicklung hinweist. Knoblauch wurde schon im Altertum zur Behandlung von Bissen wie etwa Schlangenbissen eingesetzt und erwarb sich im Laufe der Zeit den legendären Ruf, eines der besten Mittel gegen Vampire zu sein. Ein Ruf, der umso eigenartiger ist, als die gerinnungshemmenden Eigenschaften dieser Knolle eher eine anziehende Wirkung auf diese Blutsauger haben müssten!

Zwiebeln

Die aus Eurasien stammende Zwiebel von *Allium cepa* wird heute überall auf der Welt als Gemüse und Würzmittel angebaut. Die Zwiebel war wesentlicher Bestandteil der ägyptischen Kultur, die ihr Kraft und Stärke zusprach, sie galt als Symbol für Intelligenz im alten China, war Grundnahrungsmittel in der europäischen Küche des Mittelalters und ist seit langer Zeit unverzichtbarer Bestandteil der menschlichen Zivilisation. Unter phytochemischen Gesichtspunkten ist die Zwiebel ein Hauptlieferant des Flavonoids Quercetin, dessen Anteil bis zu 50 mg pro 100 g erreichen kann. Das Molekül Propanthialoxid, das für die Tränen verantwortlich ist, wird ebenfalls durch die Verletzung der Knolle freigesetzt. Da es jedoch sehr gut wasserlöslich ist, hilft es, wenn man die geschälte Zwiebel unter fließendes Wasser hält.

Lauch

Der Lauch *(Allium porrum)*, der einen etwas feineren Geschmack hat als seine Verwandten, kommt ursprünglich aus der Mittelmeerregion, wahrscheinlich aus dem Nahen Osten. Er ist schon seit sehr langer Zeit bekannt und Gegenstand vieler Anekdoten, vor allem über seine vermeintliche Fähigkeit, die Stimme zu kräftigen. Aristoteles beispielsweise war davon überzeugt, dass der durchdringende Schrei des Rebhuhns damit zusammenhängt, dass es viel Lauch frisst. Diese Hypothese gefiel dem römischen Kaiser Nero. Er verzehrte solche Unmengen von Lauch, um eine klare Stimme zu bekommen, dass er den Spitznamen »Lauchfresser« erhielt! Ferner ist zu beachten, dass der Lauch das Nationalemblem von Wales ist, und zwar zur Erinnerung an eine denkwürdige Schlacht gegen die heidnischen Sachsen (um 640). Der Heilige David riet dabei angeblich dem König Cadwallader, seine Krieger durch eine Lauchstange auf dem Helm kenntlich zu machen. Die Waliser schlugen die Sachsen vernichtend, und ihr Sieg wird noch immer an jedem 1. März, dem Tag des Heiligen David, gefeiert, indem man eine Lauchstange trägt und *cawl* isst, ein traditionelles Gericht auf der Basis von Lauch.

Schalotten

Der lateinische Name der Pflanze *(Allium ascalonicum)* bezieht sich auf den Herkunftsort dieses Gewächses, Askalon (Aschkelon), eine antike palästinensische Stadt am Mittelmeer. Wahrscheinlich führten die Kreuzritter (12. Jahrhundert) die Schalotte in Europa ein, wo sie ihre bevorzugte Heimat in Frankreich fand. Tatsächlich wurde Frankreich, und dort in erster Linie die Bretagne, im Laufe der Jahre zum einzigen Produzenten von Schalotten.

Schalotten haben mehr Ähnlichkeit mit Knoblauch als mit Zwiebeln. Ihre Knolle besteht ebenfalls aus mehreren Zehen, von denen jede mit einer Haut überzogen ist.

Lauchzwiebeln

Die Lauchzwiebel *(Allium schoenoprasum)* stammt wahrscheinlich aus Asien und Europa und fand besonders in China schon vor mindestens 2000 Jahren sowohl zur Verfeinerung von Gerichten als auch als Heilmittel gegen Blutungen und Vergiftungen Verwendung. Marco Polo war es, der nach seiner Rückkehr aus dem Orient den Europäern die medizinischen und kulinarischen Eigenschaften dieser Pflanze nahebrachte.

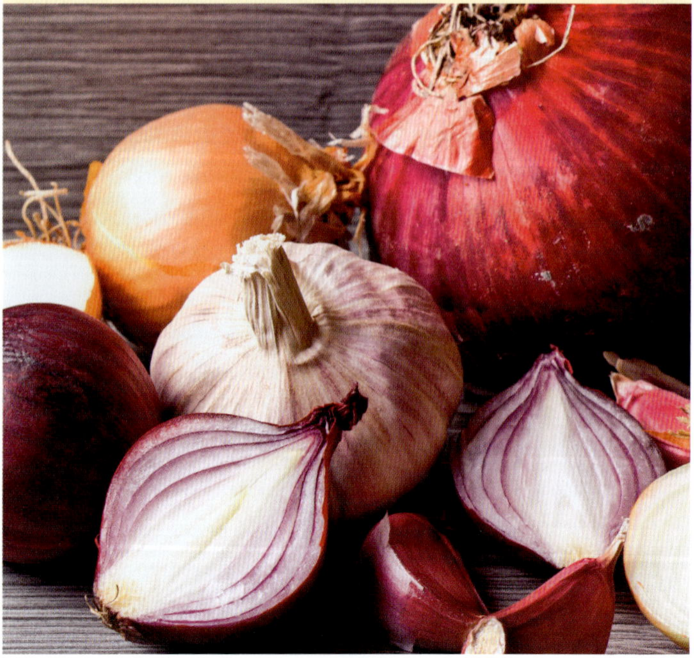

Dabei war Knoblauch keinesfalls nur ein Nahrungsmittel der Arbeiterschicht; er spielte eine große Rolle in den ägyptischen Bräuchen, wie auch die Funde von Knoblauchzehen unter den Grabschätzen des Tutanchamun (etwa 1500 v. Chr.) zeigen. Der *Codex Ebers*, ein medizinischer Papyrus aus dieser Epoche, erwähnt mehr als zwanzig Heilmittel auf der Basis von Knoblauch als wirksame Behandlung für eine Vielzahl von Beschwerden wie Kopfweh, Würmer, Bluthochdruck und Tumore.

Der medizinische Gebrauch von Knoblauch beschränkte sich indes nicht auf Ägypten, vielmehr scheint er für die meisten alten Zivilisationen typisch gewesen zu sein. Zahlreiche Hinweise darauf finden sich auch bei Aristoteles, Hippokrates, Aristophanes und dem römischen Naturforscher Plinius dem Älteren. Letzterer beschrieb in seiner Naturgeschichte nicht weniger als 61 Heilmittel auf Knoblauchbasis. Knoblauch wurde zur Behandlung von Infektionen, Atemwegserkrankungen, Verdauungsstörungen sowie Energiemangel empfohlen. Nachdem die Römer ihn in Europa eingeführt hatten, fand er im Mittelalter immer häufiger Verwendung als Mittel gegen die Pest und andere ansteckende Krankheiten und später, im 18. und 19. Jahrhundert, gegen Krankheiten wie Skorbut und Asthma. Erst 1858 wies Louis Pasteur die starke antibakterielle Wirkung des Knoblauchs nach.

Die Schwefelverbindungen von Knoblauch und Zwiebeln

Man kann sich vorstellen, wie groß die Überraschung der ersten Menschen war, die in eine Knoblauchknolle oder in eine Zwiebel bissen. Wie hätten sie auch wissen können, dass diese scheinbar so geruchlosen Nahrungsmittel ein derart starkes Aroma entfalten würden?

Der große Geruchsunterschied erklärt sich durch die chemischen Veränderungen, die in den Zwiebeln der *Allium*-Familie ausgelöst werden, wenn sie auf mechanische Weise aufgebrochen werden – ganz ähnlich wie die Prozesse, die wir für die Kreuzblütler beschrieben haben. Das Aroma und der Geschmack, die für die verschiedenen *Allium*-Arten typisch sind, beruhen auf ihrem hohen Gehalt an mehreren Schwefelverbindungen, Molekülen also, deren chemische Struktur ein Schwefelatom enthält. Nehmen wir als Beispiel den Knoblauch, um zu veranschaulichen, welche Reaktionen in der kleinen Zehe ablaufen, die zerdrückt wird, ehe sie in den Kochtopf kommt. Während der Lagerung bei kühlen Temperaturen hat sich in den Knollen Alliin, der Hauptbestandteil von Knoblauch, angesammelt. Wird die Zehe nun zerdrückt, werden die Zellen aufgebrochen. Dadurch wird ein Enzym namens Alliinase freigesetzt, das nunmehr mit dem Alliin reagiert und es sofort in Allicin verwandelt, ein stark riechendes Molekül, das direkt für den penetranten Geruch der Knolle verantwortlich ist.

Allicin ist in großen Mengen in Knoblauch vorhanden (bis zu 5 mg / g), aber sehr instabil und wird beinahe augenblicklich in mehr oder minder komplexe Schwefelverbindungen umgewandelt (Abbildung 47). Die meisten Menschen haben schon etwas von diesem berühmten Allicin gehört, denn alle Hersteller von Knoblauchpräparaten preisen die Vorzüge ihrer Produkte größtenteils mit Hinweis auf deren hohen Gehalt an Allicin an. Diese Werbung ist zwar nicht direkt betrügerisch, ganz gewiss aber ungenau, denn diese Nahrungsmittelzusätze enthalten nicht Allicin, sondern Alliin. Korrekterweise müsste man vom *Potenzial* dieser Nahrungsergänzungsmittel sprechen, Allicin freizusetzen – ein Potenzial, das direkt von der Erhaltung der enzymatischen Aktivität der Alliinase in diesen Mitteln abhängig ist. In amerikanischen Labors durchgeführte Tests haben im Übrigen ergeben, dass die

Menge des von Nahrungsmittelzusätzen freigesetzten Allicins je nach Hersteller zwischen 0,4 und 6,5 Milligramm variieren kann. Die einfachste Methode, um die genaue Menge von zu sich genommenem Allicin zu bestimmen, ist also der Verzehr von frischem Knoblauch.

Sehr ähnliche Reaktionen laufen beim Zwiebelschneiden ab. Der Unterschied im Geruch geht hauptsächlich auf die leicht abweichenden Moleküle der Zwiebel zurück. Anstatt Allicin und seine Derivate zu produzieren, setzen diese vielmehr die Produktion von Sulfensäuren und Thiosulfinaten in Gang. Parallel dazu verwandelt ein anderes Enzym, die LF-Synthase, die 1-Propensulfensäure in ein stark reizendes flüchtiges Gas namens Propanthialoxid. Dieses Gas diffundiert in der Luft und löst im Auge eine Reizung aus, die den Tränenfluss in Gang setzt. Die Produktion von Propanthialoxid erreicht ihr Maximum dreißig Sekunden nach dem Anschneiden der Zwiebel und geht dann zurück. Bei manchen Zwiebeln beschert uns das einen unangenehmen Moment!

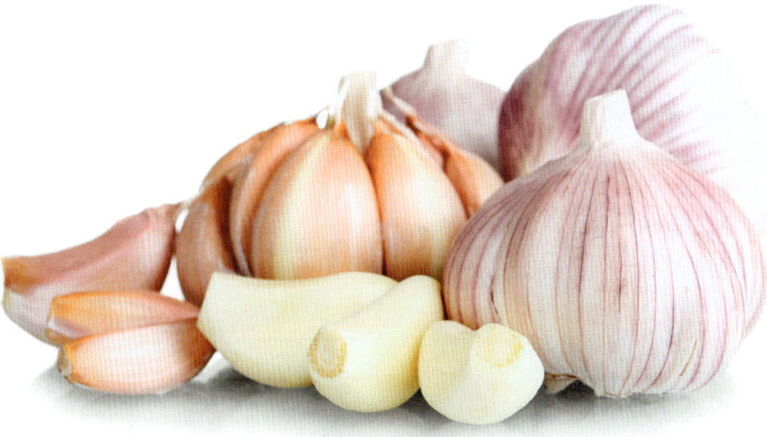

Transformation der Moleküle beim Zerkauen von Knoblauch

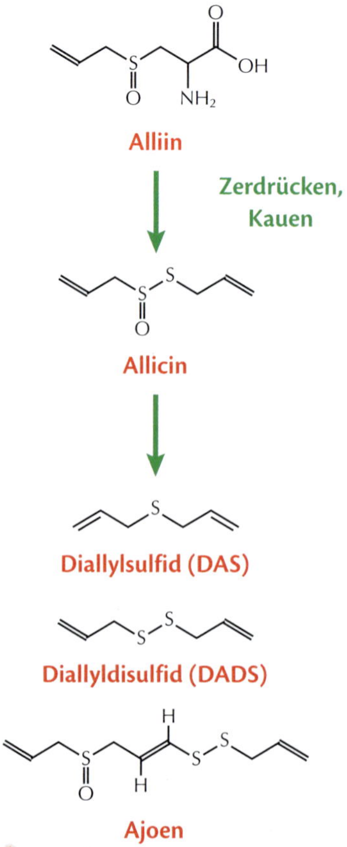

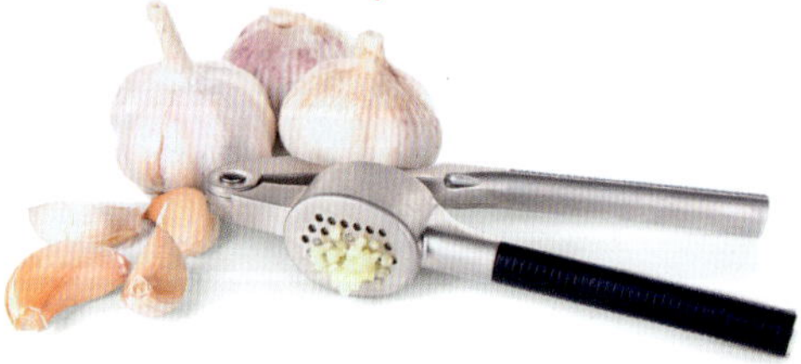

Abbildung 47

Die krebshemmenden Eigenschaften von Knoblauch

Nach unserem aktuellen Wissensstand über das krebshemmende Potenzial von Gemüse aus der Knoblauchfamilie scheint dieses vor allem bei der Vorbeugung von Krebsarten des Verdauungssystems, insbesondere von Magen-, Speiseröhren-, Prostata- und Darmkrebs, eine wichtige Rolle zu spielen (Abbildung 48).

Erste Hinweise auf die präventive Wirkung gegen Magenkrebs stammen aus epidemiologischen Untersuchungen in der Provinz Yangzhong im Nordosten Chinas, wo diese Krebsform stark verbreitet ist. Als man die Ernährungsgewohnheiten der Bewohner dieser Region analysierte, zeigte sich, dass manche Personen relativ wenig Knoblauch und Zwiebeln verzehrten und dass dieser geringe Verzehr mit einem drei Mal höheren Erkrankungsrisiko für Magenkrebs verbunden war. Ähnliche Resultate erbrachten Studien in Italien, die die Ernährungsgewohnheiten des Nordens, wo nur wenig Knoblauch verwendet wird, mit denen des Südens, wo Unmengen von Knoblauch konsumiert werden, miteinander verglichen: Der reichliche und häufige Genuss von Gemüse der *Allium*-Familie reduziert die Häufigkeit von Magenkrebs erheblich.

Man glaubt außerdem, dass Gemüse aus der Knoblauchfamilie auch bei anderen Krebsarten, insbesondere bei Prostatakrebs, eine vorbeugende Wirkung haben kann. In einer Untersuchung an den Einwohnern von Shanghai stellte man fest, dass bei Menschen, die täglich mehr als 10 Gramm Gemüse der *Allium*-Familie verzehrten, 50 Prozent weniger Fälle von Prostatakrebs auftraten als bei denen, die weniger als 2 Gramm pro Tag konsumierten. Dieser Effekt ist bei Knoblauch offenbar viel ausgeprägter als bei den anderen Gemüsearten der *Allium*-Familie. Dagegen ist eine Schutzwirkung von Knoblauch gegen Brustkrebs nach unserem aktuellen Wissensstand nicht gesichert. Eine holländische Untersuchung deutet darauf hin, dass der Verzehr von Zwiebeln zwar mit einem deutlichen Rückgang des Magenkrebsrisikos verbunden war, jedoch keine Auswirkung auf das Risiko einer Brustkrebserkrankung hat. Dagegen konnten französische Forscher nachweisen, dass der Verzehr von Knoblauch und Zwiebeln bei Frauen im Nordosten Frankreichs (Lothringen) mit einem Rückgang von Brustkrebserkrankungen einherging.

Die aktuellen Daten zeigen, dass in bestimmten westlichen Ländern weitaus geringere Mengen von Gemüse der Allium-Familie

In prospektiven Untersuchungen beobachtete Senkung des Krebsrisikos

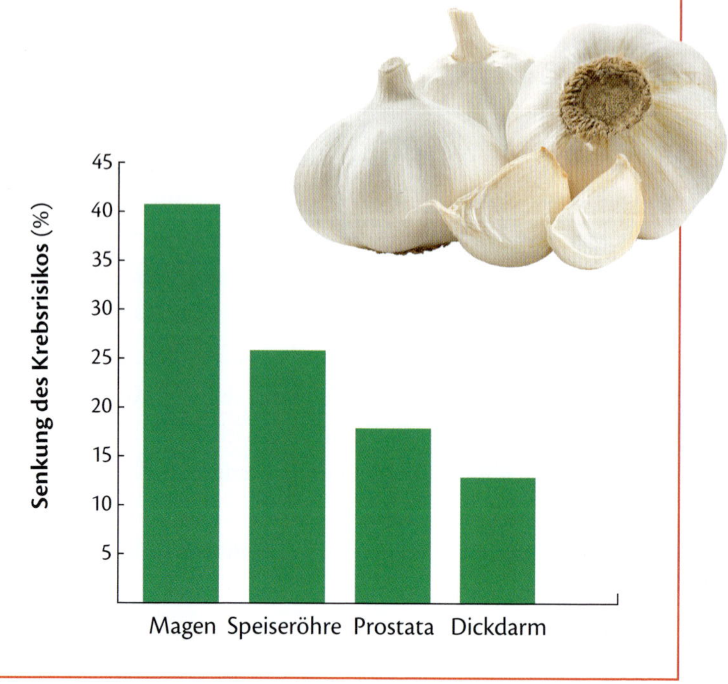

Abbildung 48

verzehrt werden, als dies für eine Verringerung des Risikos für Prostata- oder Brustkrebs notwendig wäre. So essen nur 15 Prozent der britischen Männer 6 Gramm Knoblauch (etwa zwei Zehen) pro Woche und kaum 20 Prozent der Amerikanerinnen nehmen mehr als 2 Gramm Knoblauch pro Woche zu sich.

Auch wenn viele Forscher behauptet haben, Allicin sei für die Heilwirkung von Knoblauch verantwortlich, so wirft seine große chemische Instabilität doch einige Zweifel daran auf, wie effektiv es vom Organismus resorbiert werden kann und wie es auf die Zellen wirkt. Heute ist, wie bereits erwähnt, wohlbekannt, dass Allicin sehr schnell in eine Fülle von Verbindungen wie Ajoen, Diallylsulfid (DAS), Diallyldisulfid (DADS) und mehrere andere Moleküle umgewandelt wird und dass diese Stoffe selbst wiederum sehr interessante biologische Aktivitäten aufweisen. Mindestens zwanzig von Knoblauch abstammende Verbindungen wurden bereits untersucht und wiesen selbst krebshemmende Eigenschaften auf. Allerdings gelten DAS und DADS – beides öllösliche Substanzen – im Allgemeinen als die Hauptverbindungen des Knoblauchs, die bei der Prävention von Krebs eine Rolle spielen können.

Im Labor wurden die krebshemmenden Eigenschaften der Knoblauchverbindungen vor allem in Tierversuchen untersucht, bei denen durch karzinogene chemische Stoffe Krebs ausgelöst worden war. Die Ergebnisse aus Tierversuchen stimmen im Allgemeinen mit den Beobachtungen beim Menschen überein. Das heißt, die sekundären Pflanzenstoffe von Knoblauch und Zwiebeln haben die Fähigkeit, das Auftreten oder die Progression von bestimmten Krebsarten, vor allem Magen- und Speiseröhrenkrebs, zu verhindern. Auch bei Lungen-, Brust- und Dickdarmkrebs wurde ein Effekt nachgewiesen. Knoblauch schützt offenbar besonders wirkungsvoll vor der Entstehung von Krebs aufgrund von Nitrosaminen – einer Klasse chemischer Verbindungen, die ein sehr hohes krebserregendes Potenzial besitzen.

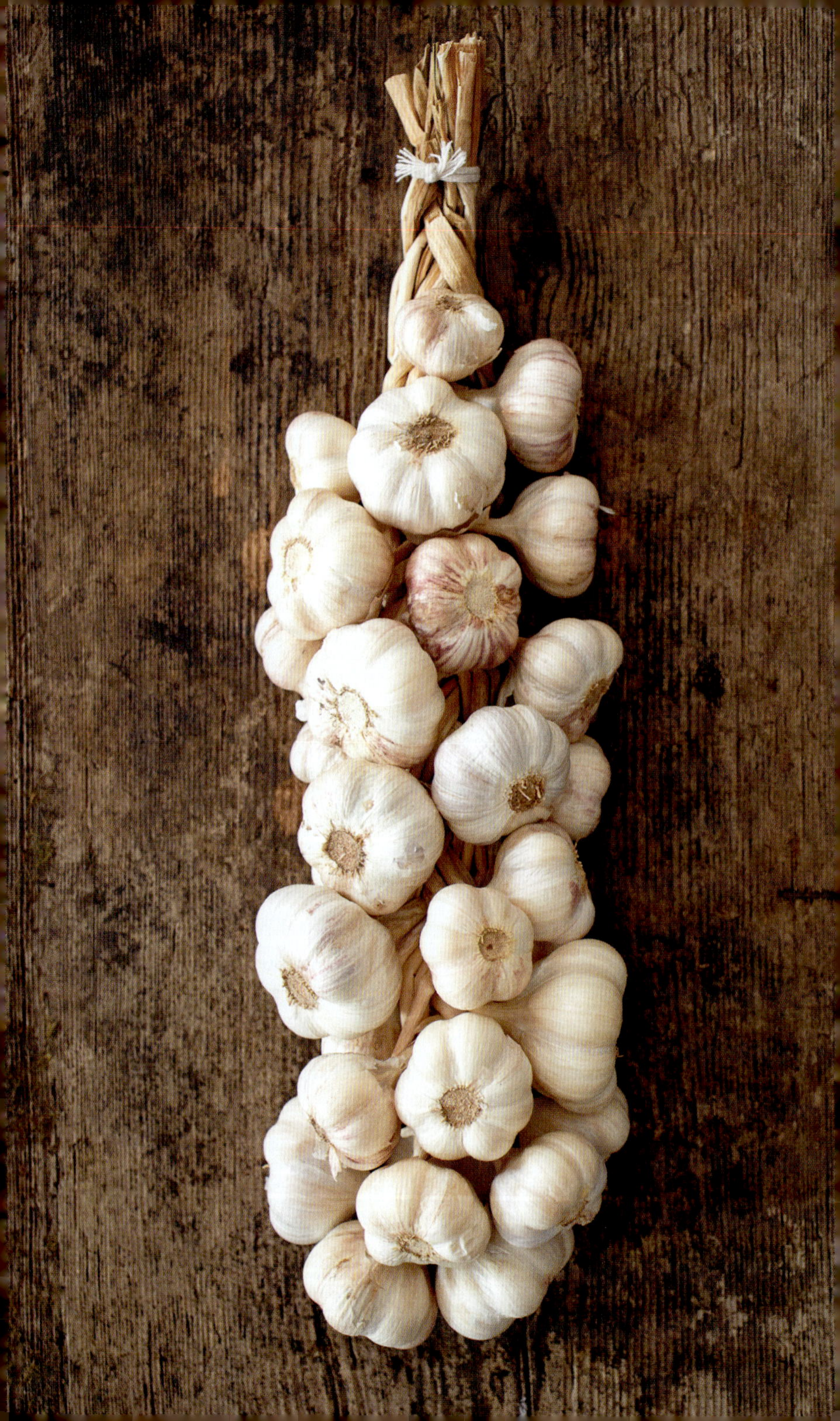

Diese chemischen Verbindungen werden von unserer Darmflora ausgehend von Nitriten gebildet – einer Klasse von Nahrungsmittelzusätzen, die häufig als Konservierungsmittel eingesetzt werden und besonders in Marinaden und Fleischprodukten wie Würsten, Speck und Schinken enthalten sind. Die phytochemischen Verbindungen des Knoblauchs verhindern die Bildung von Nitrosaminen, hochwirksamen Karzinogenen, die sich mit der DNA verbinden. Sie verringern dadurch das Risiko, dass diese schädlichen Verbindungen Mutationen der DNA auslösen, und reduzieren so die Gefahr einer Krebserkrankung. Die Schutzwirkung des Knoblauchs in Bezug auf die Nitrosamine scheint sehr stark zu sein, denn das Diallylsulfid ist sogar in der Lage, die Entwicklung von Lungenkrebs zu stoppen, der durch NNK ausgelöst wurde, ein extrem giftiges Nitrosamin, das durch die Umwandlung von Nikotin bei der Verbrennung von Tabak entsteht. Dabei hat Knoblauch offenbar eine höhere Schutzwirkung als Zwiebeln, obwohl der Verzehr von Zwiebeln auch mit einem geringeren Erkrankungsrisiko für Magenkrebs verbunden scheint.

Ein weiterer Mechanismus, durch den Knoblauch- und Zwiebelverbindungen die Entwicklung von Krebs stören könnten, beruht auf ihrem Einfluss auf die Systeme, die für die Eliminierung und Entgiftung fremder Substanzen mit karzinogenem Potenzial zuständig sind (Kapitel 6). Mehrere Verbindungen wie etwa Diallylsulfid hemmen in der Tat die Enzyme, die die Karzinogene aktivieren, und stimulieren zugleich diejenigen, die zur Eliminierung dieser Substanzen beitragen. Unmittelbare Folge dieser beiden Eigenschaften ist, dass die Zellen den krebserregenden Stoffen weniger stark ausgesetzt sind und folglich weniger anfällig für Schädigungen der DNA, die die Entstehung von Krebs begünstigen. Die in Knoblauch enthaltenen Wirkstoffe können also ebenso wie die der Kohlfamilie als Anti-Krebs-Mittel ersten Ranges gelten, da sie die Krebsentwicklung von Beginn an blockieren können.

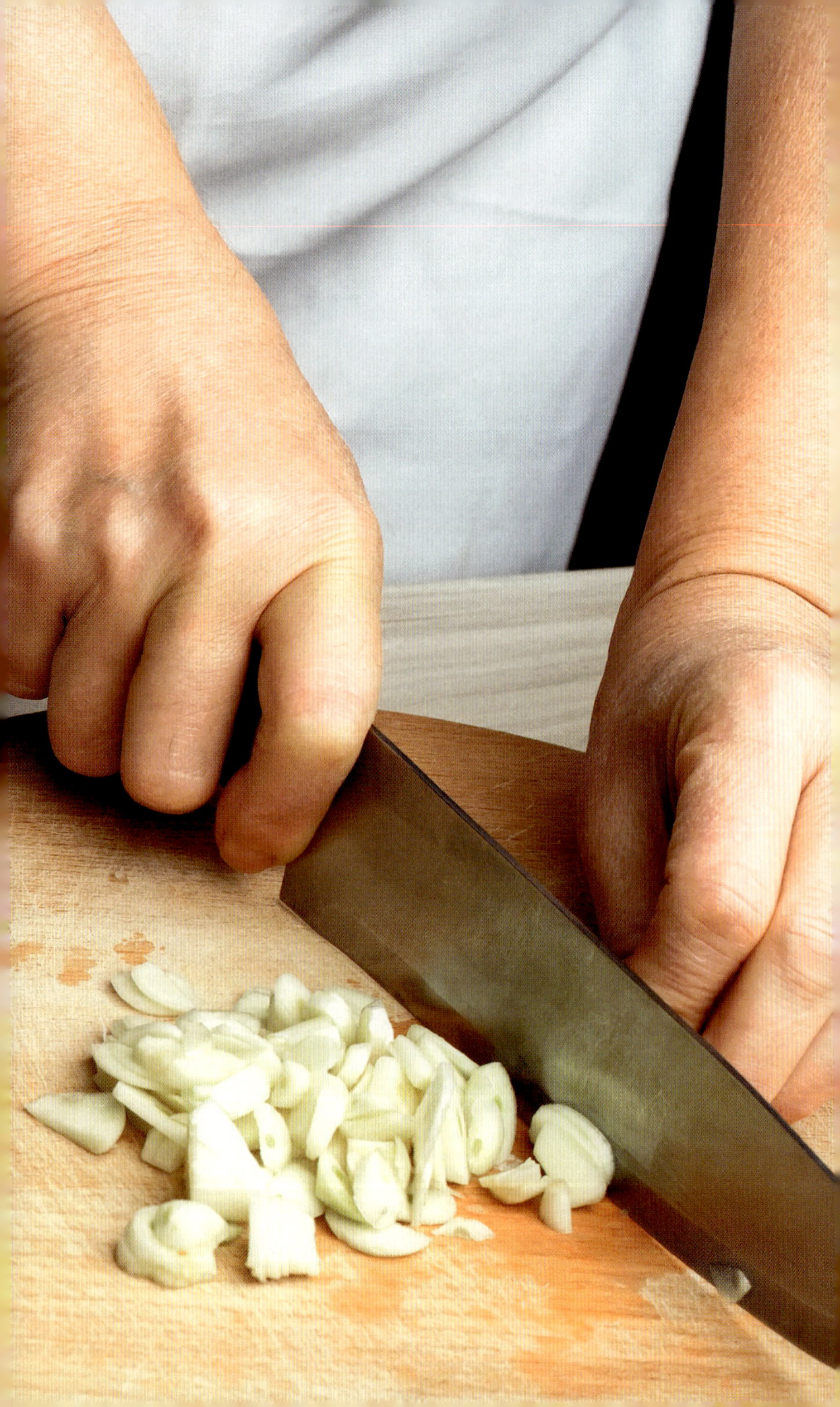

Zusätzlich zu ihrer Wirkung auf krebsauslösende Substanzen greifen Knoblauchverbindungen Tumorzellen möglicherweise auch direkt an und lösen ihre Zerstörung durch Apoptose aus (siehe Kapitel 2). Die Behandlung isolierter Zellen von Leukämien, Dickdarm-, Brust-, Lungen- oder Prostatakarzinomen mit verschiedenen, aus Knoblauch extrahierten Verbindungen bewirkt in der Tat hochsignifikante Veränderungen im Wachstum der Tumorzellen und setzt zugleich den Prozess in Gang, der zu ihrem Tod führt. Das Molekül, das den Tod dieser Krebszellen am besten induzieren kann, ist offenbar Diallylsulfid (DAS), wenngleich auch bei anderen Derivaten wie Ajoen ähnliche Effekte beobachtet wurden. Unser Labor hat weiterhin festgestellt, dass DAS auch zum Tod von Krebszellen beitragen kann, indem es ihre Fähigkeit einschränkt, bestimmte Proteine zu exprimieren und dadurch die Wirkung von chemotherapeutischen Medikamenten aufzuheben.

Zusammengefasst hängen die krebshemmenden Eigenschaften der Gemüsearten der Knoblauchfamilie also offenbar in erster Linie mit ihren Schwefelverbindungen zusammen. Nichtsdestoweniger darf man besonders im Fall der Zwiebel auch ihren Gehalt an bestimmten Polyphenolen wie Quercetin nicht vernachlässigen – einem Molekül, das das Wachstum einer großen Zahl von im Labor kultivierten Krebszellen verhindert und die Entwicklung von Krebs bei Tieren beeinflusst. In jedem Fall ist es nach unserem aktuellen Kenntnisstand so gut wie sicher, dass in Knoblauch und Zwiebeln enthaltene Verbindungen als mächtige Inhibitoren der Krebsentwicklung wirken, indem sie in mindestens zwei der Prozesse eingreifen, die bei der Tumorbildung eine Rolle spielen: Auf der einen Seite verhindern sie die Aktivierung von krebserregenden Substanzen, indem sie deren Reaktivität verringern und zugleich ihre Eliminierung beschleunigen. Beide Effekte führen dazu, dass diese Substanzen geringere Schädigungen der DNA, des Hauptangriffspunkts der Karzinogene, verursachen. Auf der anderen Seite sind diese Moleküle auch in der Lage, die Ausbreitung der Tumoren einzuschränken, indem sie das Wachstum der Krebszellen stören, was ihren Zelltod durch Apoptose auslöst. Auch wenn weitere Untersuchungen notwendig sind, um genauer zu bestimmen, auf welche Weise Knoblauch- und Zwiebelverbindungen dies bewirken, so steht doch außer Zweifel, dass Knoblauch und andere Gemüsesorten dieser Familie in einer Strategie der Krebsvorbeugung durch Ernährung von zentraler Bedeutung sind. Knoblauch kann viel mehr vertreiben als böse Geister und Vampire!

Zusammenfassung

- Knoblauch und seine Verwandten hemmen die Entwicklung von Krebs einerseits durch ihre Schutzwirkung bei Schäden, die durch karzinogene Substanzen hervorgerufen wurden, und andererseits durch ihre Fähigkeit, Krebszellen am Wachstum zu hindern.
- Die Moleküle, die für diese krebshemmenden Wirkungen verantwortlich sind, werden durch das Zerdrücken, Schneiden oder Kauen des Gemüses freigesetzt. Frisch zerdrückter Knoblauch ist bei Weitem der beste Lieferant von krebshemmenden Wirkstoffen und Nahrungsergänzungsmitteln vorzuziehen.

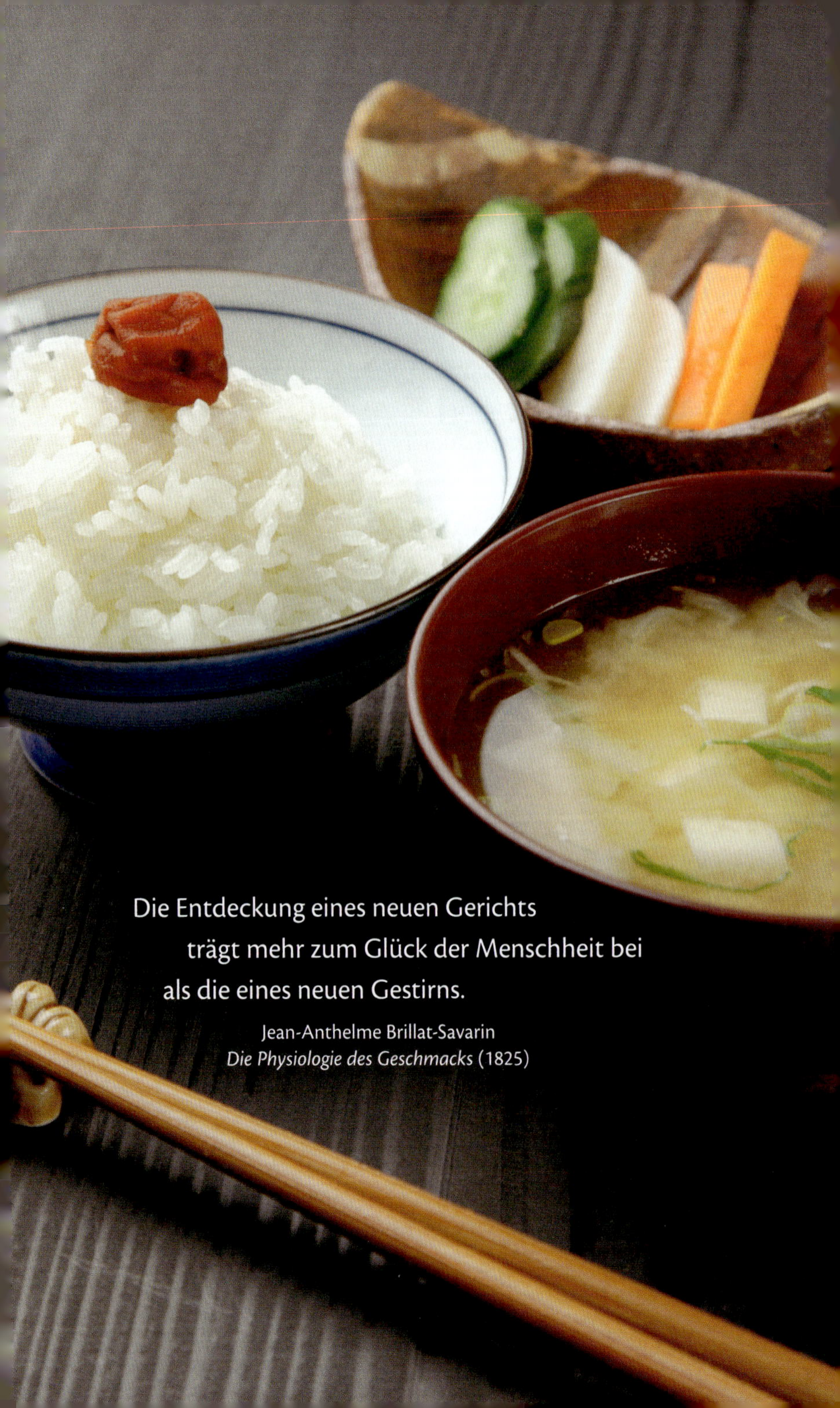

Die Entdeckung eines neuen Gerichts
trägt mehr zum Glück der Menschheit bei
als die eines neuen Gestirns.

Jean-Anthelme Brillat-Savarin
Die Physiologie des Geschmacks (1825)

Kapitel 8

Soja: ein außergewöhnlicher Lieferant von krebshemmenden Phytoöstrogenen

Wir wissen nicht genau, wann mit dem Anbau von Soja begonnen wurde, sicher scheint jedoch, dass er vor etwa 3000 Jahren in der Mandschurei im Nordosten Chinas (den heutigen Provinzen Liaoning, Jilin und Heilongjiang) unter der Zhou-Dynastie (1122–256 v. Chr.) einen großen Aufschwung erlebte. In dieser Zeit galt die Sojabohne zusammen mit Hafer, Weizen, Hirse und Reis als eines der fünf heiligen Körner. Allerdings verdankte sie dieses Attribut des Heiligen nach Ansicht mancher Wissenschaftler vor allem ihrer Verwendung als Düngemittel aufgrund der Fähigkeit, Stickstoff zu binden. Tatsächlich zeichnet sich Soja wie die gesamte große Familie der Hülsenfrüchte (z. B. grüne Bohnen, Erbsen und Linsen) durch seine Fähigkeit aus, den in der Luft vorhandenen Stickstoff zu binden und in den Boden zu leiten. Diese Pflanzen sind folglich äußerst vielseitig einsetzbar, denn sie tragen zur Verbesserung des Bodens bei und produzieren zugleich in einer relativ kurzen Zeitspanne sehr nährstoffreiche Substanzen.

Erst nach der Entdeckung von Fermentierungstechniken während der Zhou-Dynastie fanden Sojabohnen wirklich Eingang in die menschliche Ernährung. Die ersten Lebensmittel, die auf der Basis von Sojabohnen hergestellt wurden, waren wie Miso oder Sojasauce Ergebnis von Fermentationsprozessen, darauf folgte die Herstellung von Tofu (siehe Kasten). Jedenfalls breiteten sich während dieser Periode sowohl der Anbau wie die Fermentierungstechniken allmählich bis in den Süden Chinas aus und von dort im Laufe der folgenden Jahrhunderte nach Korea, Japan und Südostasien. Auch dort wurden die relative Unkompliziertheit des Sojaanbaus, der außergewöhnliche Nährwert und die medizinischen Vorzüge von Soja bald sehr geschätzt. Auch heute ist der Verzehr von Soja und Sojaprodukten unverzichtbarer Bestandteil der kulinarischen Traditionen in den asiatischen Ländern.

Diese Nahrungsmittel stehen zwar auf dem täglichen Speisezettel von Chinesen, Japanern und Indonesiern, interessanterweise ist Soja im Westen aber noch immer recht unbekannt. Nur ein Teil der Konsumenten hat es in die eigene Ernährung einbezogen. So liegt der durchschnittliche tägliche Verzehr von Soja in Japan etwa bei 65 Gramm pro Person und in China bei 40, während er im Westen ein Gramm nicht übersteigt. Im Westen verbergen sich Hülsenfrüchte wie Soja in unseren Nahrungspyramiden allzu häufig unter der Rubrik »Fleisch und Fleischersatz« – eine nicht ganz zutreffende Klassifizierung, wenn man ihren Reichtum an Proteinen, an essenziellen Fettsäuren, an Vitaminen und Mineralstoffen sowie an Ballaststoffen bedenkt. Sojabohnen sind ein außergewöhnliches Nahrungsmittel, dessen Potenzial in unserer Gesellschaft noch weitgehend ungenutzt ist. Das ist umso bedauerlicher, als Sojabohnen nicht nur als Nährstofflieferanten interessant sind, sondern auch eine außerordentlich wichtige Quelle von krebshemmenden phytochemischen Wirkstoffen darstellen.

Die Hauptformen von Soja in der Ernährung

Sojabohnen (Edamame)

Edamame, was auf Japanisch »Bohnen am Zweig« bedeutet, sind die Knabberei schlechthin in Japan. Die Schoten werden schnell geerntet, damit die Bohnen nicht zu hart werden, und leicht gekocht. Dann werden sie direkt aus der Schote gegessen. Im Westen findet man in manchen Asia-Läden tiefgefrorene Schoten. Diese Sojabohnen sind mit Sicherheit die köstlichste und angenehmste Art, Soja zu sich zu nehmen – zumal diese Bohnen außerdem hervorragende Lieferanten von krebshemmenden sekundären Pflanzenstoffen, nämlich den Isoflavonen, sind.

Miso

Miso ist eine fermentierte Paste, die aus einer Mischung aus Sojabohnen, Salz und einem gewöhnlich aus Reis hergestellten Fermentierungsmittel *(koji)* besteht, das *Aspergillus oryzae* enthält. Die Zutaten werden vermischt und während eines Zeitraums von sechs Monaten bis zu fünf Jahren vergoren. Miso tauchte um 700 in Japan auf und ist seit der Muromachi-Ära (1338 – 1573) eine der wichtigsten Zutaten der traditionellen japanischen Küche. Historisch betrachtet wurde Miso als Suppe verwendet, um den Mangel an Proteinen auszugleichen, der durch das buddhistische Verbot des Fleischverzehrs verursacht wird. Auch heute bildet Misosuppe die Grundlage des japanischen Gerichts *ichiju issai* (eine Suppe, begleitet von einer Schale Gemüse und Reis). In Japan werden pro Jahr nicht weniger als 4,9 Kilogramm Miso pro Person verzehrt!

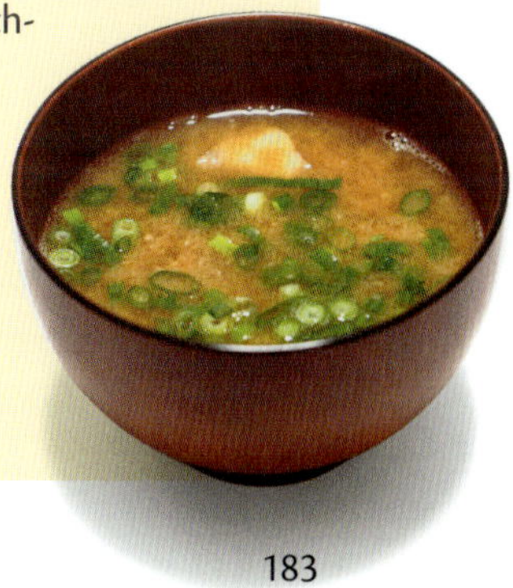

Sojasauce

Sojasauce ist das Hauptwürzmittel der japanischen Küche und unbestreitbar das bekannteste Nahrungsmittel auf Sojabasis im Westen. Diese Sauce wird durch die Fermentierung der Sojabohnen mit Hilfe eines mikroskopisch kleinen Pilzes namens *Aspergillus sojae* hergestellt. Es gibt verschiedene Arten von Sojasauce: *shoyu,* eine Mischung aus Sojabohnen und Weizen, *tamari,* das ausschließlich aus Sojabohnen hergestellt wird, und *teriyaki,* das auch andere Bestandteile wie Zucker und Essig enthält.

Geröstete Bohnen

Die Bohnen werden in Wasser eingeweicht und geröstet, bis sie eine bräunliche Färbung annehmen. Sie ähneln nun im Aussehen und Geschmack den Erdnüssen und sind ein ausgezeichneter Lieferant von Proteinen und Isoflavonen. In Japan werden geröstete Sojabohnen vor allem jedes Jahr am 3. Februar, an *Setsubun* gegessen, dem Fest des Übergangs vom Winter zum Frühling – daher ihr Name *Setsubun no mame.* In jedem Haus trägt an Setsubun jemand eine Dämonenmaske, und die Kinder des Hauses verjagen den Dämon, indem sie Sojabohnen nach ihm werfen und rufen: *Fuku wa uchi, oni wa soto.* (Glück ins Haus, fort mit dem Dämon.) Der Brauch will es, dass man so viele Bohnen essen muss, wie man Jahre alt ist, um im folgenden Jahr nicht krank zu werden.

Tofu

Die Herstellung von Tofu hat ihren Ursprung in China, wahrscheinlich während der westlichen Han-Dynastie (206 v. Chr. – 220 n. Chr.). Diese frühe Technik beruht auf dem Pressen von zuvor in Wasser eingeweichten, zerstoßenen Sojabohnen, wodurch eine weißliche Flüssigkeit, die »Milch«, extrahiert wird.

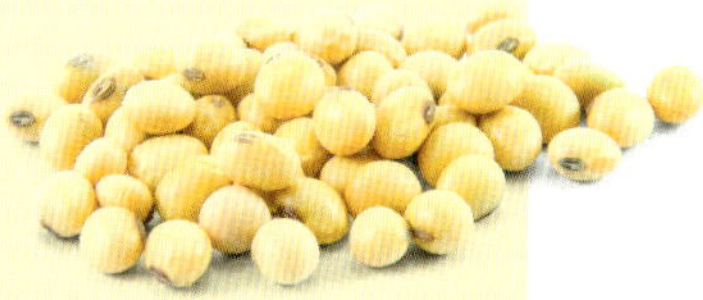

Tofu wird traditionell durch die Gerinnung dieser »Milch« mit Hilfe einer Meersalzverbindung, *nigari*, Magnesiumchlorid (einem Extrakt von nigari), Kalziumchlorid (gewonnen aus einem aus der Erde extrahierten Mineral), Kalziumsulfat (Gips) oder Magnesiumsulfat (Epsomsalz) oder von Säure (Zitronen, Essig) gewonnen. Tofu nimmt mit einem Jahreskonsum von etwa vier Kilogramm pro Person einen zentralen Platz in allen asiatischen Küchen ein, verglichen mit etwa 100 Gramm im Westen. Tofu ist zwar eigentlich fast geschmacksneutral, kann jedoch je nach Zutaten und Würzung vielseitig variiert werden, denn er nimmt den Geschmack der Nahrungsmittel an, mit denen er zubereitet wird.

Sojamilch

Entgegen weitverbreiteter Meinung wird Sojamilch *(tonyu)* in Asien erst seit relativ kurzer Zeit konsumiert. Ironischerweise wurde sie vor allem durch Harry Miller, einen adventistischen Arzt und Missionar, populär und bekannt, der die ersten Fabriken zur Sojamilchherstellung 1936 in China und 1956 in Japan errichtete. In China und Korea stammen nur 5 Prozent der Sojazufuhr aus Milch, in Japan ist dieser Prozentsatz noch niedriger.

Sojamilch hat für viele Menschen einen unangenehmen Beigeschmack. Dieser ist auf die Präsenz stark riechender Moleküle zurückzuführen, die von einem Enzym namens Lipooxygenase produziert werden, das beim Pressen freigesetzt wird. Sie wird daher oft in Form von aromatisierten Getränken verkauft, die große Mengen Zucker, gleichzeitig jedoch weniger sekundäre Pflanzenstoffe enthalten als die traditionellen Sojaprodukte.

Isoflavone, ein wesentlicher Bestandteil der gesundheitsfördernden Eigenschaften von Soja

Die wichtigsten sekundären Pflanzenstoffe in Sojabohnen sind eine Gruppe von Polyphenolen, die als Isoflavone bekannt sind. Zwar finden wir sie auch in einigen anderen Gemüsesorten, wie etwa in Kichererbsen, doch nur durch den Verzehr von Soja kann der Organismus mit ausreichend großen Mengen von Isoflavonen versorgt werden.

Wie Abbildung 49 zeigt, enthält die Mehrzahl der Sojaprodukte eine bedeutende Menge an Isoflavonen, mit Ausnahme von Sojasauce: Bei ihr ist der überwiegende Anteil dieser Moleküle während des langen Fermentierungsprozesses zerstört worden. Auch Sojaöl (das oft unter der Bezeichnung »Pflanzenöl« in den Supermärkten verkauft wird), enthält überhaupt keine Isoflavone. Die stärksten Konzentrationen von Isoflavonen findet man in Sojamehl *(kinako)*, in naturbelassenen oder gerösteten Sojabohnen sowie in einigen Fermentierungsprodukten wie Miso. Tofu enthält ebenfalls eine bedeutende Menge von Isoflavonen.

Selbst wenn der Konsum von Nahrungsmitteln auf Sojabasis im Westen verschwindend gering ist, so nehmen wir doch ohne unser Wissen viele Sojaproteine zu uns. Erzeugnisse auf Sojabasis im Westen nennt man Produkte der »zweiten Generation«. Dabei handelt es sich um Industrieerzeugnisse, in denen tierische Proteine durch Proteine auf Sojabasis ersetzt oder angereichert wurden. Sojaproteine gelten daher im Westen als eher unwesentliche Zutaten in so unterschiedlichen Produkten wie Hamburgern, Würsten, Milcherzeugnissen, Brot, Gebäck und Keksen, anstatt wie im Osten als eigenständige Lebensmittel.

Diese typisch westlichen Produkte enthalten im Allgemeinen nur sehr wenig Isoflavone, weil sie mit Proteinkonzentraten hergestellt werden, die aus der industriellen Behandlung der Bohnen

(Extraktion mit Hilfe von Lösungsmitteln auf Ölbasis, Ultrahocherhitzung, Waschen mit Lösungen auf Alkoholbasis) resultieren. Die durch diese Verfahren gewonnenen Sojaproteine haben nur mehr sehr wenig mit denen der ursprünglichen Bohnen gemein. Auch wenn also der Ersatz tierischer Proteine durch pflanzliche Proteine in diesen Nahrungsmitteln unter Nährstoffaspekten vorteilhaft sein mag (obwohl die zunehmende Verwendung von genmanipuliertem Soja ebenfalls erhebliche ethische und ökologische Probleme aufwirft), so erhöht sich durch die Hinzufügung die-

Isoflavongehalt der wichtigsten Nahrungsmittel auf Basis von Sojabohnen

Nahrungsmittel	Isoflavone (mg / 100 g)
Sojamehl *(Kinako)*	199
Geröstete Bohnen *(Setsuban no mame)*	128
Gekochte grüne Bohnen (Edamame)	55
Miso	43
Tofu	28
Sojamilch *(Tonyu)*	9
Tofu-Würstchen	3
Sojasauce *(Shoyu)*	1,7
Sojaöl	0

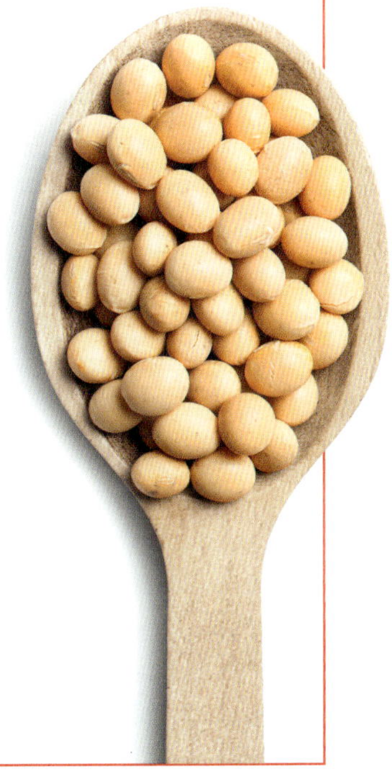

Abbildung 49 USDA Database for Isoflavone Content of Selected Foods (2001)

ser Ersatzstoffe nicht der Gehalt an Isoflavonen. Denn die dabei verwendeten Proteine werden vor ihrer Aufnahme in das Nahrungsmittel so vielen Bearbeitungsprozessen unterzogen, dass die krebshemmenden Eigenschaften von Soja daraus verschwinden.

Der Gehalt an Isoflavonen in Sojaprodukten ist deshalb so wichtig, weil diese Moleküle die Fähigkeit besitzen, mehrere Prozesse zu beeinflussen, die mit dem unkontrollierten Wachstum von Krebszellen verbunden sind. Die wichtigsten Isoflavone von Soja sind Genistein und Daidzein, während Glycitein nur in geringen Mengen vorkommt. Ein interessantes Merkmal der Isoflavone ist ihre frappierende Ähnlichkeit mit einer Klasse von weiblichen Sexualhormonen, den Östrogenen. Daher nennt man diese Moleküle auch oft Phytoöstrogene (Abbildung 50). Die meisten Wissenschaftler, die sich mit dem antikarzinogenen Potenzial der Isoflavone befassen, machen in erster Linie das Genistein für diese Wirkung verantwortlich, und zwar aufgrund seiner Fähigkeit, die Aktivität mehrerer Enzyme zu blockieren, die bei der unkontrollierten Vermehrung von Tumorzellen aktiv sind, und dadurch das Zellwachstum zu stoppen.

Abgesehen von ihrer Wirkung auf die Aktivität mehrerer Proteine, die das Wachstum von Tumorzellen bei Brust- oder Prostatakrebs beeinflussen, wirken Phytoöstrogene also möglicherweise auch als Antiöstrogene und verringern so die Reaktion der Zellen auf diese Hormone. Das Prinzip dabei ist folgendes: Genistein kann an Östrogenrezeptoren andocken, allerdings ist diese Affinität schwächer und die dadurch ausgelöste Reaktion nicht so stark wie die durch das Hormon erzeugte. Doch die strukturelle Ähnlichkeit des Genisteins ermöglicht es ihm, die Bindungsstelle zu blockieren, an die normalerweise das Östrogen andockt. Dieser eingeschränkte Zugang reduziert die Gesamtbindung an den Rezeptor und dadurch die biologischen Folgen dieser Interaktion. Der Mechanismus wirkt analog dem von Tamoxifen, jenem Medikament, das am häufigsten bei der Behandlung von Brustkrebs eingesetzt wird. Seine Affinität zu Östrogenrezeptoren ist identisch mit der von Genistein. Diese Fähigkeit des Genisteins und anderer Isoflavone, Hormonrezeptoren zu beeinflussen, gibt Anlass zu großen Hoffnungen für die Prävention von hormonabhängigen Krebsarten (siehe Kasten).

Struktur der Sexualhormone und der Phytoöstrogene

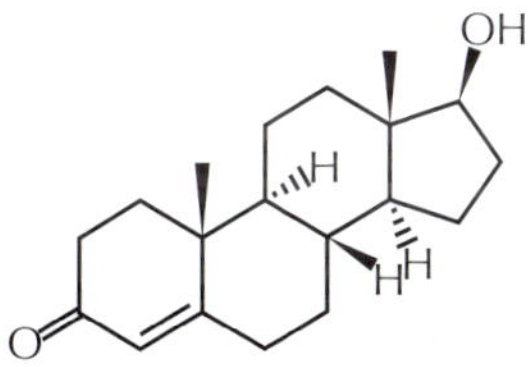

Testosteron

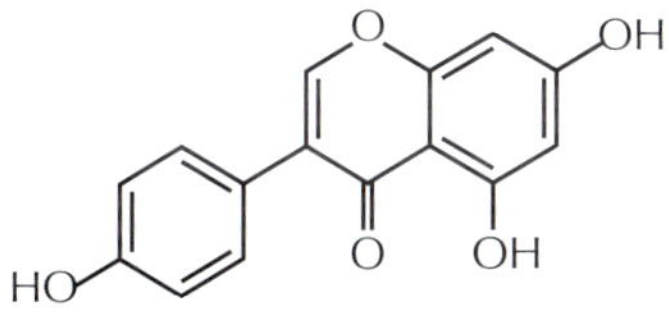

Genistein

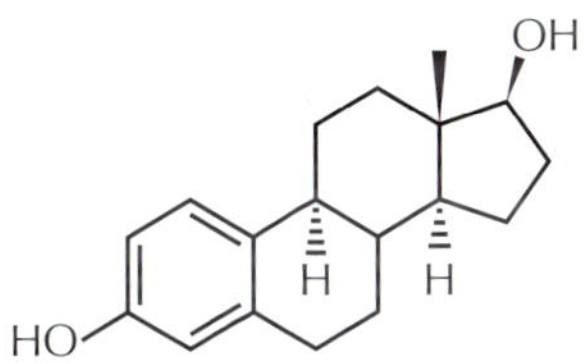

Östradiol

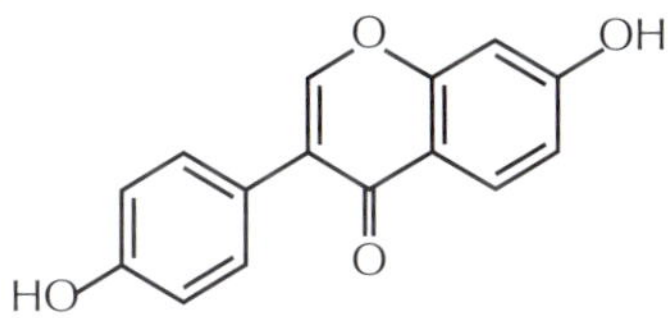

Daidzein

Abbildung 50

Isoflavone und Brust- und Prostatakrebs

Brust- und Prostatakrebs werden als »hormonabhängige« Krebsarten bezeichnet, das heißt, ihr Wachstum hängt zu einem großen Teil vom Sexualhormonspiegel im Blut ab. Unter normalen Bedingungen wird die Menge dieser im Organismus vorhandenen Hormone durch mehrere Überwachungssysteme kontrolliert, die dafür sorgen, dass ein gewisses Niveau nicht überschritten wird. Diese Kontrollen sind wichtig, denn bestimmte Hormone wie die Östrogene sind mächtige Stimulatoren des Gewebewachstums, und eine zu große Menge von ihnen kann unkontrolliertes Wachstum auslösen und Krebs hervorrufen. Aus diesem Grund findet man im Blut von Brustkrebspatientinnen häufig einen weitaus höheren Östrogenspiegel als bei Menschen ohne Krebs. Welche Faktoren für den erhöhten Sexualhormonspiegel bei diesen Patientinnen verantwortlich sind, ist noch kaum bekannt, möglicherweise gehören aber auch Ernährungsaspekte dazu.

So stellt der massive Konsum von tierischen Fetten, verbunden mit dem daraus folgenden Übergewicht, einen bedeutenden Risikofaktor bei der Entwicklung bestimmter hormonabhängiger Krebsarten wie Gebärmutterschleimhautkrebs oder Brustkrebs dar. Übergewichtige Frauen weisen einen erhöhten Insulinspiegel auf, und das führt durch ziemlich komplizierte Mechanismen zu einer vollständigen Veränderung des Östrogen- und Progesteronspiegels ihres Organismus. Der Östrogenspiegel ist deutlich erhöht. Dies führt zu einer Überstimulation der Zellen der Gebärmutterschleimhaut oder der Brust und in der Folge zu einem exzessiven Gewebewachstum.

Im Fall des Prostatakarzinoms steht zweifelsfrei fest, dass Androgene wesentlichen Einfluss auf die Entwicklung dieser Krankheit haben. Das exzessive Wachstum der Prostata ist augenscheinlich ein unvermeidbares Phänomen, denn etwa 30 Prozent der Männer über 50 haben ein latentes Prostatakarzinom. Viele ernährungsabhängige Faktoren wurden bereits als mögliche Verursacher des Prostatakarzinoms angeführt, darunter tierische Fette und Übergewicht. Daher kommt der Kontrolle dieser latenten Tumoren durch Nahrungskomponenten wie Soja eine besondere Bedeutung zu. Dabei beschränkt sich der durch Soja bewirkte Schutzeffekt nicht allein auf dessen Einfluss auf die Androgenrezeptoren, vielmehr kommt noch eine hemmende Wirkung auf Rezeptoren für Wachstumsfaktoren sowie eine Hemmung der Angiogenese hinzu.

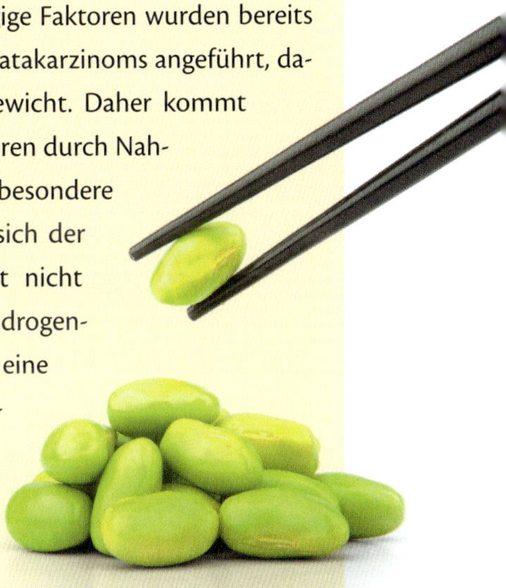

Die anti-karzinogenen Eigenschaften von Soja

Hormonabhängige Krebsarten wie Brustkrebs oder Prostatakarzinom stellen die häufigste Todesursache durch Krebs in westlichen Gesellschaften dar, während sie im Osten eher selten vorkommen. Die Allgegenwart von Soja in der asiatischen Ernährung und seine immer noch geringe Präsenz in den westlichen Ländern deuten darauf hin, dass die großen Unterschiede zwischen westlichen und östlichen Krebsraten möglicherweise mit der Fähigkeit von Isoflavonen wie Genistein zusammenhängen. Diese können die Reaktion auf Hormone reduzieren und damit ein zu ausgeprägtes Zellwachstum in bestimmten Geweben verhindern.

Isoflavone und Brustkrebs

Den ersten Hinweis auf einen Zusammenhang zwischen der Rate von Brustkrebserkrankungen und dem Verzehr von Soja erbrachte eine in Singapur durchgeführte Studie: Die Frauen, die vor der Menopause am meisten Soja zu sich nahmen (55 g / Tag), erkrankten halb so häufig an Brustkrebs wie diejenigen, die täglich weniger als 20 Gramm konsumierten. Auch mehrere spätere Untersuchungen an asiatischen Populationen bestätigen diese Schutzwirkung von Soja. Eine umfangreiche Untersuchung aus jüngster Zeit, die zehn Jahre lang in Japan an 21 852 Frauen durchgeführt wurde, zeigte beispielsweise, dass der tägliche Verzehr von Misosuppe und eine Zufuhr von 25 Milligramm Isoflavonen pro Tag mit einer starken Senkung des Risikos für eine Brustkrebserkrankung verbunden war. Die Untersuchungsergebnisse von westlichen Populationen in Amerika sind dagegen weniger eindeutig. So erbrachte eine große kalifornische Studie an 111 526 Lehrerinnen keinerlei Hinweis auf eine Wechselbeziehung zwischen der Sojazufuhr und dem Risiko, an Brustkrebs zu erkranken; ein Ergebnis, zu dem auch drei Untersuchungen an kleineren Gruppen kamen.

Wie lassen sich diese Differenzen erklären? Zunächst einmal ist es wichtig festzustellen, dass in mehreren Untersuchungen, bei denen der Verzehr von Soja nicht mit einer Risikoverringerung einherging, die Zufuhr an Isoflavonen extrem gering war. So lag die tägliche Aufnahme von Isoflavonen bei den Frauen mit dem höchsten Sojakonsum nur bei drei Milligramm. Außerdem stammten diese Isoflavone in erster Linie aus Sojaproteinen, die industriell hergestellten Lebensmitteln zugesetzt waren. Kaum zehn Prozent dieser Personen konsumierten mehr als einmal pro Monat Miso oder Tofu im Vergleich zu drei Mal am Tag bei den Japanerinnen mit einem niedrigen Erkrankungsrisiko! Tatsächlich war der Gehalt an Isoflavonen bei der kalifornischen Gruppe mit dem höchsten Sojakonsum (3 mg / pro Tag) nur halb so hoch wie bei der Gruppe mit dem geringsten Verzehr in der oben zitierten japanischen Studie, bei der keine schützende Wirkung von Soja beobachtet wurde. Wahrscheinlich ist ein bestimmter Mindestsojakonsum notwendig, um eine Senkung des Brustkrebsrisikos

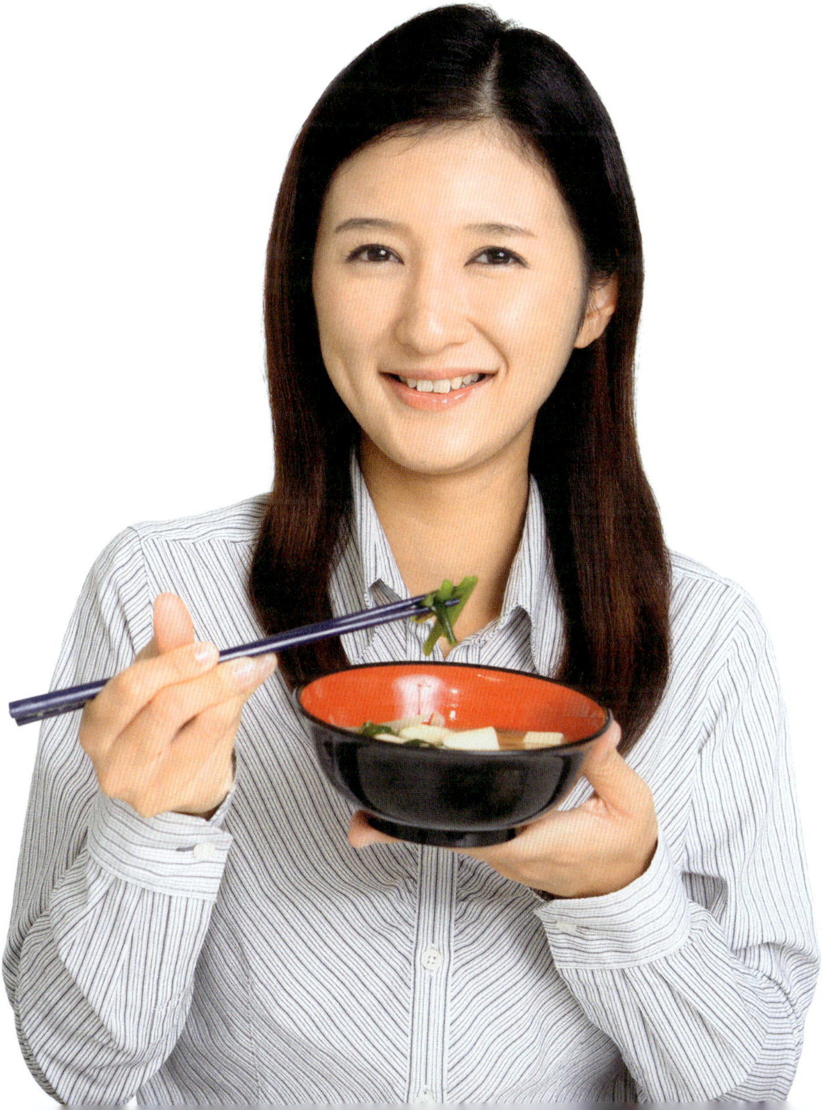

zu bewirken, denn in allen Untersuchungen, die auf eine solche Schutzwirkung hinweisen, führt erst ein Sojakonsum, der mit mindestens 25 Gramm Isoflavonen verbunden ist, zu einem deutlichen Rückgang des Brustkrebsrisikos.

Zweitens scheint es, als ob ein Schlüsselfaktor für die Senkung des Brustkrebsrisikos das Alter ist, in dem Sojaprodukte in die Ernährung mit einbezogen werden. In Studien, die sich mit dem Risiko einer Brustkrebserkrankung und dem Sojaverzehr betroffener Frauen vor und während der Pubertät befassen, findet man einen sehr starken Zusammenhang zwischen einer niedrigen Erkrankungsrate und einem Sojakonsum bereits in jungen Jahren. Offenbar ist der frühe Konsum von Soja von entscheidender Bedeutung, denn der dadurch erworbene Schutz vor Brustkrebs ist auch später noch wirksam – selbst bei Frauen, deren Sojakonsum im Erwachsenenalter abnimmt. So ist zwar eindeutig nachgewiesen, dass sich das Brustkrebsrisiko von in die USA ausgewanderten Japanerinnen deutlich erhöht und sich dem von Amerikanerinnen annähert; dass dieses Risiko jedoch weitaus geringer ist, je später diese Frauen emigrieren. Anders gesagt, je länger die Frauen eine Ernährungsweise pflegen, in der Soja einen zentralen Platz einnimmt, umso geringer ist später ihr Risiko, an Brustkrebs zu erkranken – selbst wenn sich ihre Ernährungsgewohnheiten im späteren Leben verändern.

Diese Beobachtungen stimmen vollkommen mit Ergebnissen aus Laborversuchen überein, die zeigen, dass Ratten, die vor der Pubertät ein sojareiches Futter erhielten, resistenter gegen eine karzinogene Substanz wurden, die zur Bildung von Mammakarzinomen führt, als Ratten, die erst im Erwachsenenstadium Soja erhielten. Der Verzehr von Soja in jungen Jahren und besonders während der Pubertät könnte sich folglich als entscheidender Faktor für die krebshemmende Wirkung dieses Nahrungsmittels erweisen.

Isoflavone und Prostatakrebs

Wie wir bereits einleitend dargelegt haben, kann kein Zweifel daran bestehen, dass die Zusammensetzung unserer Ernährung eine wesentliche Rolle bei der alarmierend hohen Rate von Prostatakrebs in westlichen Gesellschaften spielt. Wie beim Brustkrebs sind die Erkrankungsraten bei Asiaten auch hier um ein Vielfaches niedriger, und das trotz einer ähnlichen Menge latenter Tumoren. Das deutet wiederum darauf hin, dass die östliche Ernährungsweise Faktoren beinhaltet, die diese latenten Tumoren daran hindert, sich zu voll ausgebildeten Formen mit möglicherweise tödlichem Ausgang weiterzuentwickeln.

Im Gegensatz zum Brustkrebs sind allerdings nur wenige Untersuchungen der Rolle von Isoflavonen aus Soja bei der Prävention von Prostatakrebs nachgegangen. Eine Untersuchung an 8000 Männern japanischer Herkunft, die in Hawaii leben, deutete darauf hin, dass der Verzehr von Reis und Tofu mit einer Senkung des Risikos verbunden war, an Prostatakrebs zu erkranken. Auch eine Studie an 12 395 Adventisten in Kalifornien legt nahe, dass der tägliche Verzehr von mindestens einer Portion Soja zu einer deutlichen Verringerung (70 %) des Risikos für ein Prostatakarzinom führt. Eine Ernährungsweise, in der Soja einen bedeutenden Stellenwert hat, spielt daher möglicherweise eine wichtige Rolle bei der Prävention dieser Krankheit – eine Hypothese, die auch durch Tierversuche massiv gestützt wird.

Insgesamt belegen die bis heute bekannten Untersuchungen klar die wichtige Rolle von Soja bei der Prävention von Brust- und Prostatakrebs ebenso wie für eine mögliche Senkung des Risikos für Gebärmutter- und Lungenkrebs (Abbildung 51). Diese Schutzwirkungen zeigen, welch tiefgreifende Auswirkungen auf das Krebsrisiko die Einbeziehung von Soja in unsere Ernährungsgewohnheiten haben kann, insbesondere wenn dies im Kindes-

und Jugendalter geschieht. Der mäßige, aber konstante Verzehr von Sojaprodukten über einen langen Zeitraum senkt die Wahrscheinlichkeit eines unkontrollierten Wachstums von Brust- oder Prostatagewebe. Das ist ein wunderbares Beispiel dafür, wie eine aktive phytochemische Substanz Tumoren, die unablässig im Laufe unseres Lebens entstehen, in einem latenten Zustand halten kann.

In prospektiven Studien beobachtete Senkung des Krebsrisikos durch Soja

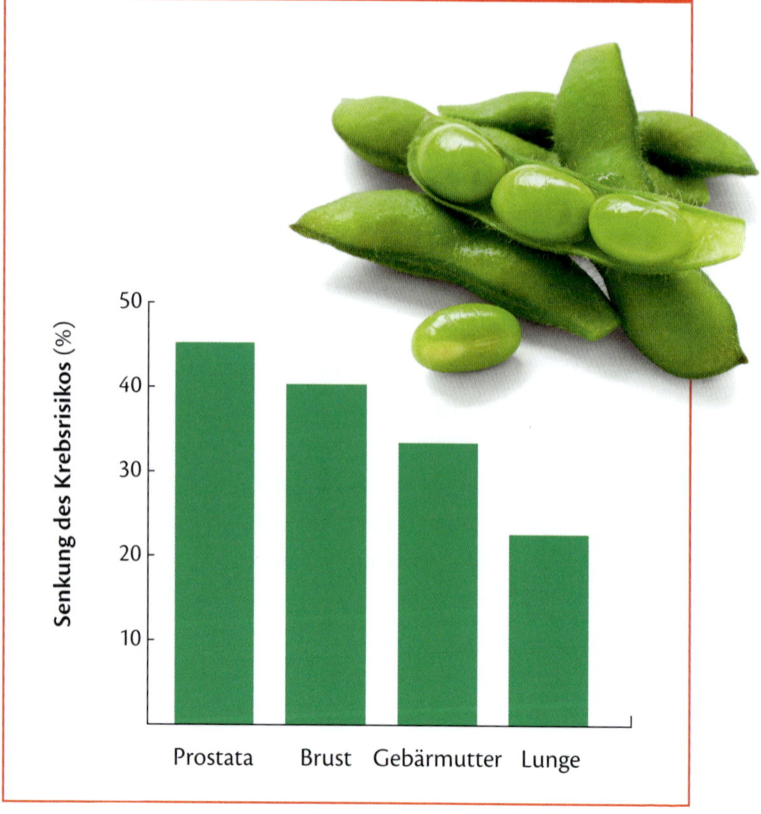

Abbildung 51

Die falsche Kontroverse um Soja

Obwohl die weit überwiegende Mehrheit der Forscher, Ärzte und Ernährungswissenschaftler übereinstimmend der Ansicht ist, dass die Einbeziehung von Soja in den Speiseplan gut für die Gesundheit ist, besteht doch eine gewisse Uneinigkeit über seine Wirkung in zwei bestimmten Fällen: nämlich bei Frauen nach der Menopause und bei Frauen, die Brustkrebs haben oder hatten. Diese Kontroverse beruht auf der leicht östrogenen Wirkung der Isoflavone sowie auf den widersprüchlichen Resultaten bei Versuchstieren, denen Brusttumoren eingepflanzt wurden. Doch die neuesten wissenschaftlichen Ergebnisse beweisen trotz vieler widersprüchlicher Daten, die im Laufe der letzten Jahre zu diesem Thema verbreitet wurden, klar, dass diese Kontroverse unbegründet ist und dass der Verzehr von Soja absolut unbedenklich ist.

Soja und Menopause

Die Menopause wird durch den radikalen Rückgang der weiblichen Sexualhormone Östrogen und Progesteron im Blut verursacht, was mit dem Älterwerden zum Erlöschen der Fortpflanzungsfähigkeit führt. Dieser vollkommen natürliche Vorgang geht oft mit spezifischen Beschwerden einher: Hitzewallungen, Austrocknen der Vaginalschleimhaut und, wichtiger noch, einer Zunahme des Risikos für Herzerkrankungen sowie einer Verringerung der Knochenmasse (Osteoporose).

Tatsächlich fallen die Beschwerden der Menopause sowohl in ihrer Häufigkeit als auch in ihrer Ausprägung bei asiatischen Frauen deutlich geringer aus: Gerade einmal 14 Prozent der Chinesinnen und 25 Prozent der Japanerinnen klagen über Hitzewallungen, während 70 bis 80 Prozent der westlichen Frauen unter diesen Beschwerden leiden (Abbildung 52).

Auch in diesem Fall wurde wie beim Brustkrebs der gravierende

Unterschied im Sojakonsum zwischen den Frauen beider Kulturen für die beobachteten Unterschiede verantwortlich gemacht. Das führte zum unvermeidlichen Erscheinen von Produkten auf dem Markt, die mit Isoflavonen aus Sojaextrakten oder auch aus Rotklee (einer weiteren bedeutenden Quelle von Isoflavonen) angereichert sind. Diese Produkte geben Anlass zu einer gewissen Beunruhigung, denn in Laborversuchen zeigte sich, dass die mit Isoflavonen angereicherten Präparate die Entwicklung von Brustkrebs bei Mäusen mit einem niedrigen Östrogenspiegel, wie ihn auch Frauen nach den Wechseljahren haben, beschleunigen. Diese

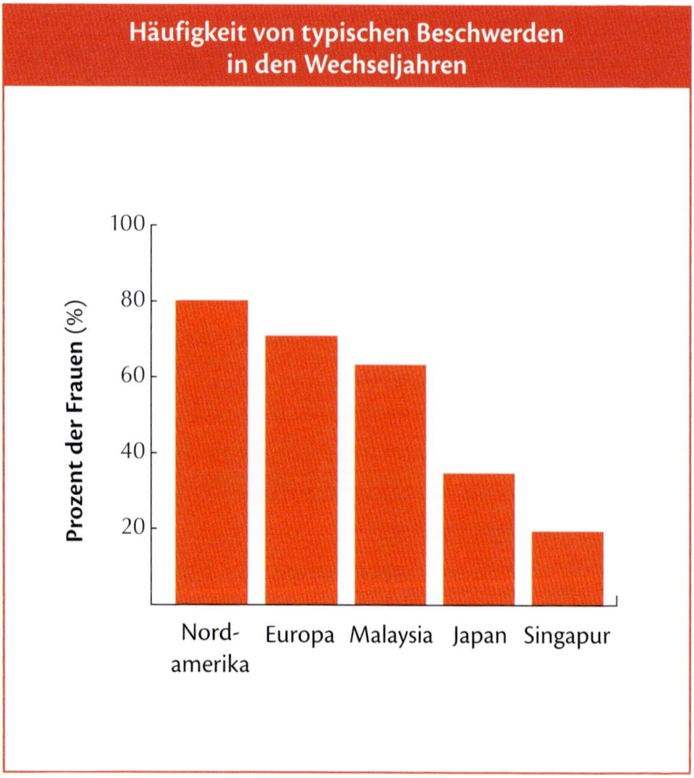

Abbildung 52

Ergebnisse erinnern an die Resultate der weiter oben erwähnten Studie. Noch besorgniserregender werden diese Ergänzungsmittel, wenn man die Ergebnisse einer anderen Untersuchung berücksichtigt: Diese zeigte, dass die Verabreichung eines Präparats mit Sojaproteinen an Frauen zwischen 30 und 58 Jahren einen Anstieg mehrerer Marker bewirkte, die mit dem Risiko einer Krebserkrankung verbunden sind – etwa das Auftauchen hyperplasischer Zellen und eine Erhöhung des Östrogenspiegels im Blut. All diese Ergebnisse zusammengenommen haben einige Forscher zu der Empfehlung bewogen, Frauen nach der Menopause sowie Frauen, die aktuell an Brustkrebs leiden, sollten auf den Verzehr von Soja verzichten.

In Bezug auf die Menopause ist diese Polemik absurd und entbehrt jeglicher Berechtigung. Denn es steht zweifelsfrei fest, dass Soja für die Gesundheit von Frauen unschädlich ist, ob sie nun vor oder nach der Menopause stehen. Die niedrigen Krebsraten der Länder, in denen dieses Nahrungsmittel verzehrt wird, sprechen hier eine deutliche Sprache. Der schädliche Effekt, von dem die Rede ist, tritt vielmehr bei *Nahrungsergänzungsmitteln auf, die mit Isoflavonen angereichert wurden* und nur wenig mit ganzheitlichen Nahrungsmitteln auf Sojabasis gemein haben.

Anstatt Soja allmählich in den täglichen Speiseplan zu integrieren, um am Ende eine Versorgung mit Isoflavonen zu erreichen, die der der Asiaten vergleichbar ist, besteht der westliche Reflex darin, die aktiven Wirkstoffe des Nahrungsmittels zu isolieren und sie als Nahrungsergänzungsmittel zu kommerzialisieren – am besten gleich in der höchstmöglichen Konzentration von Isoflavonen, um die Verkaufszahlen in die Höhe zu treiben. Das ist der Kern der aktuellen Diskussion in Bezug auf Phytoöstrogene während der Wechseljahre: Manche Frauen in Europa und Nordamerika nehmen heute enorme Mengen dieser Wirkstoffe zu sich, die nichts mehr mit denen in der traditionellen Ernährung der Asia-

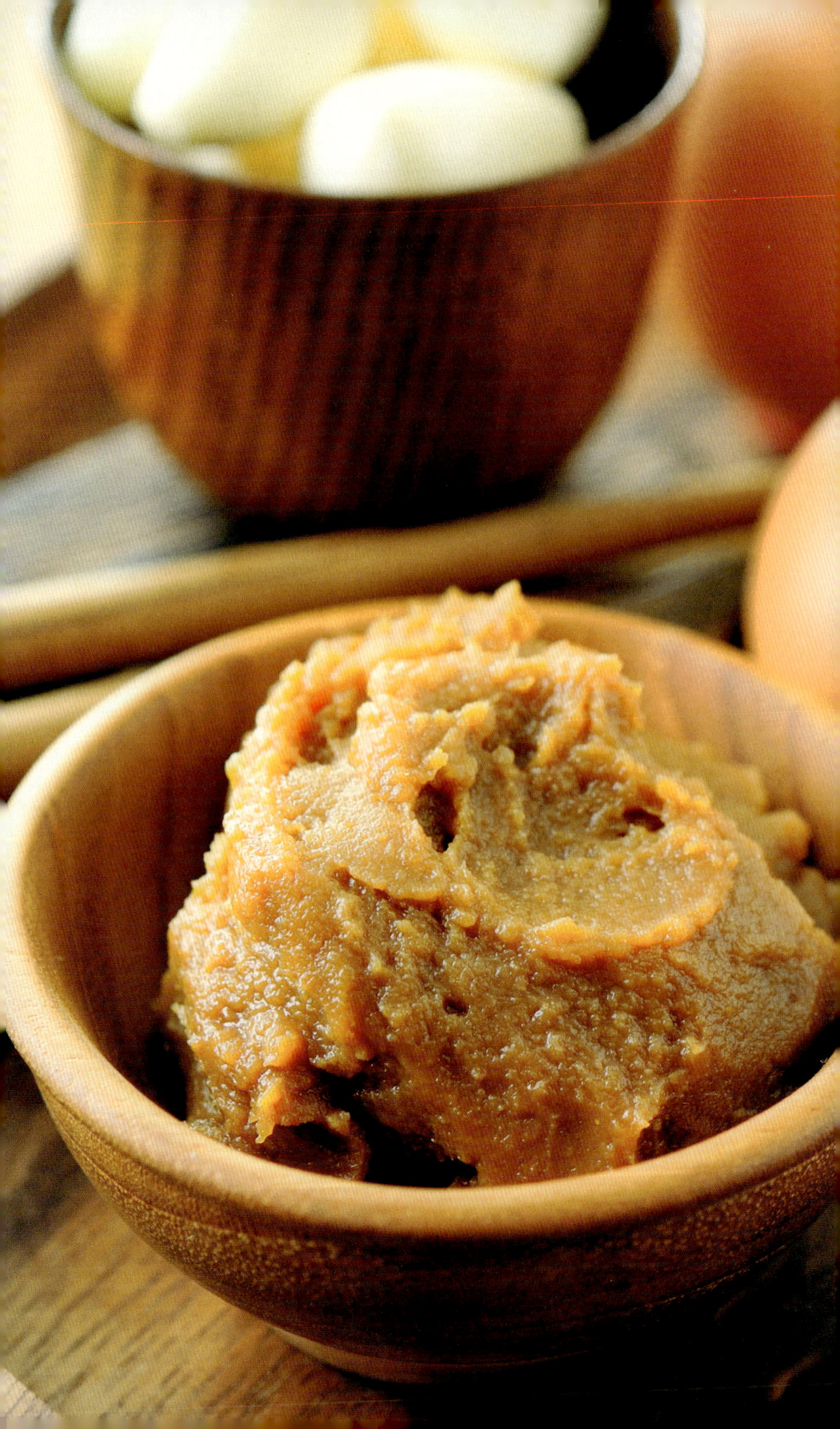

tinnen gemein haben. Man muss bedenken, dass Asiatinnen im Allgemeinen 40 bis 60 Gramm Soja pro Tag verzehren, was maximal 60 Milligramm Isoflavonen pro Tag entspricht. In der Untersuchung über den Einfluss der Misosuppe auf das Risiko einer Brustkrebserkrankung kamen Frauen mit einem geringen Risiko auf eine tägliche Zufuhr von 25 Milligramm Isoflavonen, während manche Ergänzungsmittel, die ohne jede staatliche Regulierung frei verkäuflich sind, bis zu 100 Milligramm pro Tablette enthalten können! Im Augenblick sind die Folgen, die sich aus der Verabreichung derart hoher Dosen von reinen Isoflavonen ergeben, noch nicht abzuschätzen. Schließlich können diese wie jedes Hormon eine übermäßige Reaktion des hormonell beeinflussten Gewebes auslösen, wenn sie in zu hohen Konzentrationen vorhanden sind.

Soja und Brustkrebs

Das zentrale Kapitel der Soja-Kontroverse betrifft Frauen, die an Brustkrebs leiden oder bereits daran erkrankt waren und nun auf dem Weg der Genesung sind. Mehr als 75 Prozent der Brustkrebsfälle werden bei Frauen über fünfzig diagnostiziert, und in der weit überwiegenden Zahl der Fälle handelt es sich dabei um östrogenabhängigen Brustkrebs. Da die Kombination von Östrogenen und Progesteron das Brustkrebsrisiko erhöht, haben manche Forscher die Hypothese aufgestellt, dass Soja-Isoflavone die Entwicklung von Mammakarzinomen bei Frauen mit einem niedrigen Östrogenspiegel und einem bestehenden oder einem Residualtumor fördern könnten, weil sie mit dem Östrogenrezeptor interagieren können. Diese Hypothese wird gestützt durch die Beobachtung, dass die Verabreichung von Isoflavon-Präparaten an Mäuse mit Brusttumoren, deren Wachstum östrogenabhängig ist, ein verstärktes Wachstum dieser Tumore auslöste.

Selbstverständlich beruht ein beträchtlicher Teil dieser Kontroverse wiederum auf der Verwendung von mit Isoflavonen ange-

Die wichtigsten Klassen von Phytoöstrogenen

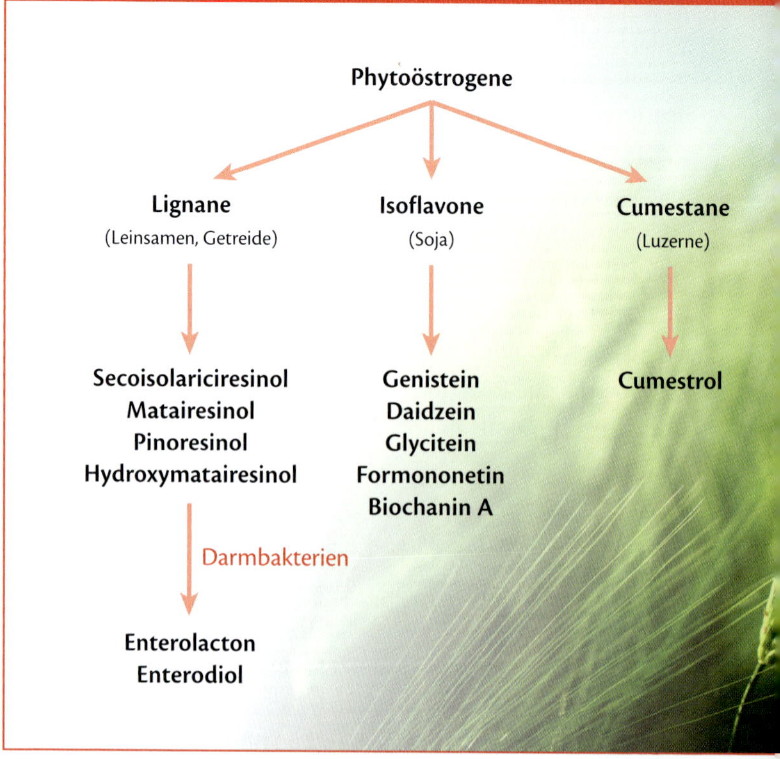

Abbildung 53

reicherten Produkten. In Hinblick auf unsere Ausführungen zur Menopause erscheint es jedoch offensichtlich, dass Frauen mit Brustkrebs jede Form von Nahrungsergänzungsmitteln auf phytochemischer Basis absolut vermeiden müssen. Im Übrigen belegt eine weitere Studie, dass zwar die Gabe von extrahierten Isoflavonen bei einem Versuchstier im Labor zu einer Beschleunigung des Wachstums von bereits bestehenden Mammakarzinomen führt, der Verzehr des ganzen Nahrungsmittels jedoch, das die gleiche Menge an Isoflavonen enthält, keinerlei Auswirkung auf dieses

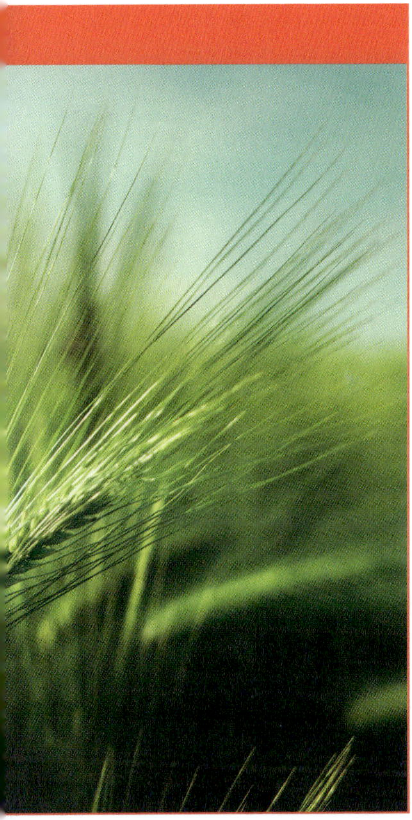

Wachstum hat. Für eine solche Unbedenklichkeit von natürlichem Soja für Frauen mit Brustkrebs spricht auch, dass asiatische Frauen nicht nur weit seltener an Brustkrebs erkranken, sondern dass außerdem diejenigen, die dennoch von der Krankheit befallen werden, bessere Überlebenschancen haben.

Zahlreiche Untersuchungen der vergangenen Jahre haben klar bewiesen, dass der regelmäßige Verzehr von Soja für Frauen, die einen Brustkrebs überlebt haben, absolut ungefährlich und sogar mit einer erheblichen Senkung des Rückfallrisikos und der Sterblichkeit aufgrund dieser Krankheit verbunden ist. In einer Untersuchung von zehntausend an Brustkrebs erkrankten Frauen wurde nachgewiesen, dass die Überlebenden, die regelmäßig Soja aßen (mehr als 10 mg Isoflavone pro Tag), ein um 25 Prozent niedrigeres Rückfallrisiko für diesen Krebs hatten. Es ist außerdem wichtig, darauf hinzuweisen, dass Soja trotz der Ähnlichkeit der Isoflavone mit den Östrogenen die Wirksamkeit von Tamoxifen oder Anastrozol in keiner Weise beeinträchtigt, zwei Medikamenten, die häufig bei der Behandlung von hormonabhängigem Brustkrebs eingesetzt werden. Es ist daher für alle an Brustkrebs Erkrankten nur vorteilhaft, Soja in die Ernährung miteinzubeziehen.

Man muss sich immer vor Augen halten, dass die beste Untersuchung über die positiven Wirkungen von Soja im Laufe der letzten Jahrtausende von den Asiatinnen selbst durchgeführt wurde. Die Ergebnisse sind sehr beeindruckend. Der Verzehr von Soja während Kindheit und Pubertät oder auch während der Wechseljahre hat für diese Frauen niemals ein Risiko bedeutet, ganz im Gegenteil. Folglich kann sich der mäßige Verzehr von Soja (etwa 50 bis 100 g proTag), durch den eine Zufuhr von etwa 25 bis 40 Milligramm an Isoflavonen gewährleistet wird, nur positiv auf die Gesundheit auswirken, indem er das Risiko für Brust- und Prostatakrebs deutlich senkt. Von diesen beiden Krebsarten ist die westliche Gesellschaft am häufigsten betroffen. Außerdem ist der wichtigste aktive Bestandteil dieser Nahrungsmittel, das Genistein, nicht nur ein Phytoöstrogen, sondern auch ein Molekül, das dem Auftreten mehrerer Tumoren entgegenwirken kann, insbesondere, indem es die Bildung neuer Blutgefäße verhindert.

Lignane: krebshemmende Phytoöstrogene

Zwar standen bisher die Soja-Isoflavone im Mittelpunkt des Interesses der wissenschaftlichen und ärztlichen Community, doch existieren in der Natur auch andere Klassen von Phytoöstrogenen, die ebenfalls einen Beitrag zur Krebsprävention leisten können (Abbildung 53). Das gilt insbesondere für die Lignane. Lignane wirken wie sehr milde Östrogene. Wenn sie in ausreichenden Mengen im Körper vorhanden sind und die Östrogenrezeptoren blockieren, dann haben aggressive Östrogenformen, die zu Krebs führen könnten, keine Chance und werden vom Körper wieder abgebaut.

Lignane sind komplexe Verbindungen, die in vielen Pflanzen zu finden sind, insbesondere in Leinsamen, der mit Abstand besten Quelle für diese Moleküle (Abbildung 54). Leinsamen enthält extrem viel Secoisolariciresinol und das nahe verwandte Matairesinol. Diese Verbindungen spielen eine wichtige Rolle bei der Vorbeugung gegen Krebsarten, deren Wachstum östrogenabhängig ist, weil die Darmbakterien sie in Enterolacton und Enterodiol umwandeln können – zwei Substanzen, die das Andocken der Östrogene an Brustzellen stören können (Abbildung 55).

Anteil von Secoisolariciresinol (SEC) und Matairesinol (MAT) in Nahrungsmitteln mit hohem Lignangehalt

Nahrungsmittel	SEC (µg/100 g)	MAT (µg/100 g)
Leinsamen	**369 900**	**1087**
Sonnenblumenkerne	610	0
Erdnüsse	298	–
Sojabohnen	273	–
Cashewnüsse	257	4
Walnüsse	163	5
Rote Bohnen	153	–
Roggenbrot	47	65

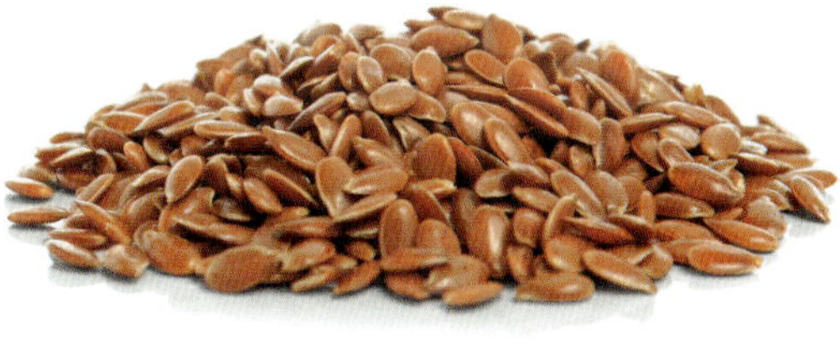

Abbildung 54

Mehrere epidemiologische Untersuchungen über die mögliche Rolle von Lignanen bei der Vorbeugung gegen Brustkrebs haben äußerst ermutigende Ergebnisse erbracht. In den meisten Fällen geht eine Erhöhung des Enterolacton-Spiegels im Blut (das bei der Umwandlung von Secoisolariciresinol entsteht) mit einer Senkung des Brustkrebsrisikos einher, und zwar besonders bei Frauen vor

Struktur der Lignane

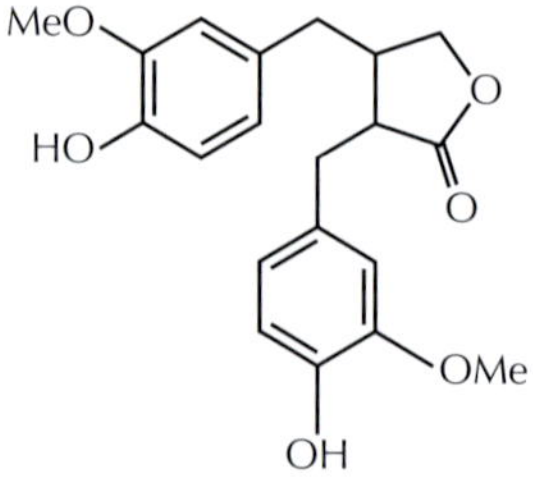

Matairesinol

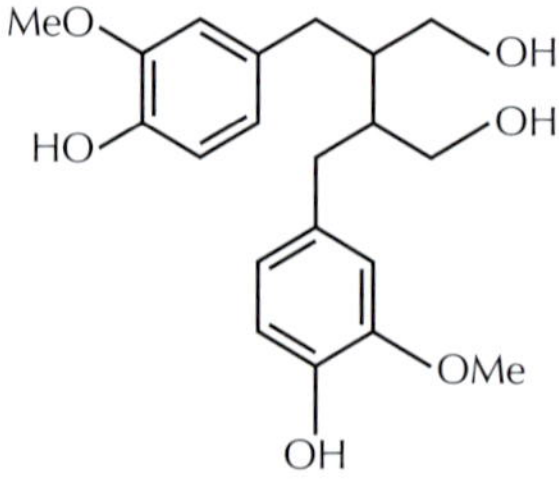

Secoisolariciresinol

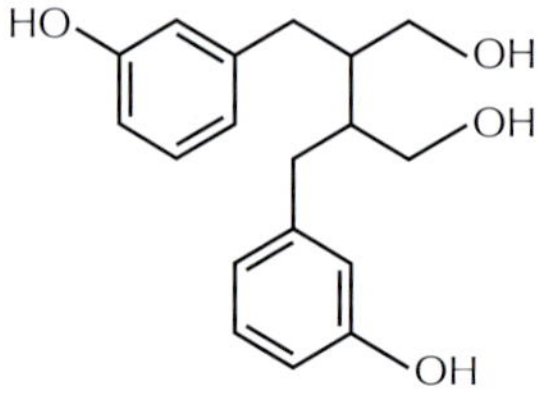

Enterodiol

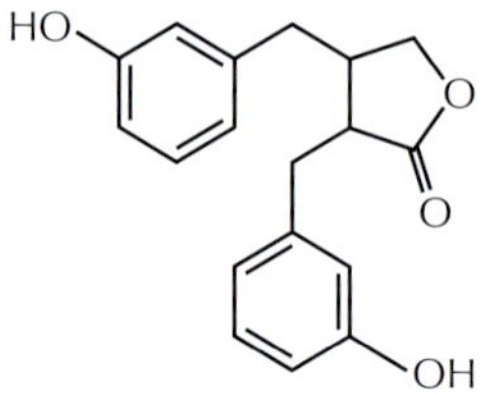

Enterolacton

Abbildung 55

der Menopause, die einen erhöhten Östrogenspiegel haben. Diese Ergebnisse stimmen mit den Befunden vieler Untersuchungen an Versuchstieren überein, denen man ein Mammakarzinom transplantiert hatte. Wenn ihre Nahrung mit Lignanen versetzt wurde, wurde das Wachstum der Tumoren gestoppt. Interessant sind auch Untersuchungsergebnisse, die beweisen, dass der reichliche Verzehr von Nahrungsmitteln mit einem hohen Lignangehalt zu einem drastischen Rückgang der Sterblichkeit bei Frauen führt, die nach der Menopause an Brustkrebs erkrankt waren (70 %). Frauen mit einem hohen Lignangehalt im Blut hatten ein deutlich geringeres Risiko für Metastasten und Zweittumoren. Leinsamen sind also genau wie Soja Hauptlieferanten von Phytoöstrogenen, die sowohl gegen die Entstehung wie auch gegen Rezidive von Brustkrebs vorbeugend wirken können. Außerdem enthalten diese Körner außergewöhnlich viel Linolensäure, eine Omega-3-Fettsäure, die das Krebswachstum stören kann, indem sie die chronische Entzündung verringert (siehe Kapitel 12). Folglich handelt es sich dabei um ein vielseitiges krebshemmendes Nahrungsmittel, das einen bevorzugten Platz in jeder Krebsprävention durch Ernährung verdient.

Zusammenfassung

- Die großen Unterschiede im Vorkommen von hormonabhängigen Krebsarten (Brustkrebs, Prostatakrebs) zwischen West und Ost könnten teilweise auf den Konsum von Sojaprodukten zurückzuführen sein, besonders wenn dieser Konsum bereits vor der Pubertät beginnt.
- Der beste Weg, um sich die krebshemmende Wirkung von Soja zunutze zu machen, bleibt der tägliche Verzehr von etwa 50 Gramm des ganzen Nahrungsmittels wie Sojabohnen (Edamame) oder Tofu. Nahrungsergänzungsmittel mit Isoflavonen sind dagegen nicht empfehlenswert.
- Zusätzlich zu Soja kann man mit Leinsamen auf einfache und preiswerte Weise die Versorgung mit Phytoöstrogenen verbessern. Man muss sie allerdings unbedingt mahlen, damit die Lignane in aktive Phytoöstrogene umgewandelt werden.

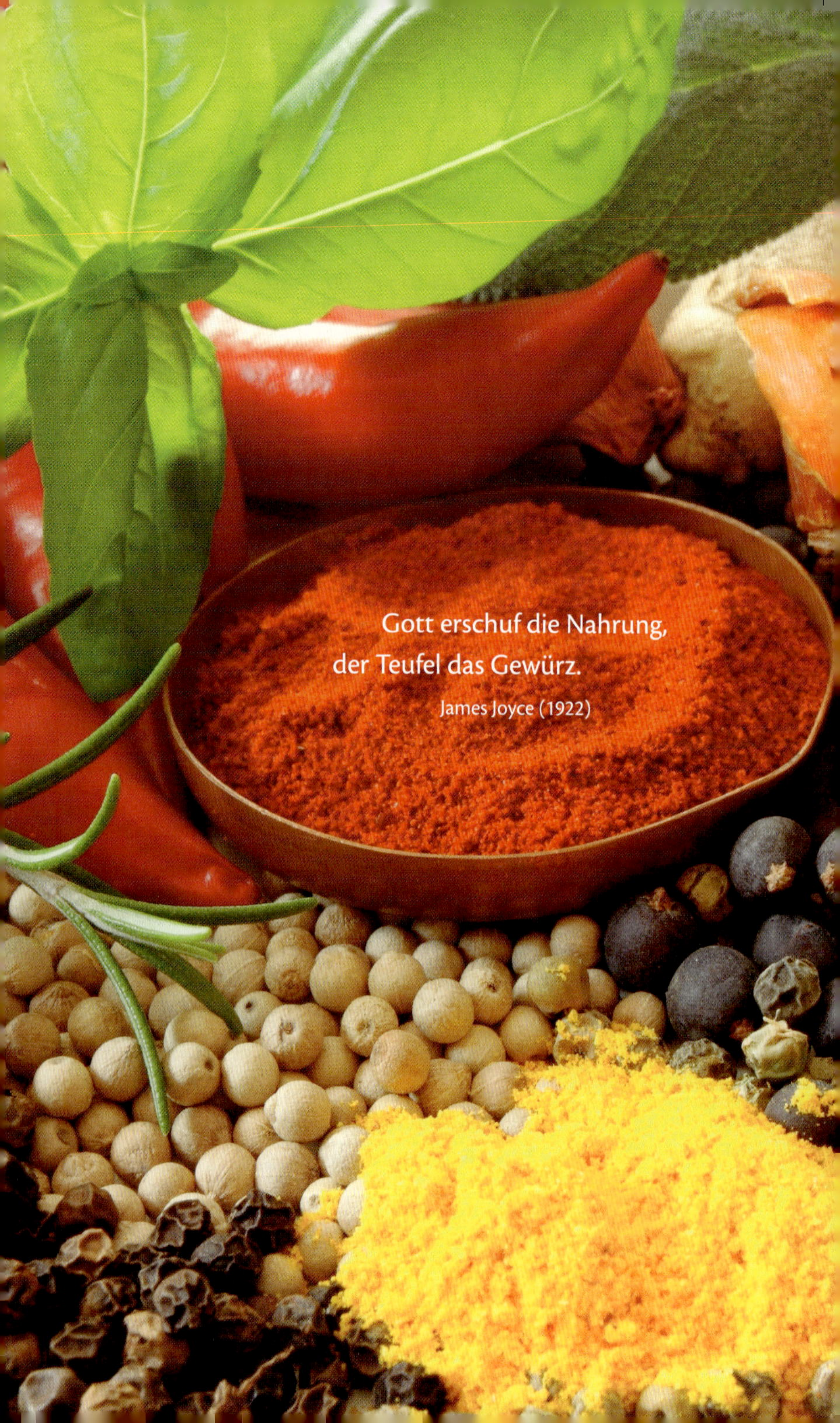

Gott erschuf die Nahrung,
der Teufel das Gewürz.

James Joyce (1922)

Kapitel 9

Gewürze: das Salz in der Suppe der Krebsprävention

In unserer heutigen Zeit, in der Gewürze in der Küche allgegenwärtig sind, ist es für uns kaum vorstellbar, dass diese Zutaten einmal ein ebenso kostbares Gut waren wie Gold oder Öl. Und dennoch versetzte die Entdeckung neuer Gewürze Europa mehr als zwei Jahrtausende lang in Erregung. Sie weckten die Begehrlichkeiten der Könige und waren Beweggrund für die gefährlichsten Reisen, um neue Routen ausfindig zu machen, die den Weg zu diesen Reichtümern ebnen sollten. Ohne diese Gier nach Wohlstand und Macht hätte Vasco da Gama nicht das Kap der Guten Hoffnung umsegelt, und weder Christoph Kolumbus noch Jacques Cartier hätten Amerika entdeckt.

Weshalb die Menschen Gewürzen von jeher eine so große Bedeutung beimessen, bleibt rätselhaft. Manche glauben, dass sie früher vor allem dazu dienten, den faden oder üblen Geschmack von Nahrungsmitteln zu überdecken, insbesondere von Fleisch, das mit Hilfe großer Mengen von Salz konserviert wurde. Andere sehen in Gewürzen eine Art Luxusgut, das den Reichen vorbehalten war und es ihnen ermöglichte, ihren Reichtum und ihren sozialen Status zur Schau zu stellen. Ob es nun aber der Safran war, der bei Neros Einzug in Rom vor seine Füße gestreut wurde, oder auch Pfeffer, Ingwer, Kardamom oder Zucker, mit denen die Advokaten früher für ihre Arbeit entlohnt wurden – ganz gewiss sind Gewürze ein Symbol für Reichtum und Macht (siehe Kasten).

Würzen gegen den Krebs

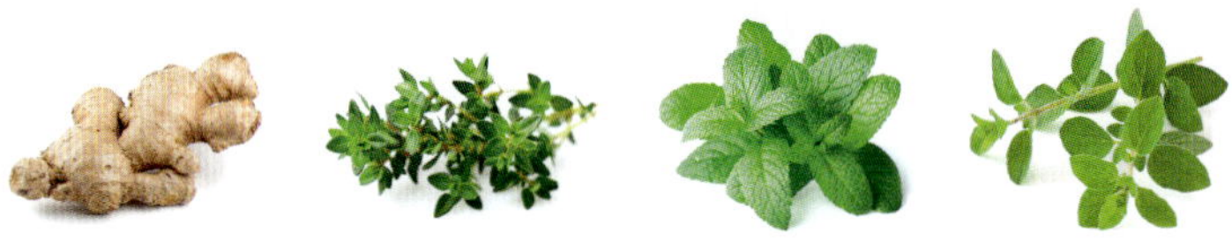

Ingwer Thymian Minze Oregano

Gewürze	Aktive Moleküle
Kurkuma	Curcumin
Ingwer	Gingerol
Chili	Capsaicin
Nelke	Eugenol
Lamiaceae (Lippenblütler)	
Minze, Thymian, Majoran, Oregano, Basilikum, Rosmarin	Ursolsäure
	Perillasäure
	d-Limonen
	Carvacrol
	Thymol
	Carnosol
	Luteolin
Apiaceae (Doldenblütler)	
Petersilie, Koriander, Kreuzkümmel, Fenchel, Anis, Kerbel	Anethol
	Apigenin
	Polyacetylen

Abbildung 56

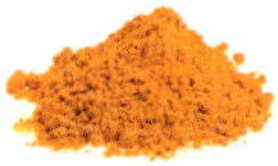
Kurkuma

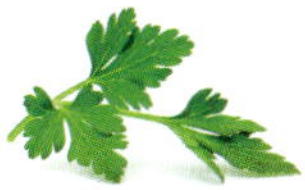
Petersilie

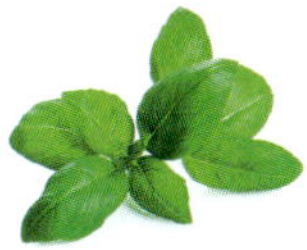
Basilikum

Biologische Aktivität

Entzündungs-hemmend	Krebshemmend	Antimikrobiell
•	•	•
•	•	•
•	•	•
•		•
•	•	•
	•	
•	•	
	•	•
	•	•
	•	
•	•	
•		•
•	•	
•		•

Da Seltenheit eine Voraussetzung dafür ist, dass etwas wertvoll wird, liegt es nahe, dass auch die ferne Herkunft der Gewürze zu ihrer mythischen Überhöhung und ihrer Begehrtheit beitrug. Tatsächlich war eine Reise zur Entdeckung von Gewürzen gleichbedeutend mit einer Reise in den Orient – vor allem nach China oder Indien –, denn eigenartigerweise wird die überwiegende Mehrheit der Gewürze wie Ingwer, Kardamom oder Safran aus Pflanzen gewonnen, die nur in dieser Region der Welt gedeihen. Angesichts des hohen Gehalts an krebshemmenden Inhaltsstoffen, die mit diesen Gewürzen verbunden sind, können wir uns glücklich schätzen, dass wir zu diesen Reichtümern Zugang gefunden haben.

Das englische Wort *spice* sowie das französische *épice* stammt vom Lateinischen *species* ab, was so viel wie »Art« oder »Sorte« bedeutet. Im Mittelalter wurden die Gewürze in speziellen Geschäften verkauft. Im französischen Wort *épicerie* für Lebensmittelgeschäft (und im deutschen Wort *Spezereien,* Anm. d. Ü.) hat sich diese Bedeutung erhalten. Die Dienste eines Anwalts oder Schulden wurden damals üblicherweise mit Pfefferkörnern bezahlt.

Krebshemmende Gewürze

Abgesehen davon, dass Gewürze uns eine Vielzahl von Aromen und Geschmacksnuancen bescheren, enthalten viele in der modernen Küche häufig verwendete Kräuter und Gewürze Verbindungen, die bestimmte, mit der Entwicklung von Krebs verbundene Prozesse beeinflussen können (Abbildung 56). Ein auffälliges Charakteristikum ist ihr hoher Gehalt an entzündungshemmenden Wirkstoffen. Sie können das Entzündungsgeschehen der zellulären Umgebung, in der sich prämaligne Tumoren befinden, eindämmen und diese Mikrotumoren dadurch daran hindern, sich ein für ihr Wachstum günstiges Klima zunutze zu machen. Präkanzeröse Zellen schätzen gut gewürztes Essen also überhaupt nicht!

Kurkuma ist Gold wert!

Kein Gewürz ist so eng mit Krebsprävention verknüpft wie Kurkuma. Kurkuma ist ein leuchtend gelbes Pulver, das durch Zermahlen des getrockneten Rhizoms der Pflanze *Curcuma longa* gewonnen wird, einer mehrjährigen tropischen Pflanze aus der Familie der Ingwergewächse *(Zingiberaceae)*, die hauptsächlich in Indien und Indonesien wächst. Kurkuma hatte in der sozialen, kulinarischen und medizinischen Tradition dieser Länder immer einen wichtigen Stellenwert. Tatsächlich ist kein anderes in diesem Buch vorgestelltes Nahrungsmittel so eng mit der Kultur eines einzigen Landes verknüpft. Auch heute ist Kurkuma ein Grundnahrungsmittel der Inder, die im Durchschnitt 1,5 bis 2 Gramm täglich konsumieren.

Obwohl Kurkuma in Europa bereits relativ lange bekannt ist, fand es nie wirklich Eingang in die kulinarischen und medizinischen Traditionen des Westens. Man schätzte es vor allem seiner Farbe wegen: die Griechen, die damit ihre Kleidung färbten, ebenso sehr wie die Färber des Mittelalters, die durch die Mischung mit Indigo ein sehr schönes Grün erzielten.

In Nordamerika ist Kurkuma bis heute ein recht unbekanntes Gewürz. Abgesehen von seiner Verwendung als Lebensmittelfarbstoff, unter dem nichtssagenden Namen *E 100*, der für die gelbe Farbe beispielsweise in Milchprodukten, Getränken, Süßigkeiten und Senf verantwortlich ist. Allerdings beträgt der Anteil von Kurkuma in Senf höchstens 50 Milligramm auf 100 Gramm, das heißt, man müsste täglich vier Kilo Senf essen, um so viel Kurkuma zu sich zu nehmen wie ein Inder!

Die Heilwirkung von Kurkuma

Kurkuma gehört zu den rund 250 Heilpflanzen, die in einer Reihe medizinischer Abhandlungen bereits ca. dreitausend Jahre vor Christus erwähnt wurden. Sie waren in Keilschrift auf Tontafeln niedergeschrieben und von König Assurbanipal (669–627 v. Chr.) gesammelt worden. Der englische Archäologe R. C. Thompson veröffentlichte sie Mitte des 20. Jahrhunderts unter dem Titel *A Dictionary of Assyrian Botany.*

Das wissenschaftliche Interesse an Kurkuma als Nahrungsmittel mit möglicherweise krebshemmender Wirkung speist sich aus den zahlreichen medizinischen Traditionen, in denen dieses Gewürz allgegenwärtig ist. Kurkuma stellt eine der Hauptzutaten der traditionellen indischen Medizin, der ayurvedischen Heilkunst, dar (aus *ayur:* Leben und *veda:* Wissen). Die ayurvedische Heillehre, wahrscheinlich die älteste medizinische Tradition der Menschheit (die erste Schule wurde 800 v. Chr. gegründet), bildet die Grundlage der wichtigsten traditionellen asiatischen Medizinschulen (der chinesischen, tibetischen und islamischen) und ist in Indien noch immer hoch angesehen, wo sie als wertvolle Alternative zur westlichen Medizin betrachtet wird. In der ayurvedischen Tradition gilt Kurkuma als ein Nahrungsmittel mit reinigenden Eigenschaften und wird bei der Behandlung einer großen Zahl von Störungen eingesetzt – wie etwa bei Verdauungsbeschwerden, Fieber, Infektionen, Arthritis, Durchfall sowie Gelbsucht und anderen Lebererkrankungen.

Die Inder waren nicht die Einzigen, die Kurkuma eine Heilwirkung zusprachen. Auch die chinesische Medizin verwendet Kurkuma zur Behandlung von Leberstörungen, Verstopfung und Blutungen. Besonders beliebt war Kurkuma in der Region Okinawa, der Hauptinsel der Ryukyu-Inselkette im Süden Japans. Dort fand es unter der Bezeichnung *ucchin* während der gesamten Periode des Reichs von Ryukyuan (12.–17. Jahrhundert) ebenso sehr als Heilmittel und Gewürz wie auch als Farbstoff für *takuan*, einen marinierten Rettich, vielfache Verwendung. Nach der Eroberung der Inseln durch den Clan der Satsuma 1609 geriet Kurkuma in Vergessenheit, doch vor Kurzem tauchte es wieder auf und wurde erneut sehr beliebt, besonders als Tee. Die Bewohner von Okinawa sind für ihre hohe Lebenserwartung (86 Jahre bei Frauen und 77 bei Männern) und den überdurchschnittlichen Anteil an Hundertjährigen (34 auf 100 000 Einwohner im Vergleich zu 10 auf 100 000 Einwohner in Amerika) berühmt und führen ihre außergewöhnliche Gesundheit auf *ucchin* als wesentlichen Bestandteil ihrer Ernährung zurück.

Der lateinische Name *curcuma* stammt ohne Zweifel vom arabischen *kurkum* ab, was »Safran« bedeutet. Nicht umsonst wird Kurkuma auch »indischer Safran« genannt. Marco Polo erwähnt 1280 in seinen Erzählungen die Entdeckung einer »Pflanze, die alle Eigenschaften des echten Safran besitzt: den gleichen Duft und die gleiche Farbe, und dennoch ist es kein Safran«. Früher wurde Kurkuma im Französischen auch »terre-mérite« *(terra merita)* genannt, möglicherweise ein Hinweis auf seine ferne Herkunft oder auf seinen Wert. Dieser Begriff ist heute nicht mehr gebräuchlich, doch er bildet die Wurzel der englischen Bezeichnung für Kurkuma, nämlich *turmeric*.

Kurkuma darf nicht verwechselt werden mit Curry. »Curry« ist abgeleitet vom tamilischen *kari* – ein Begriff, der verschiedene Gerichte in einer würzigen Sauce bezeichnet. Dieses Wort wurde allerdings von den britischen Kolonialherren falsch interpretiert und irrtümlich auf die Gewürzmischung angewandt, die bei der Zubereitung dieser Gerichte Verwendung fand. Curry ist also kein Gewürz, sondern vielmehr eine Gewürzmischung, in der allerdings auch große Mengen Kurkuma enthalten sind (20 bis 30 %). Er wird im Allgemeinen kombiniert mit Koriander, Kreuzkümmel, Kardamom, Samen von Bockshornklee und verschiedenen Pfeffersorten (Cayennepfeffer, roter und schwarzer Pfeffer). Allerdings gibt es viele Curry-Mischungen. Insbesondere die Menge des Pfeffers kann sehr stark variieren, was bei unvorsichtigen Tischgenossen gelegentlich zu Schweißausbrüchen führt. Und weil die Inder die niedrigste Alzheimerrate auf der ganzen Welt haben – ein Fünftel so hoch wie im Westen –, laufen sie auch nicht Gefahr, diese Erfahrung zu vergessen.

Vergleich der Krebsraten in Indien und den USA

	Indien	USA
Krebsraten für alle Organe, ausgenommen Hautkrebs	203	644
Brust	19	91
Lunge	11	93
Dickdarm / Rektum	8	72
Prostata	5	104
Eierstock	5	11
Blase	4	28
Leber	4	6
Gebärmutterschleimhaut	2	16
Niere	1,5	17

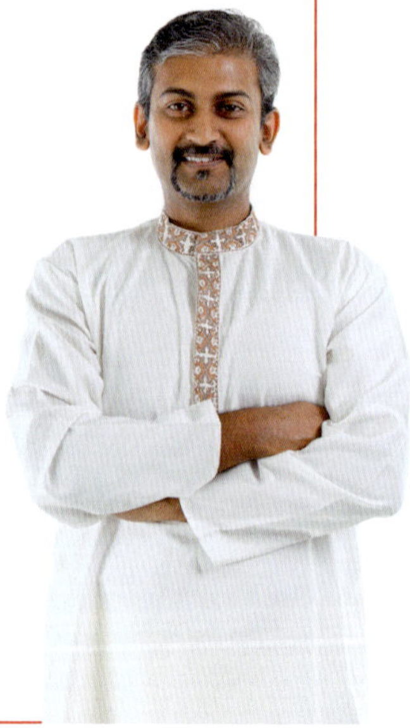

Abbildung 57

Quelle: GLOBOCAN 2000: Cancer Incidence, Mortality and Prevalence Worldwide, 2001

Die krebshemmende Wirkung von Kurkuma: das Curcumin

Innerhalb der wissenschaftlichen Zunft besteht eine gewisse Einigkeit darüber, dass Kurkuma für die riesigen Differenzen zwischen den Häufigkeitsraten für bestimmte Krebsarten in Indien und in den westlichen Ländern, zum Beispiel den Vereinigten Staaten (Abbildung 57), verantwortlich ist und auch die spektakuläre Zunahme der Krebshäufigkeiten nach einer Migration von Indern in westliche Länder erklären kann (Abbildung 58). Diese Hypothese basiert zum einen auf der Tatsache, dass Kurkuma beinahe ausschließlich in Indien verzehrt wird, zum anderen auf einer beeindruckenden Reihe von Ergebnissen aus Laboruntersuchungen über die krebshemmende Wirkung des Hauptbestandteils von Kurkuma, des *Curcumins*.

Curcuminoide, die wichtigsten Moleküle (in etwa 5% der getrockneten Wurzel), sind nicht nur für die gelbe Farbe verantwortlich, sondern auch für die gesundheitsfördernde Wirkung, die mit dem Verzehr dieses Gewürzes verbunden ist. Curcumin, der Hauptbestandteil von Kurkuma (Abbildung 59), weist mehrere pharmakologisch interessante Eigenschaften auf: Es senkt das Thrombose-Risiko, wirkt hypocholesterolämisch und antioxidativ (seine Wirkung ist der von Vitamin E um ein Vielfaches überlegen) und besitzt außerdem ein sehr hohes antikarzinogenes Potenzial.

Die krebshemmende Wirkung des Curcumin bei Versuchstieren im Labor ist eindeutig nachgewiesen: Bei Verabreichung dieses Wirkstoffs an Mäuse war zu beobachten, dass er das Auftreten von Tumoren verhindert, die durch verschiedene Karzinogene erzeugt wurden. Diese Studien haben gezeigt, dass Curcumin bei der Prävention und Behandlung mehrerer Krebsarten wie Magen-, Dünndarm-, Dickdarm-, Haut- und Leberkrebs nützlich sein könnte, und zwar sowohl in der Phase der Initiation als auch in der der Pro-

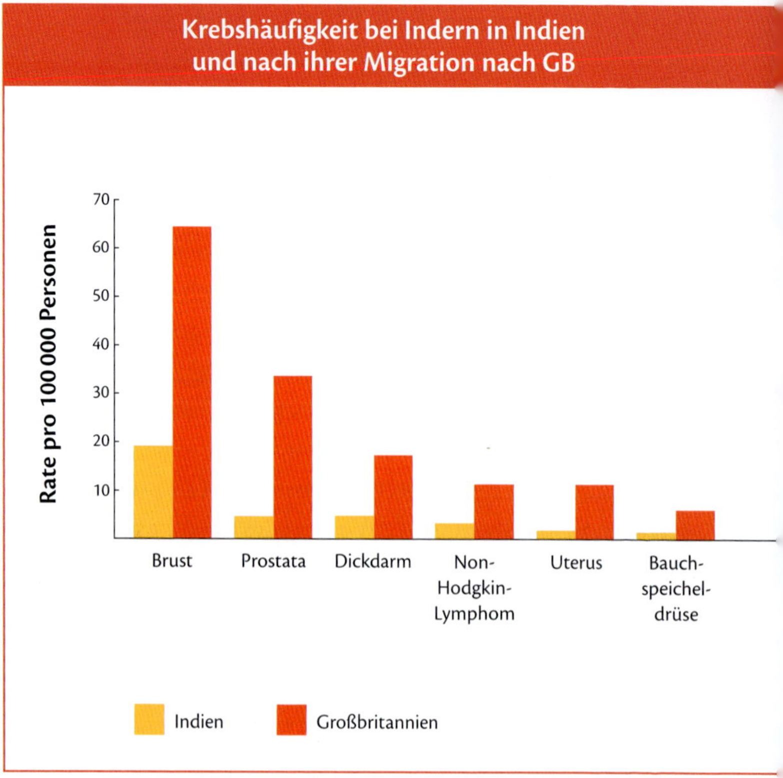

Abbildung 58

motion des Tumors. Diese Ergebnisse stimmen im Übrigen mit den Beobachtungen an im Labor kultivierten Krebszellen überein, bei denen Curcumin das Wachstum einer bemerkenswert hohen Zahl von Zellen aus menschlichen Tumoren blockierte, besonders von Leukämie-, Dickdarm-, Brust- und Eierstockkrebszellen. Diese Wirkung scheint im Allgemeinen durch die Unterbindung bestimmter Prozesse zustande zu kommen, die für das Überleben der Krebszellen notwendig sind, dadurch können sie sich dem Zelltod durch Apoptose nicht mehr widersetzen. Bestimmte Untersuchungen sprechen außerdem dafür, dass Curcumin die Bil-

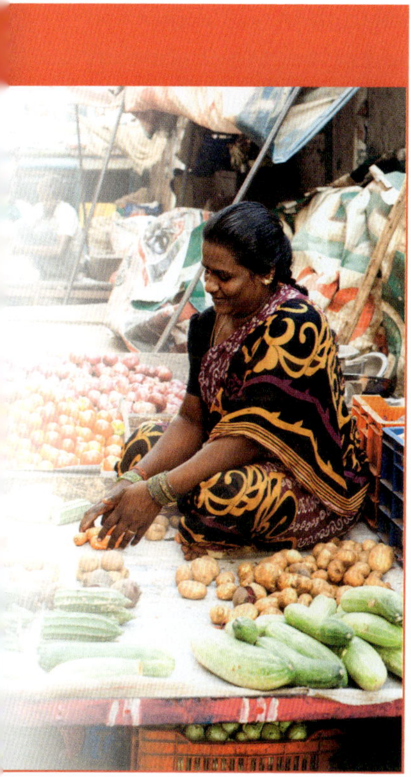

dung neuer Blutgefäße durch Angiogenese verhindert und dadurch den Tumoren ihre Energiequelle raubt.

Mehrere Studien haben dieses präventive Potenzial des Curcumin in experimentellen Versuchsanordnungen belegt, in denen Krebs nicht durch karzinogene Substanzen ausgelöst wurde, sondern durch Faktoren, die mehr mit den alltäglichen Risiken des Menschen zu tun haben. Beispielsweise zeigte sich bei einer transgenen Maus, die spontan Polypen im Magen-Darm-Trakt entwickelte (ein wichtiger Risikofaktor für Dickdarmkrebs), dass die Entwicklung dieser Polypen durch die Verabreichung von Curcumin signifikant verlangsamt werden konnte (40 %). Dieser Effekt des Curcumin ist offenbar in erster Linie auf die Blockade der gefährlichen Progressionsphase der Tumoren zurückzuführen. Das deutet darauf hin, dass bei Menschen, die diese Polypen bereits aufweisen, durch den Verzehr von Kurkuma verhindert werden kann, dass die Polypen zu einem weiter fortgeschrittenen Krebsstadium degenerieren.

Dickdarmkrebs scheint ohnehin eine der Krebsarten zu sein, auf die Curcumin den größten positiven Einfluss hat. Es senkt den Spiegel eines Enzyms namens Cyclooxygenase-2 (COX-2), das für die Produktion von entzündungsfördernden Molekülen verantwortlich ist (Aspirin und die Entzündungshemmer Celebrex und Vioxx sind ebenfalls Inhibitoren dieses Enzyms). Diese Eigenschaft könnte eine positive Wirkung bei Dickdarmkrebs haben, denn alle bisherigen Untersuchungen deuten darauf hin, dass die genannten Entzündungshemmer die Häufigkeit dieser Krebsart senken.

Auch in einer kürzlich erschienenen Studie über die Wirkung von oral eingenommenem Curcumin zeigte sich ein deutlicher Rückgang der Entzündungsmoleküle, die durch COX-2 im Blut der Untersuchungspersonen gebildet wurden. Diese Wirkung ist äußerst interessant, besonders im Lichte neuester Resultate: Sie beweisen, dass die synthetischen Entzündungshemmer schädliche Nebenwirkungen haben, die ihren zukünftigen Einsatz bei der Prävention von Dickdarmkrebs einschränken könnten.

Curcumin

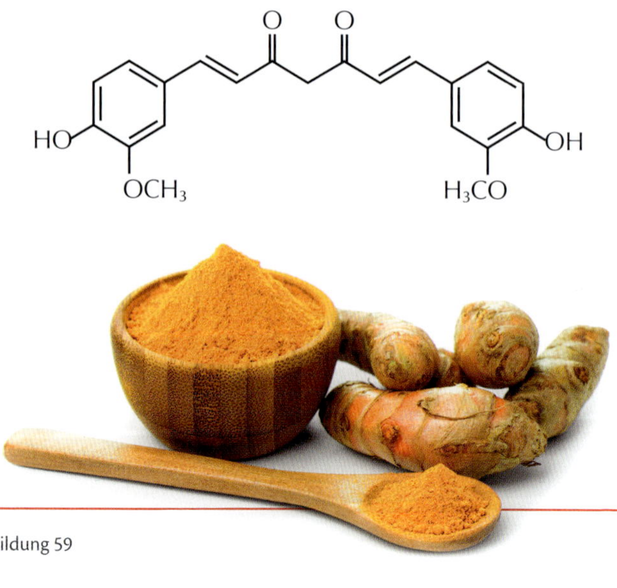

Abbildung 59

Aktuell laufen mehr als zwanzig Studien, die die Wirksamkeit von Kurkuma und Curcumin bei der Behandlung verschiedener Krebsarten (Dickdarm, Brust, Bauchspeicheldrüse, Myelom) erfassen sollen. Die vorläufigen Ergebnisse sind ermutigend, denn Kurkuma und Curcumin rufen selbst in ziemlich hohen Dosierungen keine (oder kaum) Nebenwirkungen hervor, und bestimmte Patienten sprechen auf die Behandlung an. Curcumin verbessert bei Frauen mit fortgeschrittenem Brustkrebs die Reaktion auf eine Chemotherapie. In einer Untersuchung an Patienten mit einem Pankreaskarzinom im Endstadium führte die Verabreichung von Curcumin bei einem Patienten zu einer spektakulären Reduktion des Tumorvolumens (73 %) und stabilisierte die Krankheit. Diese bemerkenswerten Reaktionen verdeutlichen, wie effektiv die krebshemmende Wirkung dieser Substanz ist und wie ungeheuer groß ihr Potenzial in Hinblick auf die Krebsprävention.

Ein Aspekt, der die Wirksamkeit des Curcumin vermeintlich einschränkt, ist seine schwache Bioverfügbarkeit, das heißt, seine geringe Resorption durch den Organismus. Allerdings muss man bedenken, dass ein Molekül des Pfeffers, das Piperin, die Resorption von Curcumin um mehr als das Tausendfache steigert. Diese Eigenschaft kann man sich gewiss zunutze machen, um das Potenzial des Moleküls auszuschöpfen (siehe Abbildung 97). Curcumin wird außerdem besser vom Körper verwertet, wenn es zusammen mit den Wirkstoffen von Ingwer und Cumin (Kreuzkümmel) aufgenommen wird. Möglicherweise ist hier die Volksweisheit einmal mehr der Wissenschaft voraus, denn Pfeffer, Ingwer und Kreuzkümmel waren immer wesentliche Bestandteile des Currys. Eine solche Verbesserung der Bioverfügbarkeit wurde auch bei anderen sekundären Pflanzenstoffen beobachtet: Bei Patienten mit einem hohen Risiko für ein Kolorektalkarzinom aufgrund einer genetisch vererbten Mutation (familiäre adenomatöse Polyposis) ging beispielsweise das Wachstum von präkanzerösen Polypen um sechzig

Prozent zurück, wenn ihnen gleichzeitig Curcumin und Quercetin, ein in vielen Früchten und Gemüsesorten enthaltenes Polyphenol, verabreicht wurde. Alle diese Beispiele veranschaulichen wunderbar das Konzept der kulinarischen Synergie: Der Verzehr eines Nahrungsmittels in einem Gericht kann die Wirkung eines anderen potenzieren.

Krebshemmende Kräuter

Die meisten heute in der Küche verwendeten Kräuter gehören zur Familie der Lippenblütler (Minze, Thymian, Majoran, Oregano, Basilikum, Rosmarin etc.) und der Doldenblütler (Petersilie, Koriander, Kreuzkümmel, Kerbel, Fenchel). Diese Pflanzen stammen mehrheitlich aus dem Mittelmeerraum, wo sie bei der Entstehung der kulinarischen Traditionen dieser Region eine fundamentale Rolle gespielt haben.

Alle Lippen- und Doldenblütler besitzen aufgrund ihres hohen Gehalts an ätherischen Ölen, die Geruchsmoleküle aus der Familie der Terpene enthalten, sehr stark duftende Blätter. Die Terpene wiederum sind in der Lage, das Tumorwachstum zu stören, indem sie die Wirkung vieler Onkogene blockieren, die beim Wachstum von Krebszellen eine Rolle spielen. So stoppen Terpene (Carvacrol, Thymol, Perillaalkohol) die Vermehrung von Krebszellen einer Vielzahl von Tumoren und führen in manchen Fällen sogar zu ihrem Tod. Bei Mäusen mit einer genetischen Prädisposition für Darmkrebs konnte man die Entwicklung dieser Krebserkrankung verhindern, indem man dem Futter Carnosol zufügte (ein besonders in Rosmarin reichlich vorhandenes Terpen), denn Carnosol repariert bestimmte Defekte der Darmzellen, die für diese Krankheit bei der Maus verantwortlich sind. Außerdem muss man festhalten, dass die Kräuter dieser Familie Ursolsäure enthalten, ein

Luteolin

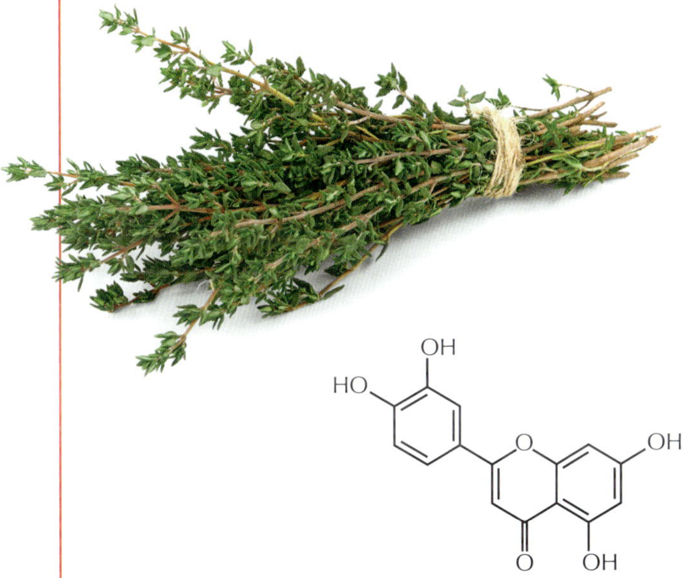

Abbildung 60

multifunktionelles Anti-Krebs-Molekül, das fähig ist, Krebszellen direkt anzugreifen, die Angiogenese zu verhindern und die Produktion von COX-2 zu blockieren und dadurch entzündliche Prozesse zu reduzieren.

Die krebshemmende Aktivität beschränkt sich indes nicht auf die in diesen Kräutern enthaltenen Terpene, denn auch Luteolin (Abbildung 60) und Apigenin, zwei Polyphenole, die besonders reichlich in Thymian, Pfefferminze und Petersilie enthalten sind, weisen eine Vielzahl krebshemmender Eigenschaften auf. Apigenin beispielsweise hemmt die Vermehrung einer beeindruckenden Zahl von Krebszellen, insbesondere von Zelllinien der am weitesten verbreiteten Krebsarten unserer westlichen Gesellschaften: Brustkrebs, Darmkrebs, Lungenkrebs und Prostatakrebs. Obwohl sich Apigenin vollkommen von den anderen Molekülen unterscheidet, die man in Kräutern und Gewürzen findet, gleichen sich die Mechanismen, durch die die krebshemmende Wirkung erreicht wird, in vielerlei Hinsicht, denn auch Apigenin wirkt direkt auf Krebszellen und die Angiogenese. Luteolin und Apigenin verhindern, dass der Wachstumsfaktor PDGF Muskelzellen rekrutiert. Diese sind unverzichtbar für den Aufbau des Blutgefäßnetzes, auf das die Tumoren für ihr Wachstum angewiesen sind. Dieser Hemmeffekt ist umso interessanter, als er schon bei relativ niedrigen Konzentrationen eintritt, ähnlich wie bei Glivec, einem chemotherapeutischen Medikament, das bei der Behandlung bestimmter Krebsarten eingesetzt wird (Abbildung 61).

Eine weitere interessante Untersuchung hat gezeigt, dass die Frauen, die am meisten Apigenin konsumieren, ein um 21 Prozent geringeres Risiko für Eierstockkrebs hatten als diejenigen, die am wenigsten davon zu sich nahmen. Auch wenn Kräuter im Allgemeinen nur in beschränkten Mengen konsumiert werden und infolgedessen keine Hauptlieferanten von Polyphenolen sind, so kann ihr regelmäßiger Verzehr dennoch einen Beitrag zur Krankheitsprävention leisten. So hat sich in manchen Untersuchungen gezeigt, dass Menschen, die viel Petersilie aßen, beachtliche Mengen von Apigenin im Blut akkumulierten, und zwar eine ausreichende Menge, um bestimmte Prozesse zu blockieren, die am Wachstum von Krebszellen beteiligt sind. Apigenin wird außerdem relativ langsam aus dem Organismus ausgeschieden, sodass man auch durch den regelmäßigen Verzehr von Nahrungsmitteln mit einem hohen Gehalt an diesem Molekül (wie Petersilie und Sellerie) einen ausreichend hohen Blutspiegel an Apigenin erreichen kann.

Zusammenfassend lassen die Forschungsarbeiten der vergangenen Jahre darauf schließen, dass viele Kräuter und Gewürze aus den kulinarischen Traditionen der Welt krebshemmende Eigenschaften besitzen. Dieser Effekt ist besonders gut bei Kurkuma nachgewiesen, aber es ist wichtig anzumerken, dass alle Gewürze und Kräuter – Ingwer, Chili, Nelken, Fenchel, Zimt unter anderem – auch Wirkstoffe mit entzündungshemmenden Eigenschaften besitzen,

Ähnlichkeit von pharmazeutischen und nutrazeutischen Wirkstoffen

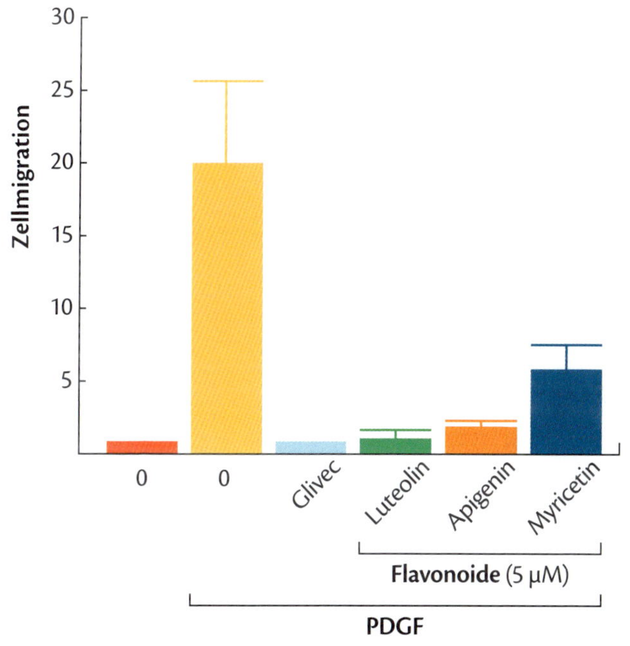

Abbildung 61

die das Potenzial haben, die Entwicklung von präkanzerösen Zellen zu blockieren. Die Verwendung von Kräutern und Gewürzen in der Küche ist also nicht nur essenziell, um den Geschmack unserer täglichen Mahlzeiten zu bereichern, vielmehr fügen wir unseren Nahrungsmitteln dadurch ein Konzentrat von biologisch aktiven Substanzen mit einer wichtigen krebshemmenden Wirkung hinzu. Anders gesagt: Krebsprävention kann auch eine Frage des guten Geschmacks sein!

Zusammenfassung

- Kräuter und Gewürze enthalten entzündungshemmende Moleküle, die zur Verlangsamung des Tumorwachstums beitragen, indem sie ihn daran hindern, sich für seine Entwicklung günstige Bedingungen zunutze zu machen.
- Kurkuma und sein aktiver Hauptbestandteil, das Curcumin, besitzen zahlreiche krebshemmende Eigenschaften, die für die erheblichen Differenzen in der Häufigkeit bestimmter Krebsarten in Indien und Nordamerika verantwortlich sein können.
- Die relativ schwache Bioverfügbarkeit des Curcumin kann durch die Kombination mit Pfeffer, Ingwer und Kreuzkümmel drastisch verbessert werden.

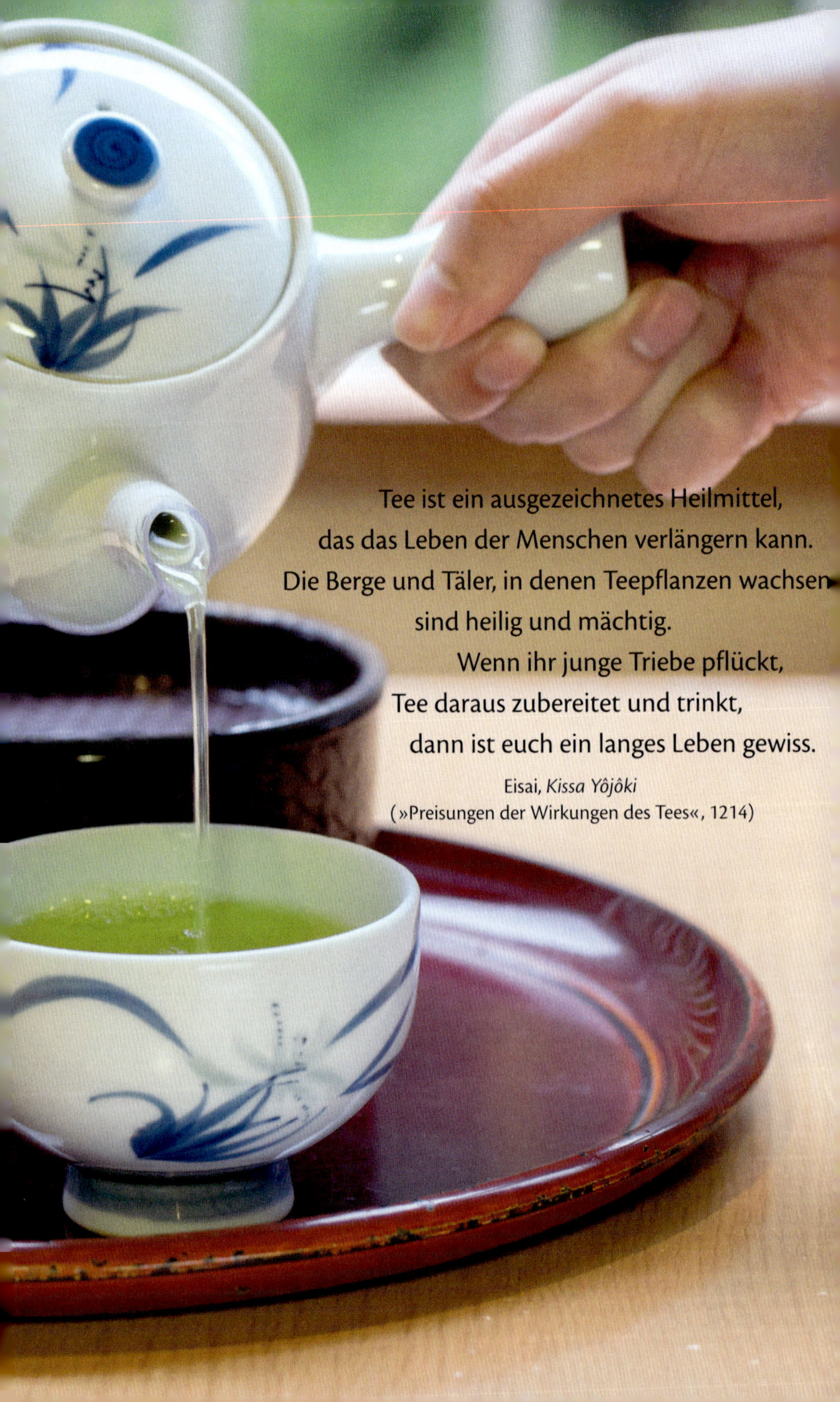

Tee ist ein ausgezeichnetes Heilmittel,
das das Leben der Menschen verlängern kann.
Die Berge und Täler, in denen Teepflanzen wachsen
sind heilig und mächtig.
Wenn ihr junge Triebe pflückt,
Tee daraus zubereitet und trinkt,
dann ist euch ein langes Leben gewiss.

Eisai, *Kissa Yôjôki*
(»Preisungen der Wirkungen des Tees«, 1214)

Kapitel 10

Grüner Tee: sanft zur Seele, hart zum Krebs

Es ist unmöglich, das Konzept der Krebsprävention durch Ernährung angemessen zu erörtern, ohne dabei den grünen Tee zu berücksichtigen. Grüner Tee ist weit mehr als ein Getränk: Er hat sich im Laufe der Jahrhunderte zu einem unverzichtbaren Bestandteil der Traditionen in asiatischen Ländern entwickelt, und das nicht nur in gastronomischer Hinsicht, sondern auch als Mittel zur Vorbeugung und Behandlung von Krankheit.

Bedauerlicherweise ist grüner Tee wie die anderen asiatischen Nahrungsmittel, die wir in diesem Buch vorstellen, im Westen immer noch zu wenig bekannt, und diese relative Unkenntnis erklärt möglicherweise die deutliche Differenz zwischen den Krebserkrankungsraten bei Asiaten und in westlichen Gesellschaften. Wie Sie im Folgenden noch sehen werden, ist grüner Tee eine sehr wichtige Quelle von hochwirksamen krebshemmenden Molekülen. Das macht ihn zu einem Schlüsselelement jeder Ernährungsweise, die sich dem Kampf gegen Krebs verschrieben hat. Und als wäre das nicht genug: Diese Medizin schmeckt auch noch ganz köstlich!

Die Ursprünge des Tees

Die Entdeckung des Tees dürfte aller Wahrscheinlichkeit nach das Ergebnis zahlloser Versuche der Menschheit sein, Pflanzen mit besonderen Heilwirkungen zu finden. Der chinesischen Legende zufolge geht diese Entdeckung auf die Zeit des Kaisers Shen Nong 5000 Jahre vor Christus zurück. Dieser ließ Wasser abkochen, um es zu reinigen, und sah, wie der Wind einige Blätter in das heiße Wasser fallen ließ. Verblüfft von der Farbe und dem aufsteigenden Duft beschloss der Kaiser, das Gebräu zu probieren, und entdeckte überrascht ein hocharomatisches Getränk, das noch viele andere Vorzüge hatte.

Viele Historiker datieren die Entdeckung des Tees auf erst wenige Jahrhunderte vor unserer Zeitrechnung zurück. In den Werken des Konfuzius (551–479 v. Chr.) wie auch in denen aus der Han-Periode (206 v. Chr. – 220 n. Chr.) wird er wiederholt erwähnt, allerdings beschränkte sich seine Verwendung damals auf medizinische Zwecke. Erst später wurde Tee Bestandteil des täglichen Lebens, besonders während der Tang-Dynastie (618–907), während der er sowohl als Genussmittel als auch wegen seiner Heilwirkung zum Alltagsgetränk avancierte. In dieser Zeit entwickelten sich der Teeanbau und die Teeherstellung zu einer ebenso edlen Kunst wie Kalligraphie, Malerei und Poesie. Bis zum Ende des 8. Jahrhunderts gewann Teetrinken eine so große Bedeutung, dass Tee sogar besteuert wurde. So legten die Chinesen den Grundstein für eine Praxis, die einige Jahrhunderte später von den Briten wieder aufgegriffen wurde und gravierende Folgen für die Stabilität ihres Empires hatte. Denn um ihre Einnahmen aufzubessern, begingen die Briten den Fehler, bestimmte Lebensmittel wie Tee, die an ihre Kolonien verkauft wurden, mit horrenden Steuern zu belegen. Das rief den Zorn der amerikanischen Kolonie hervor, der sich 1773 in der Vernichtung von 342 Kisten Tee Bahn brach, die englische Schiffe im Hafen von Boston gelöscht hatten. Die »Boston Tea Party« gilt übrigens bis heute als erster Schritt auf dem Weg zur Unabhängigkeit der Vereinigten Staaten.

Auch Japan trug entscheidend zum Aufschwung des Tees bei – heute werden dort die besten grünen Tees hergestellt. Obwohl der

Teeanbau bereits im 7. Jahrhundert eingeführt wurde, breitete er sich erst im 12. Jahrhundert aus, um dem Tee allmählich die zentrale Stelle einzuräumen, die er heutzutage für die japanische Kultur hat. Nichts veranschaulicht die Bedeutung des Tees in dieser Kultur besser als der *chanoyu* – die formelle, rituelle Teezeremonie, die auf den Werten der Harmonie, des Respekts, der Reinheit und Gelassenheit basiert. Auch wenn diese Zeremonie heutzutage nicht mehr so weit verbreitet ist, so durchdringt der Geist des *chanoyu* doch noch immer die enge Beziehung zwischen den Japanern und dem grünen Tee.

Die Herstellung von Tee

Grüner Tee. Grüne Tees werden am wenigsten behandelt und bis heute großenteils handwerklich hergestellt. Für die Herstellung dieser Teesorten sind nur drei Schritte notwendig. Jeder von ihnen ist von entscheidender Bedeutung für die Qualität des Endprodukts: Der erste Schritt besteht in einem kurzen Rösten oder Dämpfen der frisch geernteten Blätter, wodurch die für die Fermentierung verantwortlichen Enzyme innerhalb weniger Sekunden deaktiviert werden und die ursprüngliche Farbe der Blätter erhalten bleibt. Nachdem die Blätter abgekühlt und getrocknet wurden, werden sie zu kleinen Kugeln gerollt: Durch das Rollen werden die Blattzellen aufgebrochen und die Aromen freigesetzt. Anschließend werden sie getrocknet, indem die Blätter zu immer kleineren Kügelchen gerollt werden, bis sie die Form einer Nadel annehmen. Alle diese Etappen, vom Pflücken bis hin zur Behandlung der Blätter, sind maßgeblich für die Qualität des Endprodukts. In direkter Sonne angebaute Tees, sogenannte *sencha,* sind beispielsweise erfrischender, während die im Schatten angebauten, *gyokuro,* süßer sind. Die erste Ernte im

Mai liefert die feinsten und zartesten Blätter und dient der Herstellung von *sencha* und *gyokuro.* Die Sommerernte liefert einen kräftigeren Tee, den *bancha,* der weniger Koffein enthält. Gyokuro-Tees gelten vielfach als die besten grünen Tees der Welt.

Schwarzer Tee. Die Herstellung von schwarzem Tee ähnelt der von grünem Tee, nur liegt die Phase des Röstens am Ende des Herstellungsverfahrens anstatt zu Beginn desselben. Zuerst lässt man die Blätter welken, indem man sie Hitze aussetzt, um ihren Wassergehalt zu reduzieren und das Enzym Polyphenoloxidase freizusetzen, das für die Fermentation (Oxidation) der Blätter verantwortlich ist. Anschließend werden sie gerollt, um die Zellen aufzubrechen, darauf folgt die Fermentation, eine Reaktion, in deren Verlauf die Polyphenole in schwarze Pigmente umgewandelt werden. Durch die Endphase des Röstens wird der Fermentationsprozess gestoppt und das Enzym deaktiviert, zugleich wird die überschüssige Feuchtigkeit ausgeschieden. Wie beim grünen Tee ist auch die Qualität des schwarzen Tees direkt vom handwerklichen Können des Herstellers abhängig. *Darjeeling,* einer der bekanntesten schwarzen Tees, ist zugleich einer der wenigen schwarzen Tees, die noch einen nennenswerten Anteil an Catechinen enthalten – den krebshemmenden Wirkstoffen des Tees.

Oolong-Tee. Dieser Tee, der weniger verbreitet ist als die beiden anderen, ist ein »halb fermentierter« Tee. Seine Herstellung gleicht der des schwarzen Tees, doch die Fermentierungsphase ist kürzer. Insofern nimmt dieser Tee eine Mittelstellung zwischen grünem und schwarzem Tee ein. Oolong-Tee aus Formosa (Taiwan) ist etwas dunkler als chinesischer und die gesuchteste Sorte.

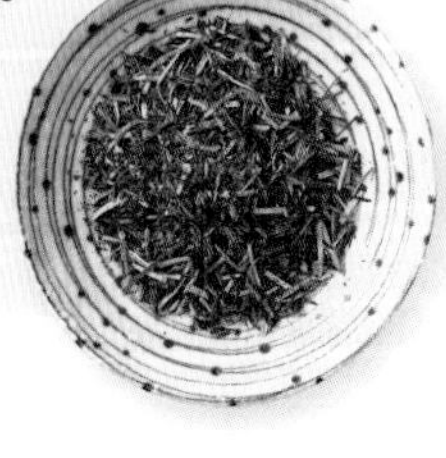

Grüner und schwarzer Tee

Tee wird aus den jungen Trieben des Strauchs *Camellia sinensis* hergestellt, einer tropischen Pflanze, die ursprünglich wohl in Indien beheimatet war und über die Seidenstraße in China eingeführt wurde. Im Wildzustand kann diese Pflanze die Ausmaße eines Baumes erreichen, kultiviert wird sie jedoch als Strauch. Einerseits, um die Ernte zu erleichtern, andererseits, um die Bildung junger Blatttriebe zu fördern. Wie im Kasten ausgeführt, werden die drei Hauptteesorten, grüner, schwarzer und *Oolong* allesamt aus den Blättern von *C. sinensis sinensis* (oder *C. sinensis assamica* in Indien) gewonnen, doch sie unterscheiden sich in den Verfahren, mit denen die Blätter getrocknet werden.

Tee ist, natürlich nach Wasser, das populärste Getränk der Welt: 15 000 Tassen Tee werden in jeder Sekunde auf der Erde getrunken, das entspricht 500 Milliarden Tassen Tee pro Jahr, durchschnittlich 100 Tassen Tee pro Einwohner. Heute erfreut sich die schwarze Variante des Tees mit 78 Prozent des Weltkonsums der größten Beliebtheit, während nur 20 Prozent der Teetrinker dem grünen Tee den Vorzug geben. Schwarzer Tee ist vor allem im Westen beliebt, er macht dort 95 Prozent des Teekonsums aus, während er umgekehrt in Asien, das dem ursprünglichen grünen Tee treu geblieben ist, extrem selten ist. 95 Prozent des schwarzen Tees in Asien werden in Indien getrunken. Allerdings ist dieses Phänomen relativ neu und stark von der britischen Kolonialvergangenheit des Landes beeinflusst.

Trotz ihres gemeinsamen Ursprungs ist die chemische Zusammensetzung von grünem und schwarzem Tee vollkommen unterschiedlich. Während der Fermentationsphase bei der Herstellung von schwarzem Tee vollziehen sich nämlich dramatische Veränderungen in der Natur der Polyphenole, die ursprünglich in den Teeblättern vorhanden sind: Sie oxidieren und werden zu schwarzen

Pigmenten umgewandelt, den sogenannten Theaflavinen. Diese Transformation hat gravierende Folgen für die Krebsprävention, denn die im frischen Teeblatt vorhandenen Polyphenole besitzen eine anti-kanzerogene Wirkung, und ihre Oxidation bewirkt die fast vollständige Eliminierung dieses krebshemmenden Potenzials. Unter dem Gesichtspunkt der Krebsprävention besitzt grüner Tee folglich einen gewaltigen Vorsprung vor der oxidierten Variante, dem schwarzen Tee. Bedenkt man diese bedeutsamen Unterschiede der chemischen Eigenschaften, ist es nur logisch anzunehmen, dass eine Veränderung des Teekonsums erhebliche Auswirkungen auf die Zahl der Krebsfälle im Westen haben könnte. Tatsächlich hat grüner Tee bereits sehr früh Eingang in westliche Ernährungsgewohnheiten gefunden. Die Gründe für die Bevorzugung von schwarzem Tee waren in erster Linie politischer und ökonomischer Natur und nicht etwa eine wie auch immer geartete Aversion des Westens gegenüber grünem Tee.

Der Tee, der um 1600 wahrscheinlich durch portugiesische Händler in Europa eingeführt wurde, war mit Sicherheit in der Hauptsache grüner Tee, denn die für die Herstellung von schwarzem Tee (den die Chinesen »roten« Tee nennen, *hong cha*) notwendigen Fermentierungstechniken waren erst während der Ming-Dynastie (1368–1644) in China aufgekommen und noch nicht sehr verbreitet. Man kann allerdings vermuten, dass die langen Seereisen in die Einfuhrländer die empfindlichen Geschmackseigenschaften des grünen Tees veränderten (die erste Teelieferung nach Kanada 1716 brauchte mehr als ein Jahr, bis sie im Hafen eintraf). Der robustere schwarze hingegen konnte ohne sonderliche Geschmacksveränderungen lange Entfernungen zurücklegen, was auf Dauer zu einer Bevorzugung des schwarzen Tees führen musste.

Dennoch blieb grüner Tee bis zur Mitte des 19. Jahrhunderts eine sehr gesuchte Delikatesse und erzielte aufgrund seines Aussehens höhere Preise als schwarzer Tee. Doch als die chinesischen

Erzeuger erkannten, dass das Aussehen des Tees die Verkaufszahlen in die Höhe treiben konnte, verfielen sie auf die eigenartige Idee, die grüne Farbe der Blätter durch Hinzufügen bestimmter chemischer Verbindungen (wahrscheinlich Kupfersalze) während der Herstellung zu intensivieren. Der auf diese Entdeckung folgende Skandal führte zur endgültigen Abkehr der Briten vom grünen Tee. Er ist im Übrigen bis heute nicht auf dem englischen Markt zu finden, obwohl England die größte Teetrinker-Nation ist. Die Kolonisierung Indiens durch die Engländer führte dort später zur Verbreitung der Teekultur in großem Maßstab und festigte endgültig die Vormachtstellung des schwarzen Tees in Europa. Indien ist bis heute mit einem Anteil von 38 Prozent an der Weltproduktion der Haupterzeuger von schwarzem Tee.

Ein Anknüpfen an die alte Tradition des grünen Tees ist wünschenswert, denn er ist hinsichtlich seiner krebshemmenden Eigenschaften wirklich eine Klasse für sich. Allein schon der Ersatz von schwarzem durch grünen Tee könnte einschneidende Folgen für die Krebsraten der westlichen Länder haben.

Die krebshemmenden Eigenschaften von grünem Tee

Tee ist ein komplexes Getränk, das aus mehreren Hundert verschiedenen Molekülen besteht, die ihm sein Aroma, seinen Geschmack und seine typische Adstringenz verleihen (Abbildung 62). Ein Drittel des Gewichts eines Teeblatts setzt sich aus einer Untergruppe von Polyphenolen, den *Flavanolen,* zusammen, besser bekannt als *Catechine* – und diese Moleküle sind die Hauptverantwortlichen für das krebshemmende Potenzial des grünen Tees.

Wie alle anderen Polyphenole sind auch die Catechine komplexe Moleküle, die eine äußerst wichtige Rolle in der Physiologie der Pflanze spielen, denn sie besitzen antifungale (pilztötende, Anm. d. Ü.) und antibakterielle Eigenschaften, die der Pflanze helfen, sich gegen das Eindringen einer großen Anzahl pathogener Stoffe zu wehren. Grüner Tee enthält mehrere Catechine, darunter EGCG oder Epigallocatechingallat, den Star mit dem größten anti-karzinogenen Potenzial unter den Catechinen (Abbildung 63).

Es ist wichtig festzustellen, dass der Gehalt von Catechinen in grünem Tee je nach Anbauort, Erntezeit und Herstellungsverfahren enorm variiert. Anders gesagt, das bloße Etikett »Grüner Tee« auf einem Produkt beweist nicht notwendig, dass dieses große Mengen an krebshemmenden Wirkstoffen enthält. Bei unseren Analysen mehrerer Sorten von grünem Tee stellten wir beispiels-

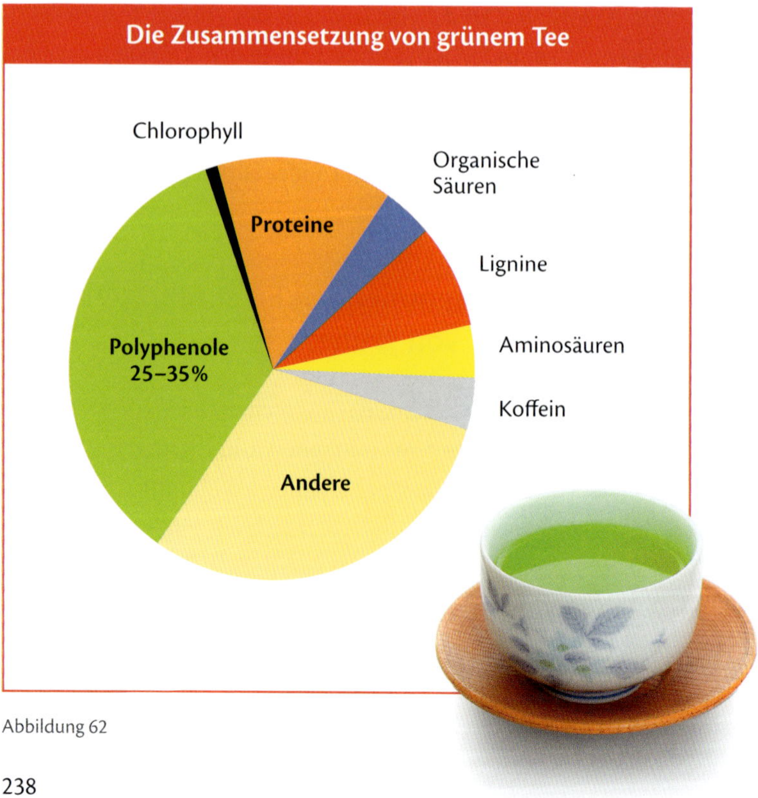

Abbildung 62

Die wichtigsten Polyphenole in grünem Tee

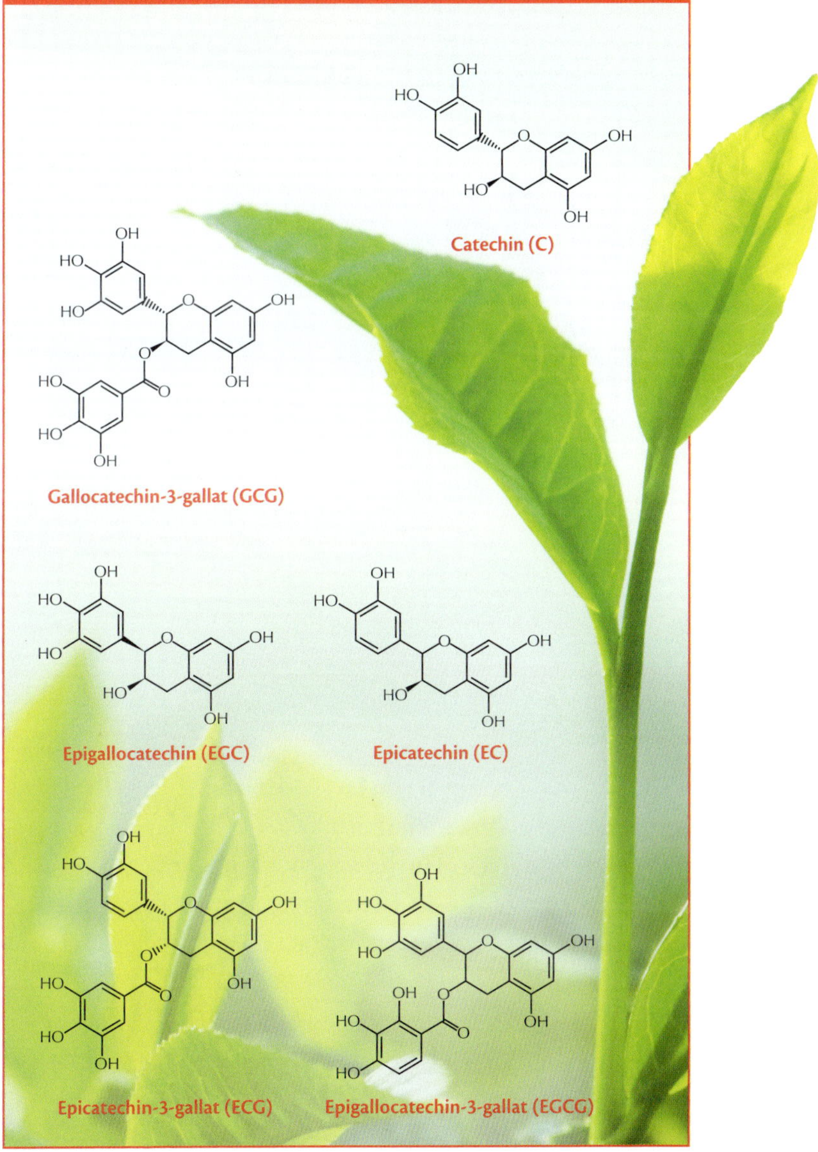

Abbildung 63

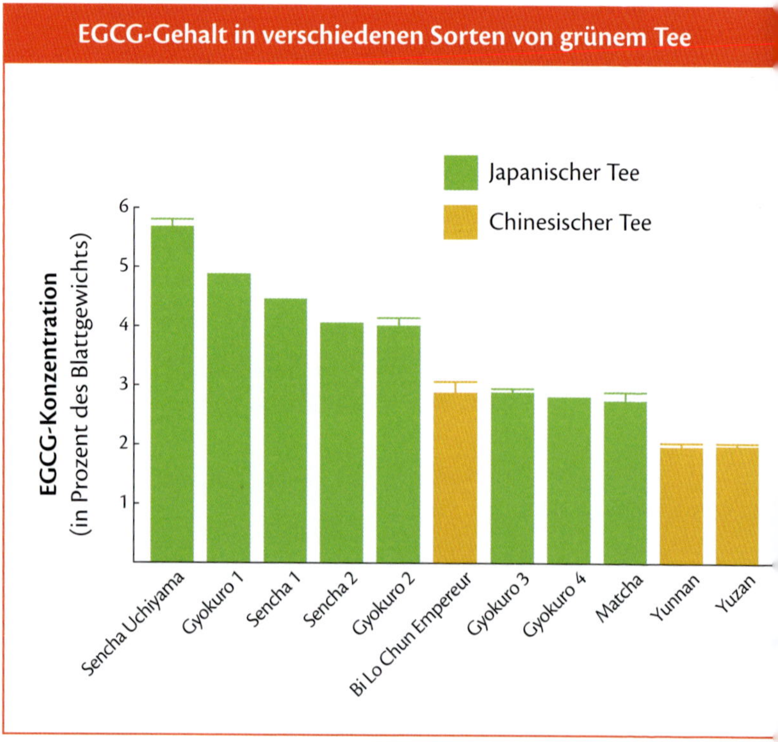

Abbildung 64

weise fest, dass der Anteil von EGCG, der beim Ziehen freigesetzt wird, sehr große Schwankungen aufweist (Abbildung 64. Die Ziffern hinter den Teesorten verweisen auf die Erntezeit im Jahr: 1 = die erste Ernte, 4 = die letzte Ernte, Anm. d. Ü.). Grüne Tees aus Japan enthalten in der Regel weitaus mehr EGCG als solche aus China.

Auch die Zeit, in der die Blätter im heißen Wasser ziehen, ist ein wichtiger Faktor für den Gehalt an Polyphenolen. Zieht der Tee weniger als fünf Minuten, dann werden nur 20 Prozent der Catechine freigesetzt, die nach einer Ziehzeit von acht bis zehn Minuten normalerweise frei werden. Ein Tee von mittelmäßiger Qualität, der

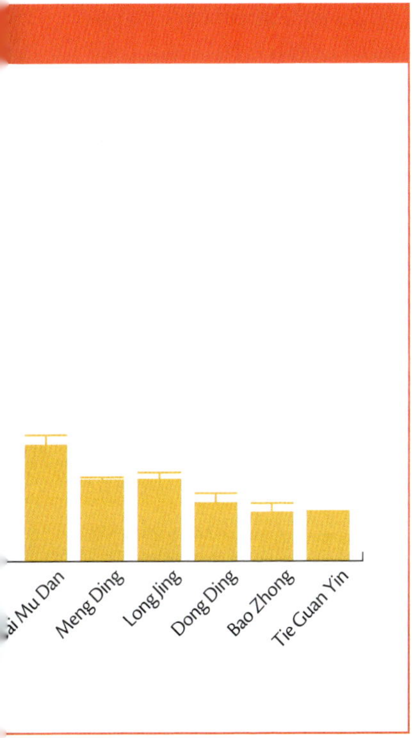

nur kurz gezogen hat, kann also beinahe 60-mal weniger Polyphenole enthalten als ein hochwertiger Tee, der lange genug ziehen konnte (Abbildung 65). Es versteht sich von selbst, dass diese enormen Schwankungen beträchtlichen Einfluss auf die präventive Wirkung des grünen Tees haben.

Die große Schwankungsbreite in der Zusammensetzung von grünem Tee erschwert auch jede Analyse seiner möglichen Schutzwirkung bei Krebs auf der Basis epidemiologischer Untersuchungen. Dennoch deuten mehrere Untersuchungen aus den letzten Jahren auf eine positive Wirkung von grünem Tee bei der Krebsprävention hin (Abbildung 66), wobei dieser Effekt am ausgeprägtesten bei Mund-, Dickdarm- und metastasiertem Prostatakrebs zu sein scheint. In Hinblick auf Letzteren hat eine Untersuchung gezeigt, dass der regelmäßige Genuss von grünem Tee (aber nicht von schwarzem) zu einer Akkumulation von Polyphenolen im Gewebe der Prostata, zu einem Rückgang des entzündungsfördernden Proteins NF-κB und einem Rückgang des prostataspezifischen Antigens, einem Marker für diese Krankheit, führt. Auch bei Brust-, Leber-, Blasen-, Lungen- und Magenkrebs wurde eine gewisse Schutzwirkung beobachtet. Wahrscheinlich sind diese Unterschiede zum großen Teil auf die extremen Schwankungen im Polyphenol-Gehalt des grünen Tees zurückzuführen. Zukünftige Untersuchungen, die das krebshemmende Potenzial von grünem Tee eindeutig nachweisen wollen, sollten daher die reale Aufnahme an Polyphenolen erfassen und nicht die Menge des konsumierten Tees. In diesem Zusammenhang ist auch interessant, dass bei der Messung der Catechine und ihrer Stoffwechselprodukte im Urin die Untersuchten, die die größten Mengen dieser Moleküle ausscheiden (und folglich am stärksten ihrer krebshemmenden Wirkung ausgesetzt waren) ein um 60 Prozent niedrigeres Risiko für Darmkrebs haben.

Doch schon jetzt sprechen viele Gründe dafür, dass der Konsum von grünem Tee das Krebsrisiko erheblich senken kann. Bei Zellkulturen im Labor wurde festgestellt, dass EGCG das Wachstum mehrerer Krebszelllinien hemmt, darunter Zellen aus menschlichen Leukämien, Erythroleukämien, Nieren-, Haut-, Brust-, Mund- und Prostatakrebs. Diese Effekte sind vermutlich wesentlich. Denn in Tierversuchen hat sich gezeigt, dass grüner Tee die Entwicklung vieler durch Karzinogene verursachte Tumoren verhindert, besonders bei Haut-, Brust-, Lungen-, Speiseröhren-, Magen- und Darmkrebs. Diese Schutzwirkung beschränkt sich aber offenbar nicht

Unterschiede im Polyphenolgehalt von grünem Tee

	mg Polyphenol in einer Tasse
Tie Guan Yin-Tee nach 2 Minuten Ziehen	9
Gyokuro-Tee nach 10 Minuten Ziehen	540

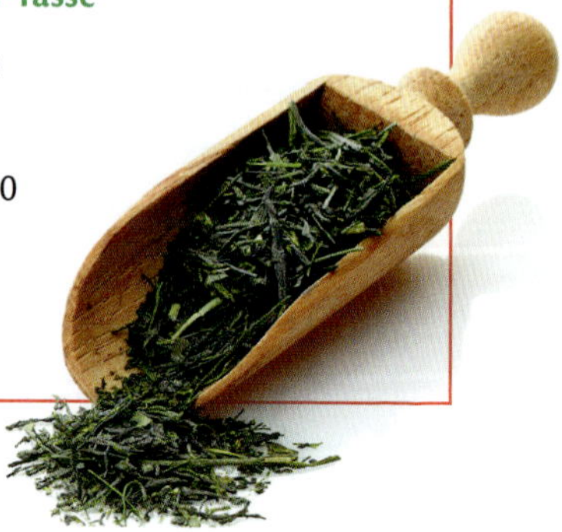

Abbildung 65

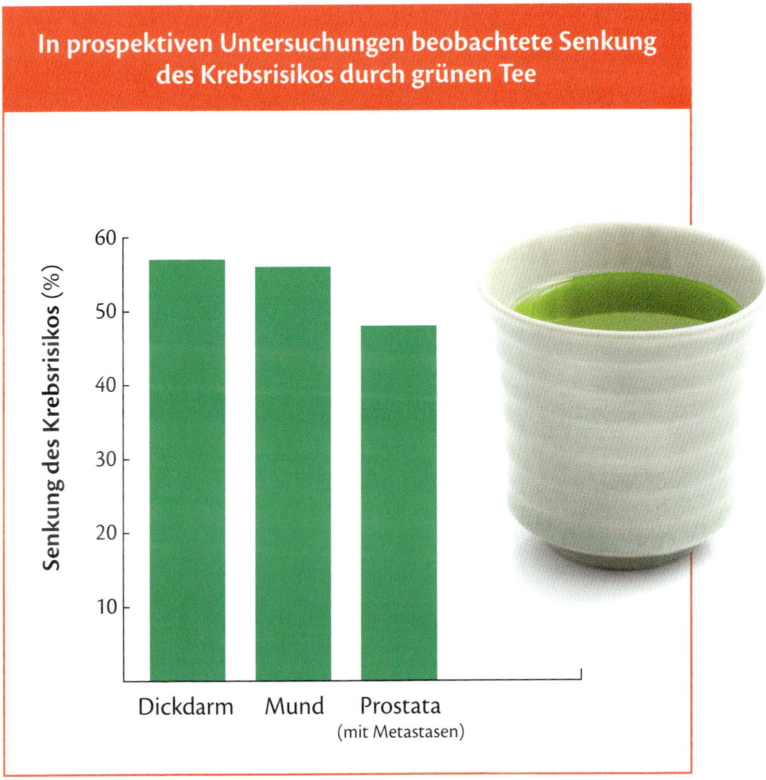

Abbildung 66

nur auf Tumoren, die durch Karzinogene ausgelöst wurden: Verabreicht man transgenen Mäusen, die spontan ein Prostatakarzinom entwickelten, grünen Tee im Futter, wird das Wachstum dieser Tumoren dadurch beträchtlich eingeschränkt – und das bereits bei Mengen, die Menschen durch den regelmäßigen Konsum von grünem Tee zu sich nehmen können.

Ein Wirkungsmechanismus des grünen Tees, der vielleicht am meisten zur Hemmung des Tumorwachstums beiträgt, ist sein extrem hoher Einfluss auf den Prozess der Angiogenese (Neubildung von Blutgefäßen, Anm. d. Ü.). Unsere Arbeiten haben gezeigt, dass

EGCG von allen bisher identifizierten, in Nahrungsmitteln natürlich vorhandenen Molekülen die stärkste Blockadewirkung auf den VEGF-Rezeptor hat. Dieser nimmt bei der Auslösung der Angiogenese eine Schlüsselrolle ein. Das Interessanteste daran ist, dass diese Hemmung des Rezeptors sehr schnell erfolgt und dafür schon geringe Konzentrationen des Moleküls genügen, die problemlos durch den Konsum einiger Tassen grünen Tees pro Tag erreicht werden können. Die Hemmung der Angiogenese stellt folglich mit Sicherheit einen der wichtigsten Mechanismen dar, durch die grüner Tee zur Krebsprävention beitragen kann.

Man kann die Geschichte nicht neu schreiben, aber wenn man alle krebshemmenden Eigenschaften des grünen Tees kennt, dann kann man sich des Gedankens nicht erwehren, dass der Krebs vielleicht weniger schwer auf unseren Ländern lasten würde, wenn der Westen seine Vorliebe für grünen Tee bewahrt hätte, anstatt ihn durch schwarzen zu ersetzen. Doch die Situation ist ja durchaus umkehrbar: Denn die Liebhaber von schwarzem Tee, die neugierig genug sind, um jenseits ihrer Gewohnheiten zu experimentieren, werden angenehm überrascht sein vom appetitlichen Aussehen des grünen Tees, von seinem durstlöschenden Geschmack und geringen Koffeingehalt (ein Viertel von dem des schwarzen Tees). Grüner Tee kann weit mehr sein als ein schlichter Bestandteil der Ernährung – er kann die »Seele« dieser Ernährungsweise werden, ein Symbol für die Leichtigkeit und das Vergnügen, mit dem wir dem Organismus unaufgeregt und ohne Aufwand seine tägliche Dosis krebshemmender Wirkstoffe zuführen können. Der große Teemeister Sen-no-Rikyu (1522–1591) sagte, der Weg des Tees sei nichts anderes als dies: »Zuerst kochst du Wasser, dann machst du den Tee und dann trinkst du ihn.« Nach allem, was wir inzwischen erfahren haben, könnten wir als Viertes hinzufügen: »Und so bekämpfst du den Krebs.«

Zusammenfassung

- Im Unterschied zum schwarzen Tee enthält grüner Tee große Mengen an Catechinen, also Molekülen, die eine Vielzahl krebshemmender Eigenschaften besitzen.
- Um einen maximalen Schutzeffekt zu erzielen, wählen Sie besser japanischen Grüntee, der mehr krebshemmende Wirkstoffe enthält, und lassen Sie den Tee 8 bis 10 Minuten ziehen, damit die Moleküle für den Körper verfügbar werden.
- Trinken Sie immer frisch gebrühten Tee (vermeiden Sie Thermoskannen) und verteilen Sie Ihre drei Tassen über den Tag.

Von deinen Himbeer-Erdbeerdüften,
Vom Fleisch versüßt!
Du lachst den gaunerischen Lüften,
Die dich geküsst.

Arthur Rimbaud,
Ninas Antwort (1890)

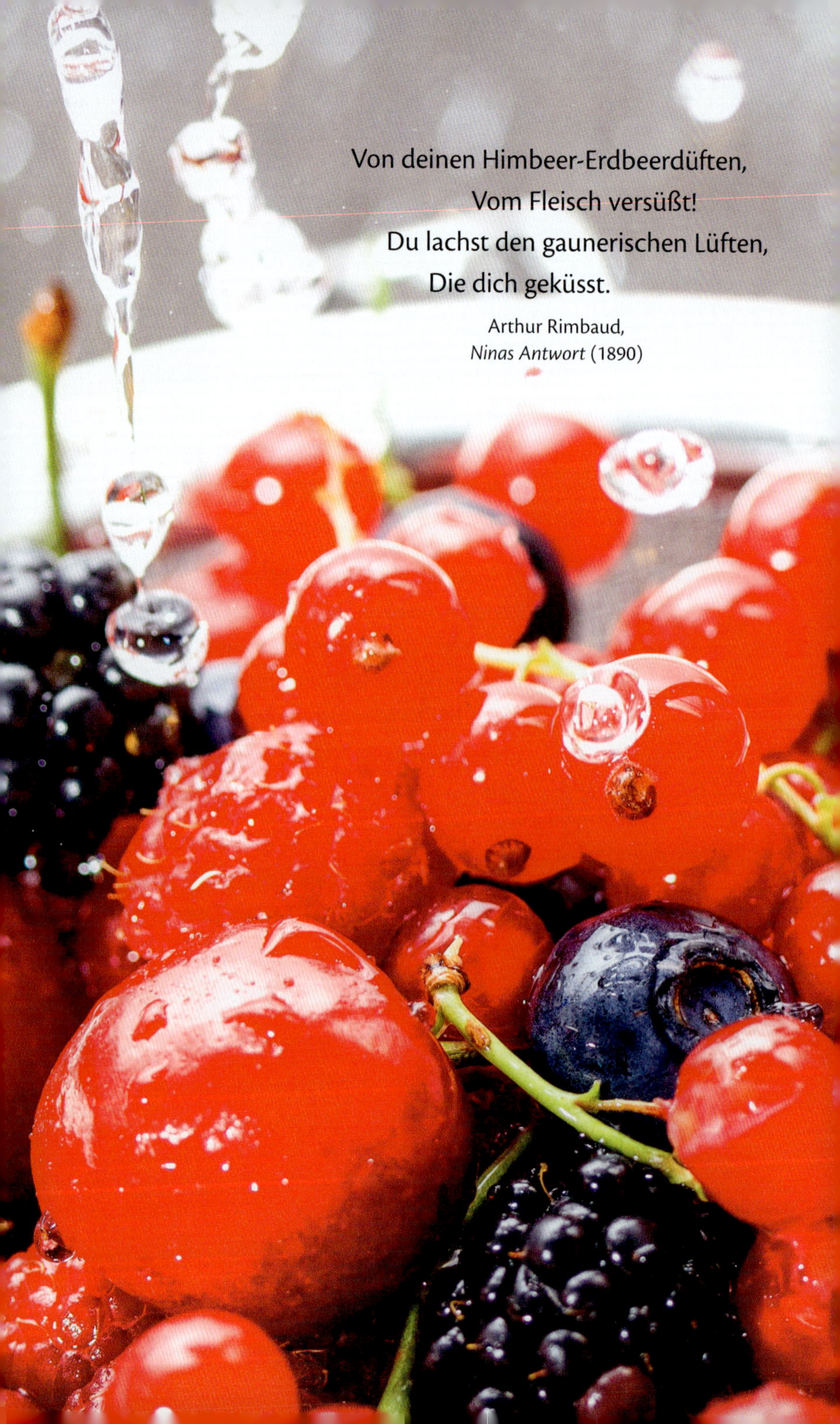

Kapitel 11

Die Liebe zu den Beeren

Die Beeren – mit ihren köstlichen Aromen, ihren leuchtenden Farben und ihren raffinierten Geschmacksnuancen ein Synonym für Leichtigkeit und Frische – gehören zu einer sehr kleinen Gruppe von Nahrungsmitteln, die ihren Platz in der menschlichen Ernährung der Begeisterung verdanken. Einer Begeisterung, die man mehr ihrem Aroma und ihrem erlesenen Geschmack entgegenbringt als ihrem potenziellen Nährwert. Wenn Sie verrückt nach Beeren sind, werden Sie nun vielleicht überrascht feststellen, dass diese köstlichen Früchte eine wahre Schatzkammer phytochemischer Wirkstoffe mit krebshemmenden Eigenschaften sind. Woran man sieht, dass etwas, das gut schmeckt, auch gut für die Gesundheit sein kann!

Die Himbeere

Die Himbeere, deren Name vom althochdeutschen *hintperi* (zu *hinta,* Hirschkuh, also Beere der Hirschkuh), abgeleitet ist, ist offenbar seit langer Zeit eine begehrte Frucht. Selbst die Götter des Olymp schätzten diese Frucht mit dem außergewöhnlichen Geschmack. In der griechischen Mythologie heißt es, die Nymphe Ida – Amme des Zeus – habe an den Gebirgshängen auf Kreta (wo man ihn vor den Mordgelüsten seines Vaters Kronos verbarg) zwischen den Dornbüschen eine Himbeere gepflückt, um den Kleinen mit seinen schrecklichen Wutausbrüchen zu beruhigen. Dabei zerkratzte sie sich die Brust, und ihr Blut floss über die Himbeeren, die damals noch weiß waren, und färbte sie für immer scharlachrot. Diese Sage überdauerte die Zeiten, und Anfang des 1. Jahrhunderts glaubte Plinius der Ältere noch immer, der Berg Ida auf Kreta sei der einzige Ort auf der Welt, an dem Himbeeren gedeihen. Obwohl der Himbeerstrauch seinen Ursprung wahrscheinlich eher in den bergigen Regionen Ostasiens als in Griechenland hat, gaben die Wissenschaftler ihm eingedenk dieser schönen Geschichte den Namen *Rubus idaeus,* das heißt »Dornstrauch des Ida«.

Abgesehen von ihren unbestreitbaren geschmacklichen Qualitäten spielen Himbeeren seit Langem eine bedeutende Rolle in der traditionellen Medizin vieler Kulturen, sei es als Gegengift bei den Russen oder als Anti-Aging-Mittel bei den Chinesen. So wie die Erdbeere enthält auch die Himbeere große Mengen eines hochwirksamen krebshemmenden Inhaltsstoffes, der *Ellagsäure* und ist daher ein interessantes Nahrungsmittel mit therapeutischen Qualitäten.

Die Erdbeere

Erdbeeren sind extrem widerstandsfähige Pflanzen, die in den meisten Regionen der Erde wild wachsen – in Amerika ebenso wie in Europa oder Asien. Insofern kann man vermuten, dass der Beginn des Verzehrs von Walderdbeeren mit dem Ursprung der Menschheit selbst zusammenfällt – eine Tatsache, die auch durch die Entdeckung großer Mengen von Erdbeersamen in prähistorischen Behausungen untermauert wird. Die Walderdbeere der Antike *(Fragaria vesca),* von den Römern wegen ihres köstlichen Dufts *fraga* genannt, wurde ausschließlich im Unterholz gepflückt. Seltsamerweise schätzten die Römer ihren Geschmack nur wenig. Vergil schrieb in seinen *Bucolica*: »Ihr Knaben, die ihr Blumen pflückt und am Boden wachsende Erdbeeren, flieht von hier! Eine eiskalte Schlange liegt im Grase verborgen.«* Man darf wohl davon ausgehen, dass die jungen Römer beim Pflücken der Erdbeeren noch Angenehmeres erlebten als die Erdbeeren selbst!

Anscheinend begann die Nutzbarmachung der Erdbeere als Kulturpflanze Mitte des 14. Jahrhunderts in Frankreich, als Gärtner die Walderdbeeren in die königlichen Gärten verpflanzen wollten. Ein höchst aufwendiges Unterfangen, das gewiss eine königliche Vorliebe für diese Früchte widerspiegelt, denn im Jahr 1368 verpflanzte Jean Dudoy, der Gärtner von Charles V., nicht weniger als 1200 Erdbeerpflanzen in die königlichen Gärten des Louvre in Paris. Diese enge Beziehung zwischen dem Königshaus und den Erdbeeren machte sich im Laufe der französischen Geschichte übrigens immer wieder bemerkbar. Als König Ludwig XIII. 1622 nach Aquitanien reiste, um dort die protestantische Rebellion niederzuschlagen, bestand seine Verpflegung aus in Wein eingelegten Erdbeeren sowie einer Erdbeer-Sahnetorte.

Die Erdbeere, die wir heute kennen, unterscheidet sich deutlich von denen der damaligen Zeit. Sie stammt aus Züchtungen, die aus zwei Sorten von nicht in Europa beheimateten Erdbeerstauden gewonnen wurden. Zu Beginn des 17. Jahrhunderts brachten französische Entdecker von ihren Reisen nach Amerika eine interessante Erdbeersorte mit – die Scharlacherdbeere *(Fragaria virginiana),* die unter Ludwig XIII. und Ludwig XIV. in großem Maßstab in den Gewächshäusern von Versailles angebaut wurde. Der Sonnenkönig war derart versessen auf Erdbeeren, dass er sie aß, bis er sich den Magen verdarb. Der Hauptverantwortliche dafür, dass heute überall auf der Welt die gleiche Erdbeer-Sorte verzehrt wird, ist Amédée-François Frézier, durch seinen Namen für eine bedeutende Rolle in der Geschichte der Erdbeeren vielleicht bestens prä-

* »Qui legitis flores, et humi nascentia fraga, frigidus, o pueri fugite hinc, latet anguis in herba.«

destiniert (das französische Wort für Erdbeere lautet »fraise«, Anm. d. Ü.). Frézier war Offizier und Kartograph des Pionierkorps der französischen Marine und wurde 1712 mit der Überwachung der spanischen Häfen und dem Bau der Befestigungsanlagen an der Westküste Südamerikas beauftragt. An der chilenischen Küste fiel ihm eine Erdbeersorte mit großen weißen Früchten auf, die später sogenannte Chile-Erdbeere *(Fragaria chiloensis).* Es gelang ihm, fünf Pflanzen dieser Sorte nach Europa mitzubringen. Sie trugen zwar keine Früchte, doch mit ihren Blüten konnten andere Arten bestäubt werden, insbesondere *F. virginiana.* Aus dieser Kreuzung entstand die Vorgängerin der heute auf allen Kontinenten angebauten Erdbeere, der *Fragaria ananassa.*

Die Verwendung der Erdbeere und der Erdbeerstaude als Heilpflanze scheint sehr weit zurückzureichen. Die Ojibwa-Indianer östlich von Ontario beispielsweise bereiteten Kräutertee mit Erdbeerblättern zu, um Magenschmerzen und Magen-Darm-Beschwerden wie Durchfall zu behandeln. Erdbeeren waren jedoch nicht nur für ihre reinigende Wirkung bekannt: Der berühmte schwedische Botaniker Linné war davon überzeugt, dass ihn eine intensive Erdbeerbehandlung auf wundersame Weise von einem schweren Gichtanfall geheilt hatte. Und der französische Philosoph Fontenelle, der hundert Jahre alt wurde (1657–1757), führte das Geheimnis seines langen Lebens auf seine alljährlichen Erdbeerkuren zurück. Diese Anekdoten mögen uns ein Lächeln entlocken, doch sie stimmen mit neuesten wissenschaftlichen Erkenntnissen überein. Diese deuten darauf hin, dass Erdbeeren in der Tat ein Nahrungsmittel mit besonderen therapeutischen Qualitäten sind, insbesondere in Bezug auf die Krebsprävention.

Symbole und Mythen um die Erdbeere

Auch wenn der Ursprung der Erdbeere weniger poetisch ist als der der Himbeere, so sind gleichwohl viele Symbole, Mythen und Sagen mit dieser Beere verknüpft. Manche amerikanische Stämme glauben, dass die Seele eines Verstorbenen die Welt der Lebenden erst vergessen kann, wenn sie eine riesige Erdbeere gefunden und gegessen hat, die sie sättigt und auf ewig in Frieden ruhen lässt. Bei uns ist die Erdbeere mit ihrer roten Farbe, ihrem süßen Saft und ihrer Ähnlichkeit mit einem Herzen eher ein Sinnbild für Versuchung, Liebe und Sinnlichkeit.

Die Erdbeere wird außerdem seit langer Zeit als Schönheitsmittel benutzt, unter anderem zur Bekämpfung von Falten und zur Straffung der Haut. Die verführerische Madame Tallien, Botschafterin der Pariser Mode nach der Revolution, zerdrückte regelmäßig zwanzig Pfund Erdbeeren in ihrem lauwarmen Badewasser, um sich die Frische und Straffheit ihrer Haut zu bewahren. Eine schändliche Vergeudung, die ihr allerdings erlaubte, in weißer, ärmelloser Seidentunika und ohne jede Unterwäsche in der Oper zu erscheinen. Der einzige negative Aspekt der Erdbeere ist, dass sie wie eine Reihe anderer Nahrungsmittel (Schokolade, Banane, Tomate) die Freisetzung von Histaminen im Immunsystem stimulieren kann und dadurch oft »falsche« Lebensmittel-Allergien auslöst, die mit einer Reihe unangenehmer Begleiterscheinungen wie Asthma oder Nesselsucht verbunden sind. Diese Pseudoallergien führen jedoch nicht zur Bildung spezifischer Antikörper und sind nicht so gefährlich wie echte Erdbeerallergien, die bei Erwachsenen nur selten vorkommen (weniger als 1 Prozent aller Nahrungsmittel-Allergien).

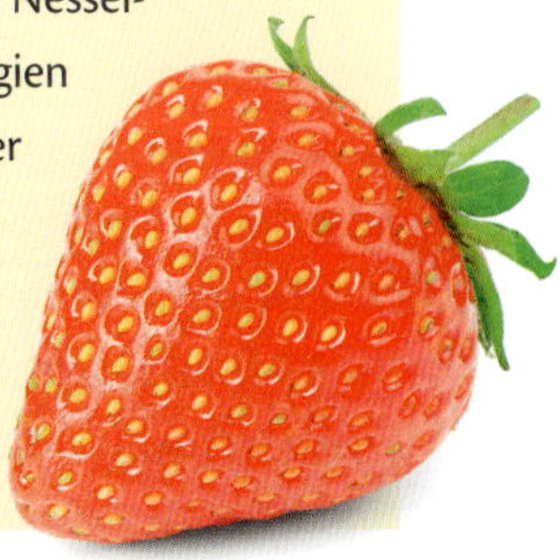

Die Heidelbeere

Die Kulturheidelbeere *(Vaccinium angustifolium)*, ein naher Verwandter der europäischen Waldheidelbeere *(Vaccinium myrtillus)* oder Blaubeere ist eine im Nordosten Nordamerikas beheimatete Art und dort seit sehr langer Zeit Teil des Speiseplans. Die amerikanischen Ureinwohner verehrten die Frucht geradezu. Sie glaubten, die Götter hätten sie ihnen geschickt, um ihre Familien vor dem Hunger zu schützen. Kaum in Amerika angekommen, nahmen die Europäer die Heidelbeere alsbald in ihren Speiseplan auf.

Die amerikanischen Indianer verwendeten Heidelbeeren aber nicht nur zum Kochen, sondern auch ihrer Heilwirkung wegen. Unter anderem stellten sie einen Tee aus den Wurzeln der Pflanze her, der zur Entspannung während der Schwangerschaft getrunken wurde, sowie einen Tee aus den Blättern zur Belebung des Organismus und bei Koliken von Kindern. Die Algonquin glaubten wirklich an die entspannenden Eigenschaften von Blaubeeren, denn sie verwendeten die Blüten der Pflanze sogar zur Behandlung des Wahnsinns!

Auch in der Alten Welt wurde die Heidelbeere zur Behandlung vieler häufiger Krankheiten wie Durchfall, Ruhr und Skorbut eingesetzt. Seit Langem schon gilt diese Beere als geeignetes Mittel, um Kreislaufprobleme sowie bestimmte Augenkrankheiten wie die diabetischen Retinopathien, grünen und grauen Star zu behandeln. Manche Ärzte setzen sie noch heute dafür ein. Diese Verwendung ist umso interessanter, als man heute weiß, dass diabetische Retinopathien beispielsweise durch eine unkontrollierte Angiogenese der Blutgefäße in der Netzhaut verursacht werden – ein Phänomen vergleichbar dem Prozess, der das Tumorwachstum durch die Bildung neuer Blutgefäße beschleunigt. Wie wir später noch sehen werden, deuten neuere wissenschaftliche Ergebnisse darauf hin, dass die Anthocyanidine, eine Klasse von Molekülen, die in

Heidelbeeren in großer Menge enthalten sind, für die angiogenesehemmende Wirkung dieser Beeren verantwortlich sind und dadurch zur Verlangsamung des Tumorwachstums führen.

Die Cranberry

Cranberrys oder Moosbeeren, wie sie hierzulande auch genannt werden, gehören trotz ihrer roten Farbe und ihres extrem säuerlichen Geschmacks hundertprozentig zur Familie *Vaccinium* und sind damit nahe Verwandte von Wald- und Kulturheidelbeeren. Wie die Blaubeere besitzt auch die Moosbeere einen europäischen Cousin, nämlich die Preiselbeere (*Vaccinium vitis idaea*). Aber ihre bekanntesten Vertreter sind die aus Nordamerika, nämlich *Vaccinium oxycoccus* (kleine Früchte) und *Vaccinium macrocarpon* (große Früchte), wobei Letztere üblicherweise zu kommerziellen Zwecken angebaut wird.

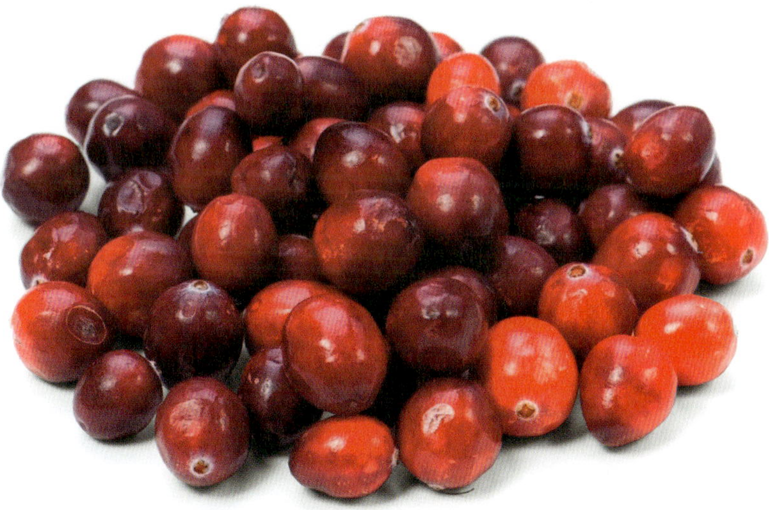

Die Cranberry nimmt in der modernen Ernährung normalerweise nur einen recht unbedeutenden Platz ein, außer als Beilage zum Weihnachtstruthahn. Die amerikanischen Ureinwohner hingegen waren verrückt nach dieser Frucht, die sie »atoca« nannten und buchstäblich in alle Saucen gaben. Meistens verzehrten sie sie getrocknet oder in einem Gericht mit Dörrfleisch und Fett namens *pemmican*, das für die langen Wintermonate zubereitet wurde. Ohne den wissenschaftlichen Grund zu kennen, machten sich die Indianer den hohen Gehalt an Benzoesäure der Cranberrys zunutze, denn dieses natürliche Konservierungsmittel verlängerte die Haltbarkeit ihrer Nahrungsmittel. Heute werden Cranberrys vor allem als Saft konsumiert, was sehr bedauerlich ist: Diese Säfte enthalten nämlich große Mengen Zucker und weit weniger phytochemische Wirkstoffe, die für die gesundheitsfördernde Wirkung der Cranberrys verantwortlich sind.

Zu den bekanntesten Indikationen für Cranberry in der traditionellen Medizin gehören Harnwegs- und Nierenentzündungen. Als die ersten Siedler seinerzeit sahen, dass die Indianer Cranberrys zur Behandlung von Blasen- und Nierenerkrankungen benutzten, entdeckten auch sie den therapeutischen Nutzen dieser kleinen Früchte. Bemerkenswert dabei ist, dass auch diese medizinische Tradition eine wissenschaftliche Grundlage hat, denn später stellte eine Gruppe amerikanischer Wissenschaftler fest, dass bestimmte Bestandteile der Cranberry das Andocken der Bakterien an Zellen der Harnröhre verhindern und dadurch das Risiko einer Infektion des Gewebes verringern. Wie wir noch sehen werden, könnten die Moleküle der Cranberry, die auch in Heidelbeeren vorhanden sind, bei der Krebsprävention ebenfalls eine Rolle spielen.

Das krebshemmende Potenzial von Beeren: Ellagsäure, Anthocyanidine und Proanthocyanidine

Da Beeren nur zu bestimmten Jahreszeiten geerntet werden und daher nur einen begrenzten Umfang in unserer Ernährung einnehmen, wurde ihr Einfluss auf die Krebsprävention erst in jüngster Zeit genauer untersucht. Die dabei gefundenen Ergebnisse sind sehr interessant, denn der regelmäßige Verzehr von Heidelbeeren und Erdbeeren korreliert mit einer Senkung des Risikos für hormonunabhängigen (ER-)Brustkrebs um 30 Prozent (Abbildung 38, Kap. 5). Diese Schutzwirkung ist nicht verwunderlich, denn in Forschungsarbeiten über die krebshemmende Wirkung verschiedener Nahrungsmittel werden auch Beeren ständig als wichtige Faktoren der Krebsvorbeugung erwähnt. Sehen wir uns einmal an, weshalb.

Ellagsäure

Von allen phytochemischen Wirkstoffen, die in Beeren enthalten sind, ist die bereits erwähnte Ellagsäure wohl der Bestandteil mit der größten krebshemmenden Wirkung. Dieses Molekül ist ein Polyphenol mit ungewöhnlicher Struktur (Abbildung 67) und findet sich vor allem in Himbeeren, Erdbeeren sowie in manchen Nüssen wie Haselnüssen und Pekannüssen (Abbildung 68). Himbeeren enthalten zwar auf den ersten Blick eine größere Menge Ellagsäure, doch man muss wissen, dass sich 90 Prozent davon in den Körnern befindet, während bei den Erdbeeren mehr als 95 Prozent im Fruchtfleisch enthalten ist. Es ist daher möglich, ja wahrscheinlich, dass die aus Erdbeeren stammenden Wirkstoffe leichter aufgenommen werden als die aus den Himbeeren. In Hinblick darauf ist es interessant, dass in Kanada vor Kurzem eine Erdbeersorte mit einem sehr hohen Anteil an Ellagsäure (sowie anderen phytochemischen Bestandteilen) gezüchtet wurde – die »Orléans« –, was sie

Ellagsäure

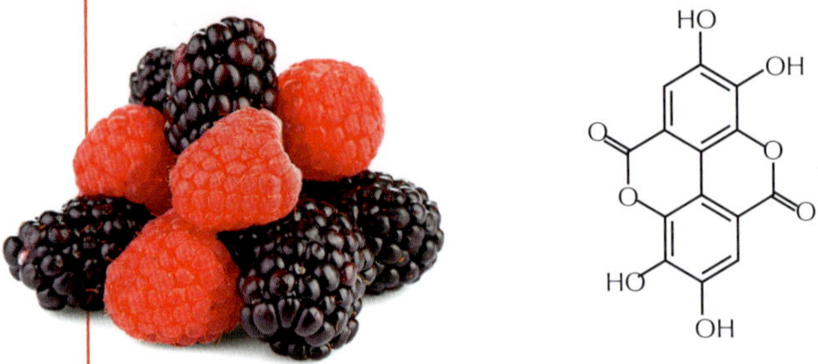

Abbildung 67

zur ersten aktuell bekannten »nutrapräventiven« Erdbeere der Welt machen dürfte.

Die krebshemmenden Eigenschaften der wichtigsten Lieferanten von Ellagsäure, Erdbeeren und Himbeeren, wurden sowohl an im Labor kultivierten Krebszellen untersucht als auch an Versuchstieren, die krebserregenden Substanzen ausgesetzt worden waren: Erdbeer- wie Himbeerextrakte können das Wachstum von Tumorzellen stören, und diese Wirkung hängt direkt vom Polyphenolgehalt der Früchte und nicht von ihrer antioxidativen Wirkung ab. Untersuchungen an Tieren haben gezeigt, dass eine Diät mit einem relativ hohen Anteil von Erdbeeren oder Himbeeren (5 % der Nahrungsaufnahme) zu einem erheblichen Rückgang der Speiseröhrentumoren führt, die durch NMBA, eine stark krebserregende Substanz, ausgelöst wurden. Ähnliche Ergebnisse wurden nach der Gabe von Polyphenolextrakten aus Erdbeeren auch bei Menschen beobachtet. Das spricht dafür, dass diese Beeren eine schlagkräftige Waffe bei der Vorbeugung gegen Speiseröhrenkrebs darstellen.

Die Mechanismen, durch die die Ellagsäure die Entwicklung von Krebs beeinflusst, ähneln auf den ersten Blick denen, die wir bereits für eine Reihe von Nahrungsmitteln beschrieben haben. Tatsächlich deuten unsere derzeitigen Erkenntnisse darauf hin, dass die Ellagsäure die Aktivierung krebserregender Substanzen als Zellgifte verhindert. Dadurch verlieren diese ihre Fähigkeit, mit der DNA zu reagieren und Mutationen in Gang zu setzen, die Krebs auslösen können. Die Ellagsäure erhöht möglicherweise auch die Fähigkeit der Zellen, sich gegen toxische Aggressoren zu wehren, indem sie die Eliminierungsmechanismen gegen krebserregende Stoffe stimuliert.

Ellagsäuregehalt verschiedener Früchte und Nüsse

Nahrungsmittel	Ellagsäure (mg/Portion)*
Himbeeren (und Brombeeren)	22
Nüsse	20
Pekannüsse	11
Erdbeeren	9
Cranberrys	1,8
Verschiedene Früchte (Blaubeeren, Zitrusfrüchte, Pfirsiche, Kiwis, Äpfel, Birnen, Kirschen)	weniger als 1,0

* Portion von 150 g (1 Tasse) bei Früchten und 30 g bei Nüssen

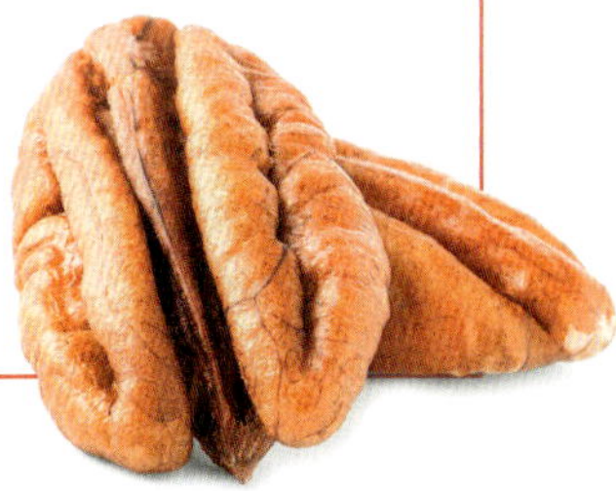

Abbildung 68

Unsere eigenen Ergebnisse legen allerdings nahe, dass die Ellagsäure vielfältigere Wirkungen hat als bisher angenommen: In der Tat haben wir entdeckt, dass dieses Molekül extrem hemmend auf zwei Proteine wirkt, die für die Entwicklung der Gefäßversorgung von Tumoren von entscheidender Bedeutung sind (VEGF und PDGF), das heißt für den bereits geschilderten Prozess der Angiogenese.

Ähnlich wie manche Bestandteile des grünen Tees ist auch die Ellagsäure ein fast genauso effektives Mittel im Kampf gegen bestimmte Prozesse, die zur Bildung der Blutgefäße des Tumors führen, wie von der Pharmaindustrie entwickelte Substanzen. Bedenkt man, wie entscheidend die Angiogenese für die Entstehung und das Wachstum von Tumoren ist, dann versteht es sich von selbst, dass die angiogenesehemmende Wirkung der Ellagsäure deren krebshemmendes Potenzial nur verstärken kann. Daher verdienen Erdbeeren und Himbeeren in jeder auf Ernährung basierenden Strategie gegen Krebs besondere Beachtung.

Anthocyanidine

Die Anthocyanidine sind eine Klasse von Polyphenolen, die für beinahe alle leuchtenden Farben – rot, rosa, lila, orange und blau – in vielen Früchten und Blumen verantwortlich sind. Ein Anthocyanidin namens Delphinidin (Abbildung 69) sorgt beispielsweise für das dunkle Blau der Blaubeeren, während das Cyanidin den Kirschen ihre rote Färbung verleiht. Diese Pigmente finden sich in Beeren besonders zahlreich, vor allem in Himbeeren und Heidelbeeren. Letztere können bis zu 500 Milligramm pro 100 Gramm davon enthalten. Die tägliche Zufuhr an Anthocyanidinen kann bei starkem Beerenkonsum 200 Milligramm erreichen. Das macht sie zur am meisten verzehrten Gruppe von Polyphenolen.

Mehreren Ergebnissen zufolge sind Anthocyanidine nicht nur wirkungsvolle Antioxidantien, sondern können auch auf andere

Weise die Entwicklung von Krebs beeinflussen. Gibt man beispielsweise zu isolierten Tumorzellen, die im Labor kultiviert wurden, bestimmte Anthocyanidine hinzu, dann führt das zu einem Stopp der DNA-Synthese und damit des Zellwachstums, was den Zelltod durch Apoptose bewirkt. Ein weiterer krebshemmender Effekt der Anthocyanidine ist mit der Angiogenese-Hemmung verbunden. Wir stellten fest, dass ein Anthocyanidin der Heidelbeere, das *Delphinidin,* die Aktivität des VEGF-Rezeptors hemmen kann, der eine wichtige Rolle bei der Angiogenese spielt, und das schon in Konzentrationen, die wir durch die Nahrung aufnehmen können. Interessanterweise steht diese Aktivität wohl in keiner Beziehung zur antioxidativen Wirkung des Delphinidins. Denn ein sehr ähnliches Molekül, das auch in großen Mengen in Blaubeeren vorhanden ist – das Malvidin –, besitzt die gleiche antioxidative Schutzwirkung wie das Delphinidin, zeigt jedoch keine Fähigkeit, mit dem Rezeptor zu interagieren.

Das krebshemmende Potenzial der Anthocyanidine in Blaubeeren und der Ellagsäure in Erdbeeren und Himbeeren spricht dafür, dass ihre Aufnahme in unseren Speiseplan sich außeror-

Delphinidin

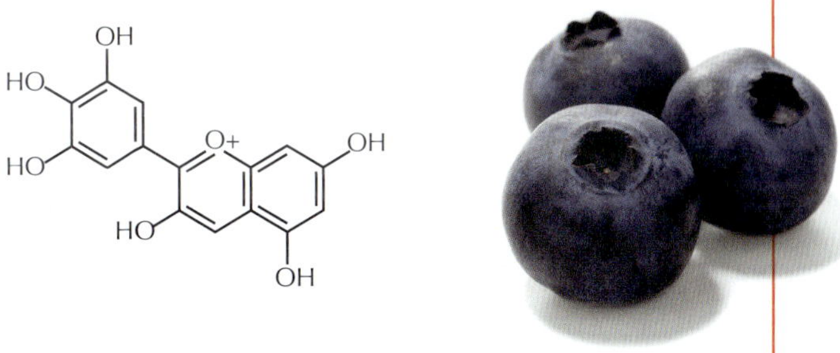

Abbildung 69

dentlich positiv im Sinne der Krebsprävention auswirken könnte. Zwar enthalten alle Beeren erhebliche Mengen an Ellagsäure oder Anthocyanidinen, doch nur schwarze Himbeeren und Brombeeren besitzen beide Substanzen zugleich. Es ist also wahrscheinlich, dass auch diese Früchte sich als wertvolle Verbündete erweisen könnten. Dementsprechend zeigen neuere Untersuchungen, dass Extrakte von schwarzen Himbeeren die Progression von Speiseröhrenkrebs bei Tieren verlangsamen und bei Personen mit einem hohen Darmkrebsrisiko (familiäre adenomatöse Polyposis) einen Rückgang der adenomatösen Polypen bewirken.

Proanthocyanidine

Die Proanthocyanidine sind komplexe Polyphenole, die durch den Zusammenschluss vieler Einheiten des gleichen Moleküls, des

Die Proanthocyanidine

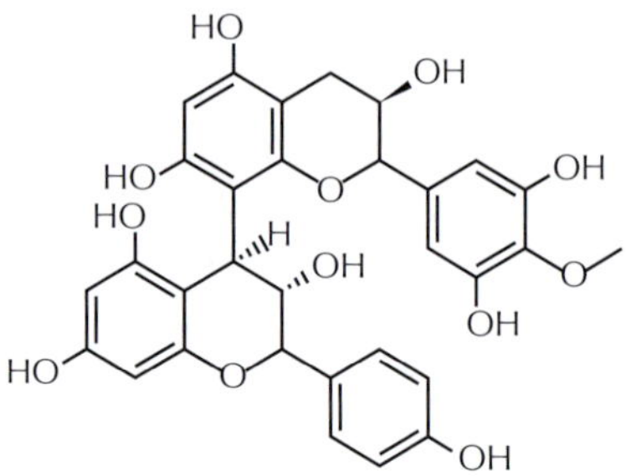

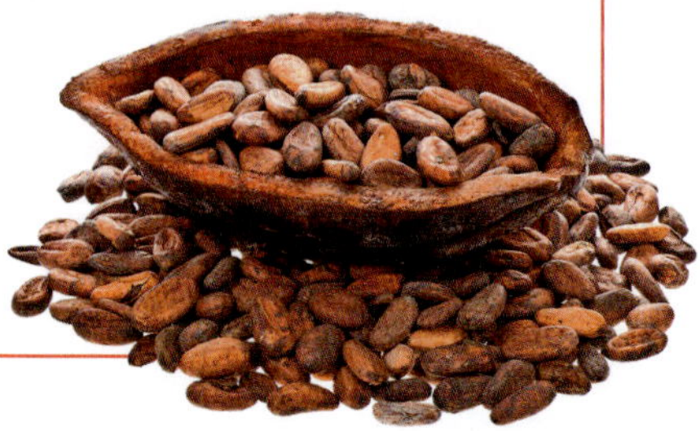

Abbildung 70

bereits erwähnten Catechins, entstehen und eine Kette von variabler Länge bilden (Abbildung 70). Diese Polymere können Komplexe mit Proteinen bilden, insbesondere mit Proteinen im Speichel. Die Eigenschaft ist für die adstringierende Wirkung von Nahrungsmitteln verantwortlich, die solche Moleküle enthalten. Proanthocyanidine sind zwar in großen Mengen in den Samen, Blüten und Schalen vieler Gemüsesorten zu finden, in essbaren Nahrungsmitteln kommen sie jedoch eher selten vor (Abbildung 71). Abgesehen von den zwei extrem wichtigen Lieferanten Zimt und Kakao, die man allerdings nicht täglich in großen Mengen zu sich nehmen kann (eine Behauptung, die manch einer im Fall des Kakao bestreiten würde), bilden Cranberrys und Heidelbeeren die wichtigsten Nahrungsquellen für diese Moleküle. Die anderen in diesem Kapitel vorgestellten Beeren enthalten viel weniger Proanthocyanidine, wenngleich Erdbeeren im Vergleich zu anderen Nahrungsmitteln auch nicht schlecht dastehen. Wichtig ist jedoch festzustellen, dass der Saft der Cranberrys viel weniger Proanthocyanidine enthält als die ganze Frucht und daher nicht als bedeutender Lieferant für diese Wirkstoffe gelten kann.

Die Proanthocyanidine sind vor allem wegen ihrer außergewöhnlichen Schutzwirkung als Antioxidantien bekannt. Diese Eigenschaft schildert uns auch Jacques Cartier, der auf seiner zweiten Reise nach Amerika gezwungen war, den Winter im heutigen Québec zu verbringen, wo seine Mannschaft schrecklich unter Skorbut litt. Cartier schrieb 1535 in sein Schiffstagebuch: »Der Mund wurde so entzündet und faulte bis aufs Zahnfleisch, dass das ganze Fleisch bis zu den Zahnwurzeln abfiel, und die Zähne fielen beinahe alle aus.« Domagaya, ein Irokese, der Cartier auf seiner ersten Reise nach Frankreich begleitet hatte, enthüllte ihm daraufhin das Geheimnis eines Aufgusses aus der Rinde und den Nadeln eines kanadischen Nadelbaums, bei dem es sich vermutlich um *Thuja occidentalis* handelt, die Weiße Zeder Kanadas. Alle Seeleute waren alsbald geheilt. Heute weiß man, dass jene Wunderheilung mit dem extrem hohen Gehalt an Proanthocyanidinen dieses Tees verknüpft ist, der die Folgen von Vitamin-C-Mangel ausgleichen kann.

Der Gehalt an Proanthocyanidinen in verschiedenen Nahrungsmitteln

Nahrungsmittel	Gehalt an Proanthocyanidinen (mg/100g)
Zimt	8108
Kakaopulver	1373
Rote Bohnen	563
Haselnüsse	501
Cranberry	418
Waldheidelbeere	329
Erdbeere	145
Apfel (Red Delicious mit Schale)	128
Traube	81
Rotwein	62
Himbeere	30
Cranberrysaft	13
Traubenkernöl	0

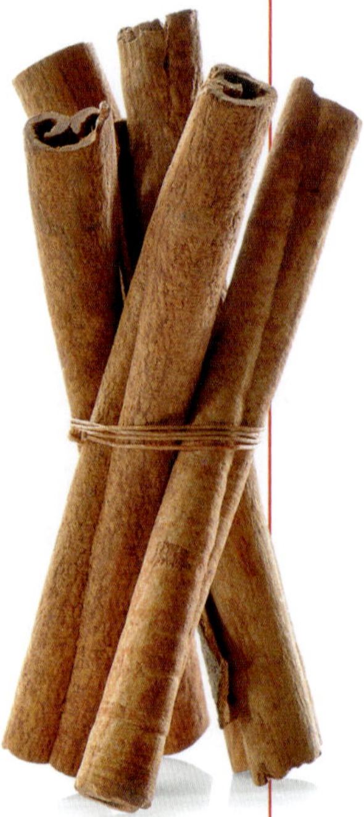

Abbildung 71

Quelle: USDA Database for Proanthocyanidin Content of Selected Foods, 2004.

Was die Krebsprävention anbelangt, so stehen Untersuchungen über das krebshemmende Potenzial der Proanthocyanidine noch am Anfang, doch die bisherigen Ergebnisse sind ermutigend. Im Laborversuch hemmt die Verabreichung dieser Moleküle das Wachstum verschiedener Krebszellen, insbesondere von Darmkrebszellen. Das deutet darauf hin, dass die Proanthocyanidine vor allem bei der Vorbeugung gegen diese Krebsart eine Rolle spielen könnten. Diese Ergebnisse stehen auch in Einklang mit einigen Populationsstudien, die zeigten, dass die Untersuchten, die am meisten Proanthocyanidine konsumierten, ein geringeres Risiko für Darm-, Magen- und Prostatakrebs haben. Parallel dazu wird immer klarer: Proanthocyanidine können die Bildung neuer Blutgefäße durch Angiogenese stören und so dazu beitragen, die Mikrotumoren in einem latenten Stadium zu halten, indem sie an der Bildung des für ihr Wachstum notwendigen Gefäßsystems gehindert werden. Schließlich sei noch erwähnt, dass es Hinweise darauf gibt, dass bestimmte Proanthocyanidine die Synthese der Östrogene einschränken und dadurch den schädlichen Folgen eines zu hohen Spiegels dieser Hormone entgegenwirken könnten. Auch wenn wir die Mechanismen, die diesen biologischen Effekten zugrunde liegen, noch nicht verstehen: Es besteht kein Zweifel daran, dass die Proanthocyanidine unter dem Aspekt der Krebsprävention äußerst interessante Eigenschaften aufweisen. Die Einbeziehung von Nahrungsmitteln in den Speiseplan, die wie Cranberrys reich an diesen Wirkstoffen sind, kann daher nur gesundheitsfördernd sein.

Beeren sind sowohl wegen ihrer starken angiogenesehemmenden Wirkung als auch wegen ihrer Eignung als Antioxidantien wichtige Lieferanten von krebshemmenden sekundären Pflanzenstoffen. Sie verdienen folglich einen Vorzugsplatz in einer der Krebsvorbeugung verpflichteten Ernährungsweise.

Zusammenfassung

- Beeren sind eine außergewöhnlich reichhaltige Quelle von Polyphenolen mit krebshemmenden Eigenschaften: Ellagsäure, Anthocyanidine sowie Proanthocyanidine.
- Cranberrys werden besser getrocknet denn als Saft konsumiert, zum Beispiel als Zusatz im morgendlichen Müsli oder zu einer Mischung aus Dörrobst.
- Blaubeeren und andere Beeren kann man das ganze Jahr über verzehren, indem man die tiefgefrorenen Früchte zu Joghurts, Eiscreme oder verschiedenen Desserts hinzufügt.

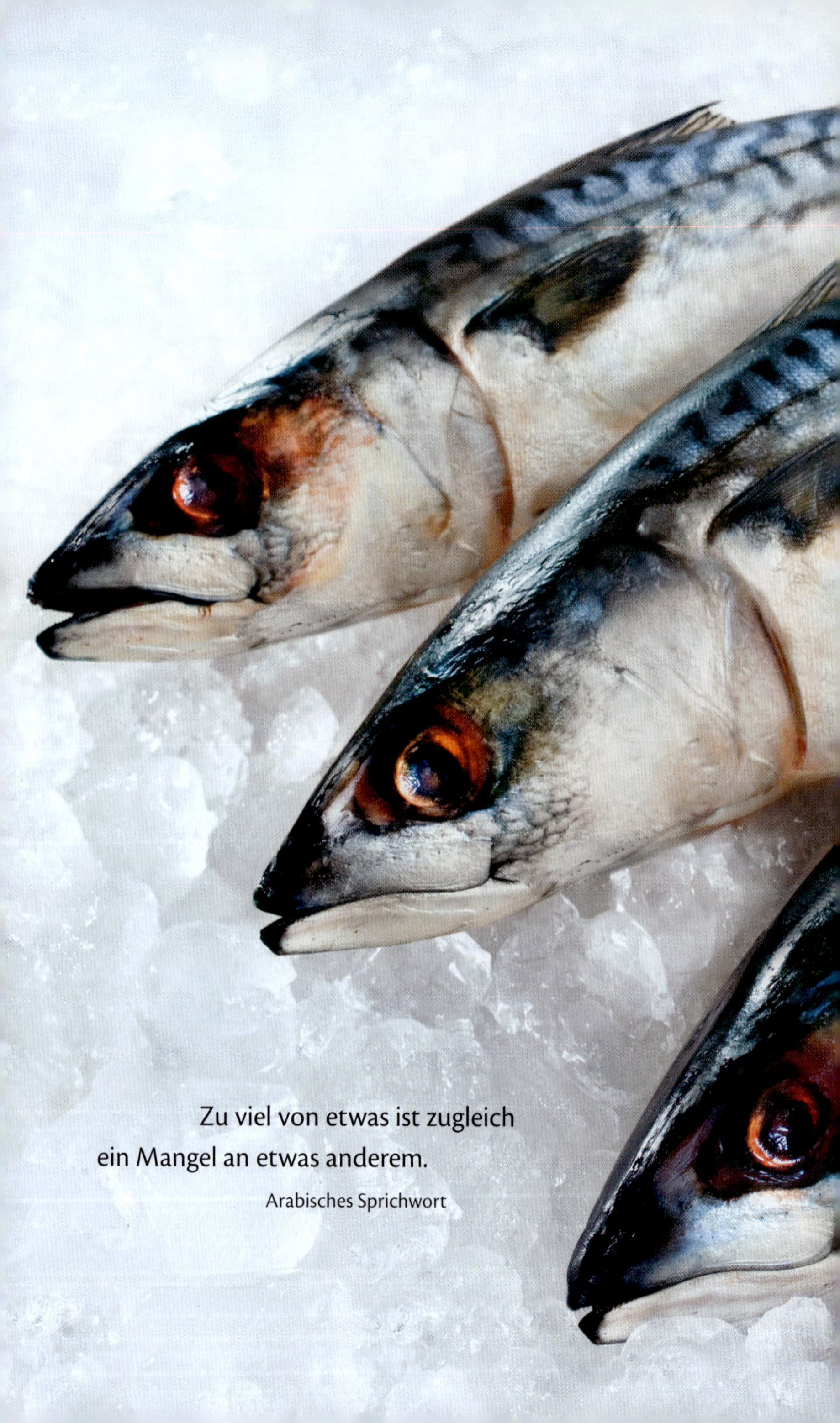

Zu viel von etwas ist zugleich
ein Mangel an etwas anderem.

Arabisches Sprichwort

Kapitel 12

Omega-3-Fettsäuren: endlich gute Fette!

Fette haben sich im Laufe der letzten Jahrzehnte einen sehr schlechten Ruf erworben. Auch wenn bestimmte Fette, wie etwa tierische oder sogenannte Transfette, diese negative Meinung durchaus verdienen, so gibt es doch zugleich sehr hochwertige Fette, die für das reibungslose Funktionieren des Organismus sogar eine wichtige Rolle spielen (Abbildung 72). Anders gesagt sollte man nicht nur auf die *Menge* von Fett in der Nahrung achten, sondern auch auf die Art dieser Fette. Das ist ein wichtiger Gesichtspunkt, denn trotz des großen Stellenwerts, den Fette in der westlichen Ernährungsweise einnehmen, betrifft unser größtes Ernährungsdefizit paradoxerweise die essenziellen Fettsäuren, die sogenannten Omega-3-Fettsäuren.

Die essenziellen Fettsäuren

Die mehrfach ungesättigten Fettsäuren (Omega-3 und Omega-6) heißen essenzielle Fettsäuren, weil der Körper sie nicht selbst herstellen kann. Sie müssen folglich durch die Nahrung zugeführt werden. Im Fall der Omega-6-Fettsäuren stellt das keinerlei Problem dar, denn diese Fette sind in großen Mengen in den Hauptzutaten der modernen Ernährung (Fleisch, Eiern, Gemüse und verschiedenen Pflanzenölen) enthalten und versorgen den Körper mit einer ausreichenden Menge von Linolsäure (LA), dem wichtigsten Fett dieser Kategorie.

Fette in der Nahrung

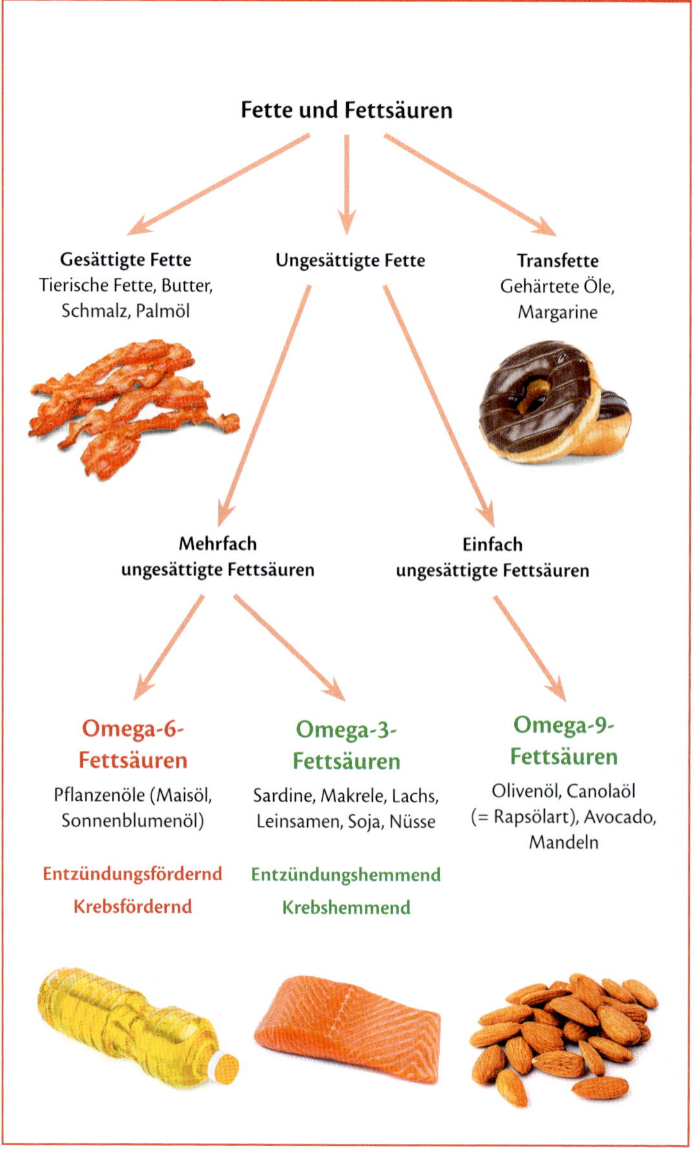

Abbildung 72

Anders verhält es sich mit den Omega-3-Fettsäuren, denn diese Fette kommen in der Natur ungleich seltener vor. Es gibt zwei große Typen dieser Omega-3-Fettsäuren: Linolensäure (LNA), eine kurzkettige pflanzliche Omega-3-Fettsäure, die vorwiegend in Leinsamen und bestimmten Nüssen (vor allem Walnüssen) vorkommt, und die Docosahexaensäure (DHA) sowie die Eicosapentaensäure (EPA), langkettige Omega-3-Fettsäuren, die fast ausschließlich in fettem Fisch zu finden sind (Abbildung 73). Die pflanzliche LNA kann zum Teil im Zellinnern in DHA und EPA umgewandelt werden, aber diese Umwandlung ist bei Menschen offenbar nicht sehr effektiv. Das gilt besonders dann, wenn in der Ernährung, wie heute üblich, ein Überschuss an Omega-6-Fettsäuren vorliegt. Während man annimmt, dass das Verhältnis von Omega-6- zu Omega-3-Fettsäuren in der Nahrung der ersten Menschen etwa 1:1 betrug, liegt es heute schätzungsweise bei 20:1 oder sogar noch viel mehr bei denjenigen, die regelmäßig industrielle Fertignahrung zu sich nehmen.

Diese Schwierigkeiten bei der Herstellung von EPA und DHA sind darauf zurückzuführen, dass die Enzyme, die diese Säuren aus LNA synthetisieren, die gleichen sind wie die, die das LA oder Omega-6 in Entzündungsmoleküle wie die Prostaglandine umwandeln. Wenn die Nahrung also zu viel LA liefert, werden die Enzyme von diesem Lipid überschwemmt und schaffen es nicht mehr, die in geringeren Mengen vorhandene LNA effektiv zu erkennen. Dieses Ungleichgewicht zugunsten der Omega-6-Fettsäuren kann sich negativ auf die Entstehung von chronischen Krankheiten wie Herz- und Gefäßerkrankungen sowie Krebs auswirken, denn die Omega-6-Fettsäuren werden im Körper zu entzündungsfördernden Molekülen synthetisiert. Omega-3-Fettsäuren hingegen sind entscheidend an der Bildung entzündungshemmender Moleküle beteiligt (Abbildung 75). Eine erhöhte Zufuhr an Omega-3-Fettsäuren und eine Verringerung der Aufnahme von

Omega-6-Fettsäuren könnte folglich das Risiko für alle entzündlichen Erkrankungen, für Herz- und Gefäßleiden sowie Krebs reduzieren.

Ein gutes Mittel, um die Zufuhr von Omega-6-Fettsäuren deutlich zu reduzieren, ist die Verwendung von Olivenöl als hauptsächlichem Fettlieferanten in der Küche (auch Rapsöl ist aufgrund

Die wichtigsten Lieferanten von Omega-3-Fettsäuren in der Nahrung

Pflanzliche Lieferanten	Linolensäuregehalt (LNA) (g/Portion)*
Walnüsse	2,6
Leinsamen	2,2
Walnussöl	1,4
Rapsöl	1,3
Sojabohnen	0,44
Tofu	0,26

Tierische Lieferanten	Gehalt an EPA und DHA (g/Portion)*
Sardinen	2,0
Hering	2,0
Makrele	1,8
Lachs (Atlantik)	1,6
Regenbogenforelle	1,0

* Portionen von 15 ml für die Öle, 30 g für Nüsse und 100 g für Tofu, Sojabohnen und Fisch. Quelle: USDA Nutrient Data Laboratory (www.nal.usda.gov/fnic/foodcomp) und www.tufts.edu/med/nutrition

Abbildung 73

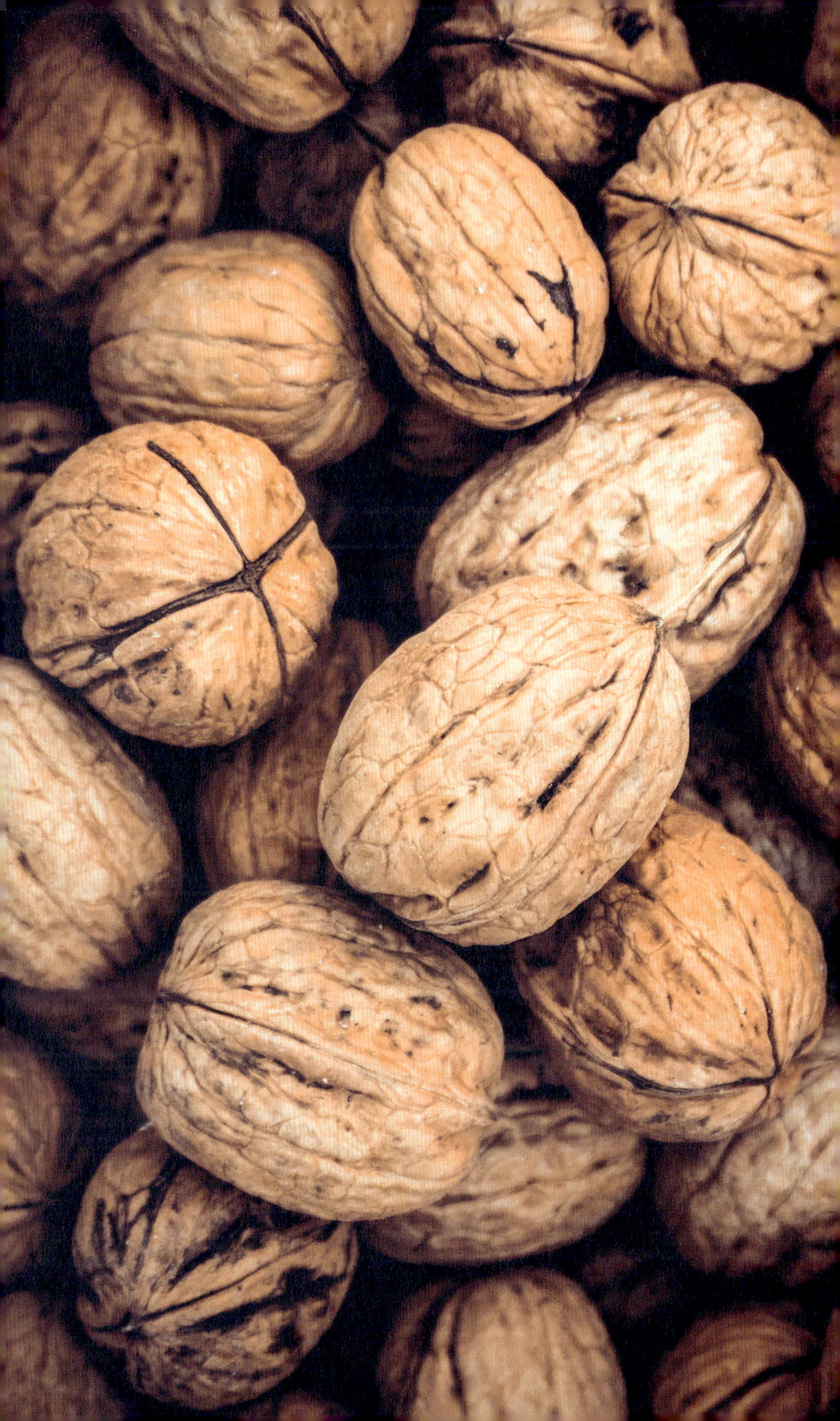

Das Verwirrspiel um die Fette

Die Terminologie der Lipide ist zugegebenermaßen nicht einfach zu verstehen. Wir wollen Ihnen im Folgenden zu einem besseren Verständnis dessen verhelfen, was sich hinter den Begriffen *gesättigte Fettsäuren, mehrfach ungesättigte Fettsäuren, Transfette* und *Omega-3-Fettsäuren* verbirgt.

Fettsäuren kann man mit Ketten unterschiedlicher Länge vergleichen, deren Rigidität in Abhängigkeit von mehreren Parametern variiert. Die gesättigten Fettsäuren besitzen gerade, flexible Ketten. Die Moleküle können sich sehr eng zusammendrängen und dadurch größere Stabilität erreichen. Das ist der Grund, weshalb Butter und tierische Fette, die Hauptlieferanten dieser gesättigten Fettsäuren, bei Raumtemperatur und im Kühlschrank fest sind.

Die **mehrfach ungesättigten** Fettsäuren haben eine andere Struktur: Ihre Ketten enthalten Biegungen mit starren Doppelbindungen, sodass die Moleküle sich nicht so eng zusammendrängen können, daher rührt beispielsweise der flüssige Charakter der Pflanzenöle.

Die **einfach ungesättigten** Fettsäuren stehen zwischen diesen beiden, denn ihre Ketten besitzen nur eine einzige Doppelbindung. Daher ist Olivenöl, eine reichhaltige Quelle dieser Lipide, bei Raumtemperatur flüssig, im Kühlschrank jedoch wird es fest.

Es ist allerdings möglich, die Eigenschaften der Fettsäuren zu modifizieren. Wenn diese mehrfach ungesättigten Fettsäuren durch industrielle Verfahren **hydriert** (gehärtet) werden, dann werden ihre Doppelbindungen zerstört und ihre Ketten geglättet. Sie werden bei Raumtemperatur fest, wie beispielsweise die Margarine. Unglücklicherweise führt diese Reaktion zu Modifikationen in der Struktur der Fettsäure und verändert die Ausrichtung der Kette. Man spricht dann von Transfetten – das heißt, von in der Natur unbekannten Fettsäuren, die zellschädigend sein können.

Der Begriff *Omega,* der in den letzten Jahren immer mehr in Mode gekommen ist, bezieht sich auf die Position der ersten Doppelbindung in der Kohlenstoffkette der Fettsäure. Diese Positionen sind vom Ende der Kette aus nummeriert. Eine mehrfach ungesättigte Omega-3- oder Omega-6-Fettsäure ist folglich eine Fettsäure, deren erste starre Doppelbindung sich an dritter bzw. sechster Position befindet. Aus demselben Grund werden einfach ungesättigte Fettsäuren manchmal als Omega-9-Fettsäuren bezeichnet, weil die einzige Doppelbindung ihrer Kette auf Position 9 liegt.

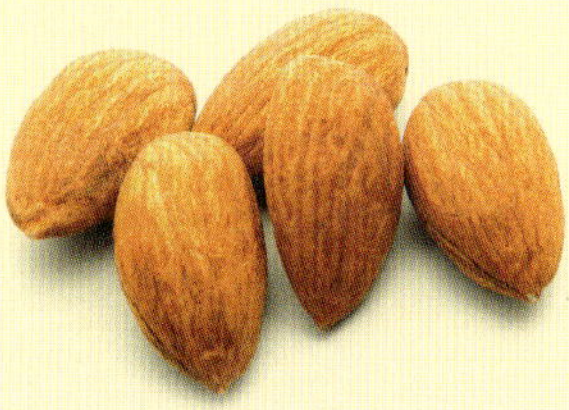

seines besseren Verhältnisses von Omega-6 / Omega-3 eine gute Alternative). Wie mehrere neuere Untersuchungen zeigen, ist eine solche Umstellung sehr gesund, denn Olivenöl wirkt krebshemmend aufgrund seines Gehalts an bestimmten Polyphenolen, die Entzündungen bekämpfen, Krebszellen töten und die Bildung eines Blutgefäßnetzes durch Angiogenese verhindern (siehe Kasten).

Ansonsten genügt es, zur besseren Versorgung mit Omega-3-Fettsäuren so oft wie möglich pflanzliche Quellen wie Leinsamen oder Nüsse zu verwenden und regelmäßig fetten Fisch (Sardine, Lachs, Makrele) zu verzehren, der einen hohen Gehalt an bereits synthetisiertem DHA und EPA hat, den die Zelle unmittelbar nutzen kann.

Das Verwirrspiel um die Fette (Strukturen)

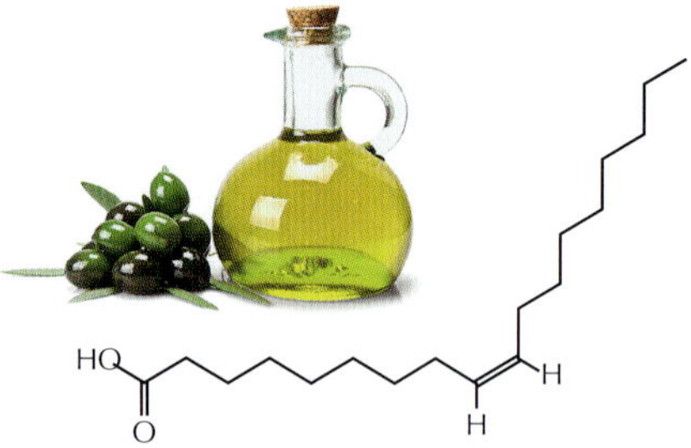

Ölsäure
(einfach ungesättigt, Omega-9)

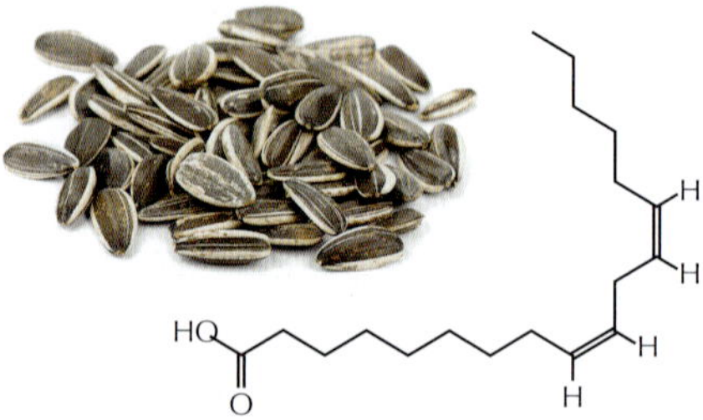

Linolsäure (LA)
(mehrfach ungesättigt, Omega-6)

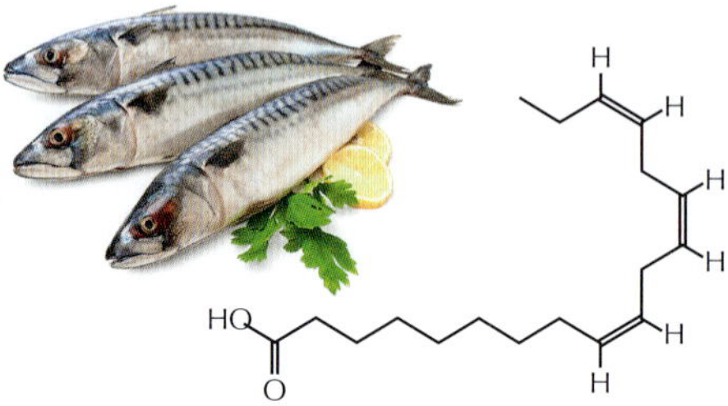

Linolensäure (LNA)
(mehrfach ungesättigt, Omega-3)

Abbildung 74

Die gesundheitsfördernde Wirkung der Omega-3-Fettsäuren

Eine bessere Versorgung mit Omega-3-Fettsäuren ist deshalb so wichtig, weil sie in vielfacher Weise einen positiven Einfluss auf das reibungslose Funktionieren unseres Organismus haben. DHA und EPA sind absolut unverzichtbar für die Entwicklung des Gehirns und der Retinazellen während der Schwangerschaft. Sie spielen eine entscheidende Rolle für die Übertragung der neuronalen Erregung, indem sie eine bessere Kommunikation zwischen den Gehirnzellen fördern, und sie sorgen durch ihre Anwesenheit in der Membran der Herzzellen für regelmäßige Schläge des Herzmuskels und verhindern dadurch Herzrhythmusstörungen, die häufig Ursachen für Embolien und plötzliche Todesfälle sind.

Zu den wichtigsten Aufgaben der Omega-3-Fettsäuren gehört allerdings ihre entzündungshemmende Wirkung. Daran sind mehrere Mechanismen beteiligt. So verhindern beispielsweise die pflanzlichen Omega-3-Fettsäuren (Linolensäure) die Synthese von Enzymen, die für die Produktion von Entzündungssubstanzen (COX-2) verantwortlich sind, und von bestimmten Molekülen, die Entzündungsprozesse auslösen (IL-6, TNF). Die Omega-3-Fettsäuren tierischer Herkunft (DHA und EPA) wiederum sind natürliche entzündungshemmende Verbindungen und verhindern, dass das Immunsystem übermäßig aktiviert und Gewebe beschädigt wird. Diese Eigenschaften bewirken, dass eine Ernährung, die große Mengen dieser Moleküle enthält, die Entstehung eines chronischen Entzündungsklimas im Organismus verhindert. Dadurch entwickeln sich auch weniger Krankheiten, deren Fortschritt von einer solchen Entzündung abhängt.

Erste Hinweise auf die potenziellen Vorzüge einer Ernährung, die reich an Omega-3-Fettsäuren ist, stammen aus Untersuchungen an den Eskimos in Grönland, die trotz einer ausschließlich

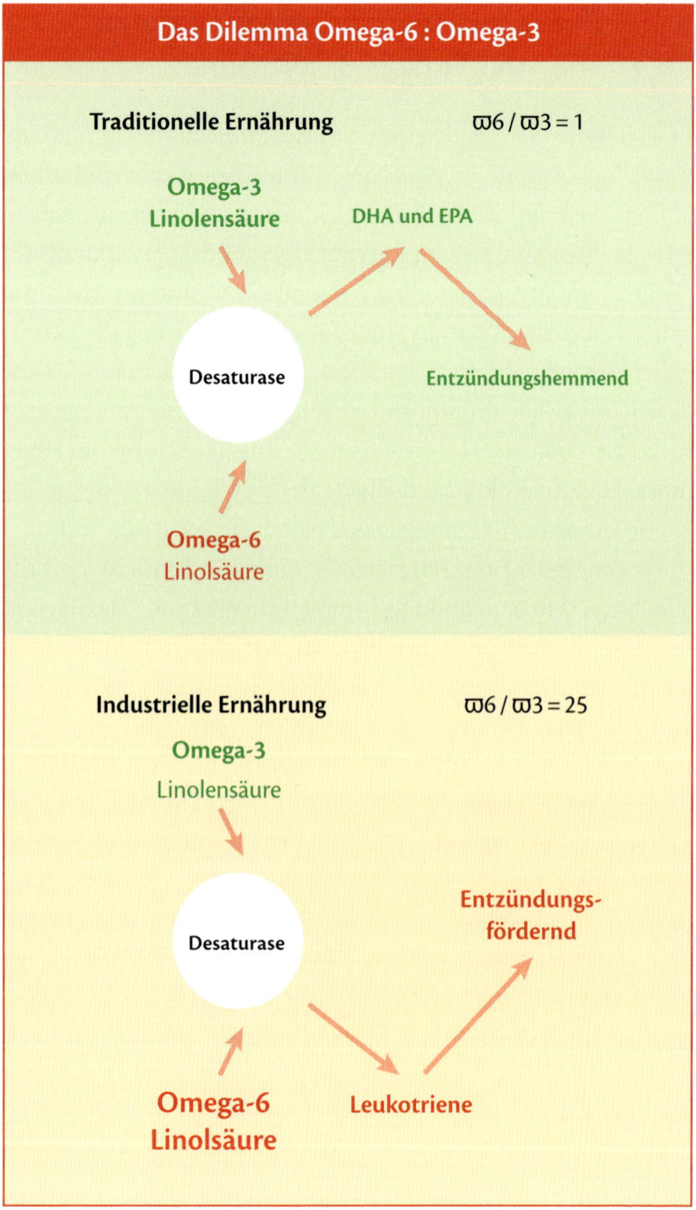

Abbildung 75

aus sehr fettem Fleisch (Robbe, Wal) bestehenden Ernährung und einem Mangel an Obst und Gemüse größtenteils von Herz- und Gefäßerkrankungen verschont bleiben. Dieser Schutz hat keine genetischen Ursachen, denn wenn Eskimos auswandern, werden auch sie anfällig für diese Erkrankungen. Er steht vielmehr in Zusammenhang mit dem außergewöhnlich hohen Gehalt an Omega-3-Fettsäuren, der in den Meereserzeugnissen aus ihrer Region enthalten ist. Mehrere aufeinanderfolgende Studien haben gezeigt, dass der Verzehr von Fisch mit einem hohen Gehalt an Omega-3-Fettsäuren tatsächlich zur Prävention von Herzkrankheiten beiträgt, indem er das Risiko für Herzrhythmusstörungen senkt, die hauptverantwortlich für plötzliche Herztode sind. Als Konsequenz daraus empfehlen Organisationen wie die *American Heart Association* mindestens zwei Mahlzeiten mit fettem Seefisch pro Woche, um das Risiko für diese Krankheiten zu verringern.

Man darf jedoch auch die Bedeutung der pflanzlichen Omega-3-Fettsäuren nicht vernachlässigen: Viele Untersuchungen haben im Laufe der vergangenen Jahre eindeutig bewiesen, dass allein schon der Verzehr von drei Portionen Nüssen pro Woche das Mortalitätsrisiko aufgrund von Herzkrankheiten um 40 bis 60 und die Krebssterberate um 20 bis 40 Prozent senkt. Leinsamen stellen eine weitere ausgezeichnete Quelle von Omega-3-Fettsäuren dar und können sowohl wegen ihres LNA-Anteils wie auch wegen ihres Gehalts an Phytoöstrogenen das Krebsrisiko positiv beeinflussen. Schon zwei Esslöffel Leinsamen liefern 140 Prozent der empfohlenen täglichen Versorgung mit Omega-3-Fettsäuren!

Omega-3-Fettsäuren und Krebs

Die positiven Wirkungen der Omega-3-Fettsäuren beschränken sich jedoch nicht auf Herz-Kreislauf-Erkrankungen; immer mehr experimentelle Ergebnisse weisen darauf hin, dass diese Fettsäuren auch eine Rolle in der Krebsprävention spielen können. In einer

Reihe von Studien, die den Zusammenhang zwischen dem Verzehr von Fisch mit einem hohen Omega-3-Fettsäure-Gehalt und Krebs untersuchten, wurde eine Senkung des Risikos für Brust-, Darm- und Prostatakrebs (metastasierte Form) gefunden (Abbildung 76), außerdem eine bessere Überlebensrate für diese Krebsarten. Darüber hinaus gibt es Hinweise auf eine Senkung des Risikos für Gebärmutter- sowie Leberkrebs, diese Beziehung muss jedoch noch genauer untersucht werden. Die positive Wirkung der Omega-3-Fettsäuren auf Prostatakrebs hängt offenbar vor allem damit zusammen, dass sie die Progression der Mikroherde zu einem fortgeschrittenen Krebsstadium verhindern. In manchen Studien wurde infolgedessen ein Rückgang der Sterblichkeit um 63 Prozent beobachtet.

In prospektiven Untersuchungen beobachtete Senkung des Krebsrisikos durch Omega-3-Fettsäuren

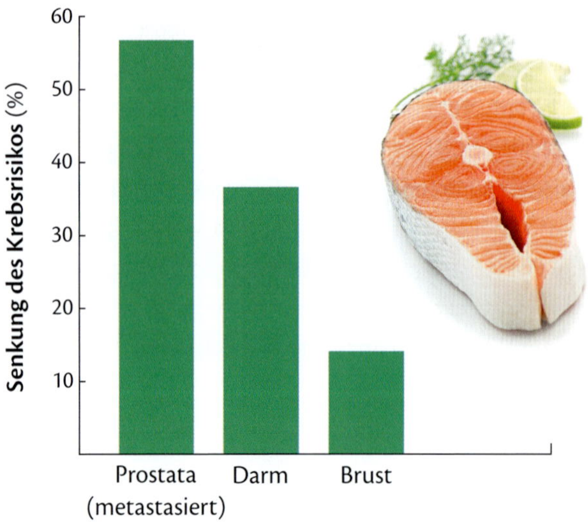

Abbildung 76

Krebszellen verabscheuen Olivenöl!

Menschen, die sich in ihrer Ernährung an den Prinzipien der Mittelmeerkost orientieren, haben ein um etwa 15 Prozent geringeres Krebsrisiko. Bei bestimmten Krebsarten wie Gebärmutter- und Brustkrebs könnte die Verringerung sogar bis zu 60 Prozent erreichen. Mehrere neuere Untersuchungen haben unterstrichen, welche herausragende Rolle hierbei die antioxidativen und entzündungshemmenden Bestandteile des Olivenöls spielen. Es enthält beispielsweise beträchtliche Mengen (0,2 mg / ml) eines Moleküls namens Oleocanthal, dessen entzündungshemmende Wirkung mit der von Ibuprofen vergleichbar ist. Folglich könnte es einen ähnlichen Effekt bei der Prävention von Darmkrebs haben. Oleocanthal besitzt außerdem die Fähigkeit, außerordentlich schnell (in weniger als 30 Minuten) eine große Bandbreite von Krebszellen zu töten. Diese Eigenschaft beruht auf seiner Fähigkeit, diese Zellen dazu zu zwingen, sich selbst zu »verdauen«. Untersuchungen in unserem Labor haben außerdem gezeigt, dass andere Phenolverbindungen des Olivenöls (Hydroxytyrosol, Taxifolin) die Aktivität eines Rezeptors (VEGFR2) blockieren, der wesentlich für die Bildung neuer Blutgefäße in den Tumoren ist. Sie könnten dadurch die Entstehung und das Wachstum einer großen Zahl von Karzinomen erschweren. Aufgrund all dieser Moleküle kann Olivenöl als das einzige Fett mit einer krebshemmenden Wirkung gelten.

Es ist wichtig, Olivenöl mit der Bezeichnung »vergine« oder »extra vergine« zu wählen, denn diese Öle sind kaltgepresst (unter 27 °C) und enthalten die Polyphenole der Oliven. Man kann im Übrigen ganz einfach überprüfen, ob diese Phenolverbindungen noch vorhanden sind: Oleocanthal hat die besondere Eigenschaft, mit einem ausschließlich im Hals vorhandenen

Rezeptor zu interagieren, das löst ein für hochwertiges Olivenöl typisches Stechen oder Kratzen aus. Je mehr es »beißt«, umso höher ist der Anteil an Oleocanthal und umso größer die krebshemmende Wirkung des Olivenöls!

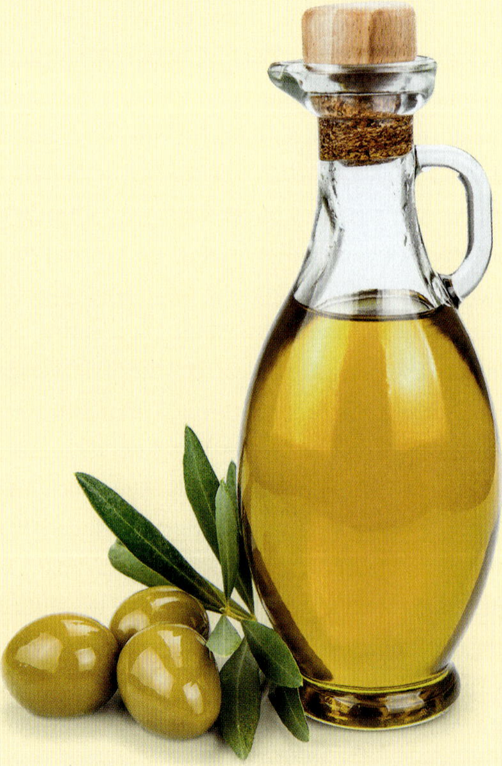

Interessanterweise wirken offenbar auch Omega-3-Fettsäuren pflanzlicher Herkunft, wie Nüsse, anti-karzinogen: Eine Untersuchung an 75 680 Frauen zeigte beispielsweise, dass diejenigen, die zwei Mal pro Woche eine Portion Nüsse (30 g) aßen, ein um 35 Prozent geringeres Risiko für Bauchspeicheldrüsenkrebs hatten als die, die nie welche konsumierten.

Auch Resultate aus Versuchen an Tieren und isolierten Tumorzellen sprechen für eine solche Rolle der Omega-3-Fettsäuren bei der Vorbeugung gegen bestimmte Krebsarten. Während zum Beispiel die Omega-6-Fettsäuren dafür bekannt sind, dass sie Krebs auslösen, führt bei Laborversuchen die Gabe von Omega-3-Fettsäuren im Futter von Ratten zu einer umgekehrten Reaktion, das heißt, sie hemmen die Entwicklung von Brust-, Darm-, Prostata- und Bauchspeicheldrüsenkrebs und steigern darüber hinaus die Wirksamkeit der Chemotherapie.

Die für diese Schutzwirkung verantwortlichen Mechanismen hängen möglicherweise mit zwei Faktoren zusammen: Zum einen führen sie zu einer Drosselung der Produktion von Entzündungsmolekülen, die das Immunsystem beeinflussen und die Entstehung von Krebs begünstigen. Zum anderen wirken sie direkt auf die Krebszellen, indem sie ihre Fähigkeit, sich dem Tod durch Apoptose zu entziehen, schwächen und die Bildung neuer Blutgefäße verhindern, die für das Zellwachstum lebensnotwendig sind. Der erhöhte Konsum von Nahrungsmitteln, die, wie fetter Fisch, reich an Omega-3-Fettsäuren sind, kann daher nur positive Folgen für die Gesundheit haben und reduziert das Risiko einer Krebserkrankung deutlich, besonders, wenn er auf Kosten gesättigter tierischer Fette (wie etwa in rotem Fleisch enthalten) geht.

Eine Veränderung der Essgewohnheiten zugunsten einer deutlichen Steigerung des Konsums von Omega-3-Fettsäuren und einer Verringerung des Konsums von Omega-6-Fettsäuren ist also ohne jeden Zweifel ein geeignetes Mittel, um sich vor Krebs zu schützen. Ein Esslöffel frisch gemahlener Leinsamen in das morgendliche Müsli ist eine einfache und wirksame Methode, um die Zufuhr von Omega-3-Fettsäuren zu erhöhen. Verwenden Sie keine gemahlenen Leinsamen, sondern kaufen Sie lieber ganze Körner, die Sie zu Hause selbst mahlen. So bleiben die darin enthaltenen essenziellen Fettsäuren erhalten.

Da der beste Lieferant für diese Fette Fisch ist, ist es außerdem ratsam, zwei oder drei Portionen fetten Fisch in den wöchentlichen Speiseplan aufzunehmen – und zwar sowohl wegen seines Gehalts an Omega-3-Fettsäuren als auch wegen seines beispielhaften Gehalts an Proteinen, Vitaminen und Mineralstoffen. Natürlich ist es bedauerlich, dass bestimmte Fische winzige Mengen verschiedener Schadstoffe enthalten, die sich bei der Nahrungsaufnahme negativ auswirken könnten. Doch sollte man sich dabei vor Augen halten, dass angesichts so geringer Mengen die Vorteile von fettem Fisch bei Weitem überwiegen. Sind Sie dennoch besorgt, so vermeiden Sie am besten, öfter als einmal wöchentlich große Raubfische wie Hai, Schwertfisch und Thunfisch zu essen. Jene Fische aber, die die besten Lieferanten für Omega-3-Fettsäuren sind (nämlich Lachs, Sardinen, Makrelen), enthalten nur wenige Schadstoffe.

Zusammenfassung

- Das größte Nahrungsdefizit, von dem westliche Länder heute betroffen sind, ist die mangelhafte Versorgung mit Omega-3-Fettsäuren.
- Da Omega-3-Fettsäuren von Natur aus extrem instabil sind, ist es besser, natürliche Nahrungsmittel als Lieferanten dieser Fette zu nutzen als Nahrungsergänzungsmittel mit Omega-3-Fettsäuren.
- Der Verzehr von fettem Fisch ein oder zwei Mal pro Woche ist eine einfache Methode, den Anteil von Omega-3-Fettsäuren in der Ernährung zu erhöhen. Ebenso kann man frisch gemahlene und in einem geschlossenen Behälter aufbewahrte Leinsamen dem morgendlichen Müsli hinzufügen.

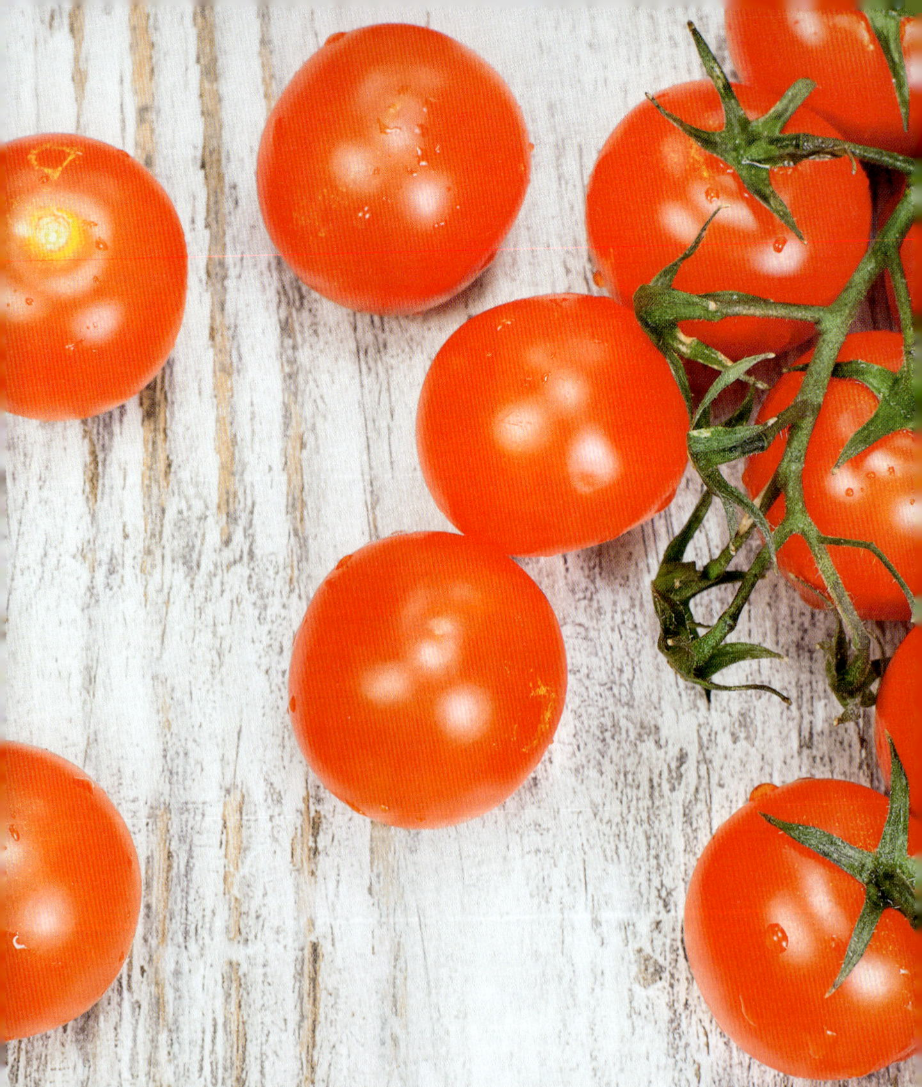

Die Tomate ist weder eine Frucht, wie man uns sagt,
noch ein Gemüse, wie man uns glauben machen will.
Der betörende Reiz ihres Geschmacks liegt ganz und gar
in dieser verstörenden Ambivalenz von saurem Salz
und bitterem Zucker begründet, der im Mund explodiert,
wenn man hineinbeißt.

Pierre Desproges (1939–1988)

Kapitel 13

Tomaten: ein rotes Tuch für den Krebs

Die Tomate kommt ursprünglich aus Südamerika, höchstwahrscheinlich aus Peru, wo sie im Übrigen auch heute noch wild wächst. Diese peruanischen Tomaten, die gelb und so groß wie unsere heutigen Kirschtomaten sind, wurden allerdings von den Inkas nicht gegessen. Es waren vielmehr die Azteken in Mittelamerika, die mit dem Anbau der von ihnen sogenannten *tomatl* (»fleischige Frucht«) begannen. Schon damals kombinierten sie sie mit Piment, um daraus den Vorgänger der heutigen Salsa zuzubereiten.

Nach der Entdeckung der Tomate durch die Spanier während der Eroberung Mexikos Anfang des 16. Jahrhunderts erreichte sie zuerst Spanien und anschließend Italien. Dort fiel schon 1544 die Ähnlichkeit dieser *pomo d'oro* mit der Belladonna und der Mandragora auf – zwei Pflanzen mit einer sehr starken psychotropen Wirkung. Das genügte, um die Tomate als giftige Frucht anzusehen, und lange Zeit diente sie in Nordeuropa ausschließlich als Zierpflanze, um »Aborte und Lauben zu bedecken, munter darüber zu klettern und sich an allen Stützen festzuklammern […] Ihre Früchte sind ungenießbar: Sie sind nur in der Medizin von Nutzen und angenehm zu berühren oder zu riechen.« (Olivier de Serres, der Begründer der modernen Agronomie, in: *Le Théâtre de l'agriculture et le mesnage des champs*, 1600).

Erst 1692 tauchte die Tomate zum ersten Mal in einem italienischen Kochbuch auf, und es sollte noch ein weiteres Jahrhundert vergehen, bis sie wirklich Einzug in Europas Küchen hielt. Die

Bewohner der Neuen Welt legten trotz des Vorbilds so berühmter Persönlichkeiten wie Thomas Jefferson die gleiche Zurückhaltung an den Tag, die Tomate in ihre tägliche Ernährung aufzunehmen. Denn auch dort hielt sich der Glaube an ihre Gefährlichkeit hartnäckig. Erst Mitte des 19. Jahrhunderts setzte sich die allgemeine Verwendung der Tomate in der Küche durch. Dabei wurde sie nicht etwa aus Mexiko importiert, sondern von Einwanderern aus Südeuropa mitgebracht.

Heute ist die Tomate einer der wichtigsten Lieferanten von Vitaminen und Mineralstoffen in der westlichen Ernährung.

Die Tomate: eine Frucht, ein Gemüse … oder ein Gift?

Man kann über die Überzeugung unserer Vorfahren, dass die Tomate gefährlich für die Gesundheit sei, lächeln. Dennoch müssen wir ihrer scharfen Beobachtungsgabe Respekt zollen: Die Tomate gehört nämlich in der Tat zu einer Pflanzenfamilie *(Solanaceae)*, in der mehrere Mitglieder wie Tabak, Belladonna, Mandragora und Stechapfel extrem starke Alkaloide aufweisen, die sogar tödlich sein können. Auch Tomatenpflanzen enthalten eine dieser Substanzen, das *Tomatin*. Dieses ist allerdings beinahe ausschließlich in den Wurzeln und Blättern eingelagert und nur in geringem Maß in der Frucht, aus der es mit der Reifung vollkommen verschwindet (das Gleiche gilt für andere essbare Mitglieder der Nachtschattengewächse wie Kartoffeln, Auberginen und Paprika). Die Ambivalenz der Menschen gegenüber der Tomate kommt treffend in ihrem botanischen Namen *Lycopersicon esculentum* zum Ausdruck, das wörtlich »essbarer Wolfspfirsich« bedeutet und auf eine deutsche Sage zurückgeht, derzufolge die Hexen halluzinogene Pflanzen wie Belladonna und Mandragora benutzten, um Werwölfe zu erschaffen.

Schließlich wollen wir noch darauf hinweisen, dass man die Tomate sowohl als Frucht wie als Gemüse betrachten kann. In botanischer Hinsicht handelt es sich um eine Frucht (genauer eine Beere), denn sie ist das Produkt der Blütenbefruchtung. Im Gartenbau allerdings gilt sie wie der Kürbis in Hinblick auf ihren Anbau und ihre Verwendung eher als ein Gemüse. Diese Klassifizierung hat in erster Linie wirtschaftliche Gründe: Ein amerikanischer Unternehmer, der von den Einfuhrsteuern auf Gemüse freigestellt werden wollte, argumentierte, die Tomate sei eine Frucht. Der Antrag wurde allerdings 1893 vom amerikanischen Supreme Court abgewiesen, der die Tomate offiziell zum Gemüse erklärte.

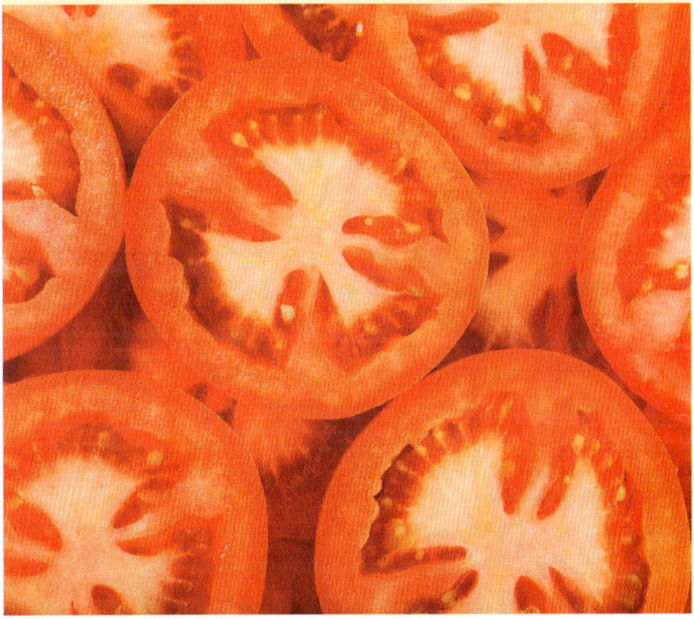

Lycopin, der Hauptverantwortliche für die krebshemmende Wirkung von Tomaten

Lycopin gehört zur großen Familie der Carotinoide, einer außerordentlich vielseitigen Klasse von sekundären Pflanzenstoffen, die für die gelbe, orange und rote Farbe vieler Früchte und Gemüsesorten verantwortlich sind. Da der menschliche Körper zur Synthetisierung von Carotinoiden unfähig ist, müssen diese Moleküle durch das Essen von Gemüse aufgenommen werden. Bestimmte Carotinoide wie Beta-Carotin und Beta-Cryptoxantin sind Vorstufen von Vitamin A, einem wichtigen Wachstumshormon, während andere Mitglieder dieser Familie wie Lutein, Zeaxanthin und Lycopin keinen chemischen Zusammenhang mit Vitamin A aufweisen und folglich andere Aufgaben haben. Lutein und Zeaxanthin absorbieren zum Beispiel sehr effektiv die blaue Komponente des Lichts und können somit die Augen schützen, indem sie das Risiko einer altersbedingten Makula-Degeneration sowie der Entstehung von grauem Star senken. Über die Rolle des Lycopins ist noch wenig bekannt. Neuere Untersuchungsergebnisse deuten jedoch darauf hin, dass Lycopin von allen Carotinoiden vermutlich die stärkste krebshemmende Wirkung hat.

Lycopin ist das Pigment, das für die rote Farbe der Tomate verantwortlich ist, und diese Gemüse-Frucht ist mit Abstand die beste Nahrungsquelle dafür. Im Allgemeinen sorgen Produkte auf Tomatenbasis für etwa 85 Prozent der Lycopinzufuhr, die reslichen 15 Prozent liefern bestimmte Früchte (Abbildung 77). Bedauerlicherweise ist der Lycopingehalt unserer Zuchttomaten weitaus geringer als der der ursprünglichen Wildform *Lycopersicon pimpinellifolium* (50µg/g im Vergleich zu 200 bis 250 µg in bestimmten Wildarten). Diese Differenz ist auf die beschränkte Sortenzahl zurückzuführen, die für das Kreuzen verwendet wird, wodurch sich zugleich die genetische Vielfalt der Pflanze reduziert. Es ist daher zu hoffen, dass sich durch die Einbeziehung des genetischen Erbes der Wildformen der Lycopinanteil der Kulturpflanzen erhöht, damit durch einen höheren Gehalt eine noch effektivere Bekämpfung von Krebs möglich wird.

Besonders hoch ist der Lycopingehalt in Produkten aus gekochten Tomaten, denn das Aufbrechen der Zellstrukturen durch Hitze ermöglicht eine bessere Extraktion des Wirkstoffs sowie

Die wichtigsten Nahrungsquellen von Lycopin

Nahrungsmittel	Lycopingehalt (mg/100 g)
Tomatenmark	29,3
Passierte Tomaten	17,5
Ketchup	17
Tomatensauce	15,9
Konzentrierte Tomatensuppe	10,9
Dosentomaten	9,7
Tomatensaft	9,3
Guave	5,4
Wassermelone	4,8
Rohe Tomaten	3
Papaya	2
Rosa Grapefruit	1,5

Abbildung 77

Quelle: USDA Database for the Carotenoid Content of Selected Foods, 1998

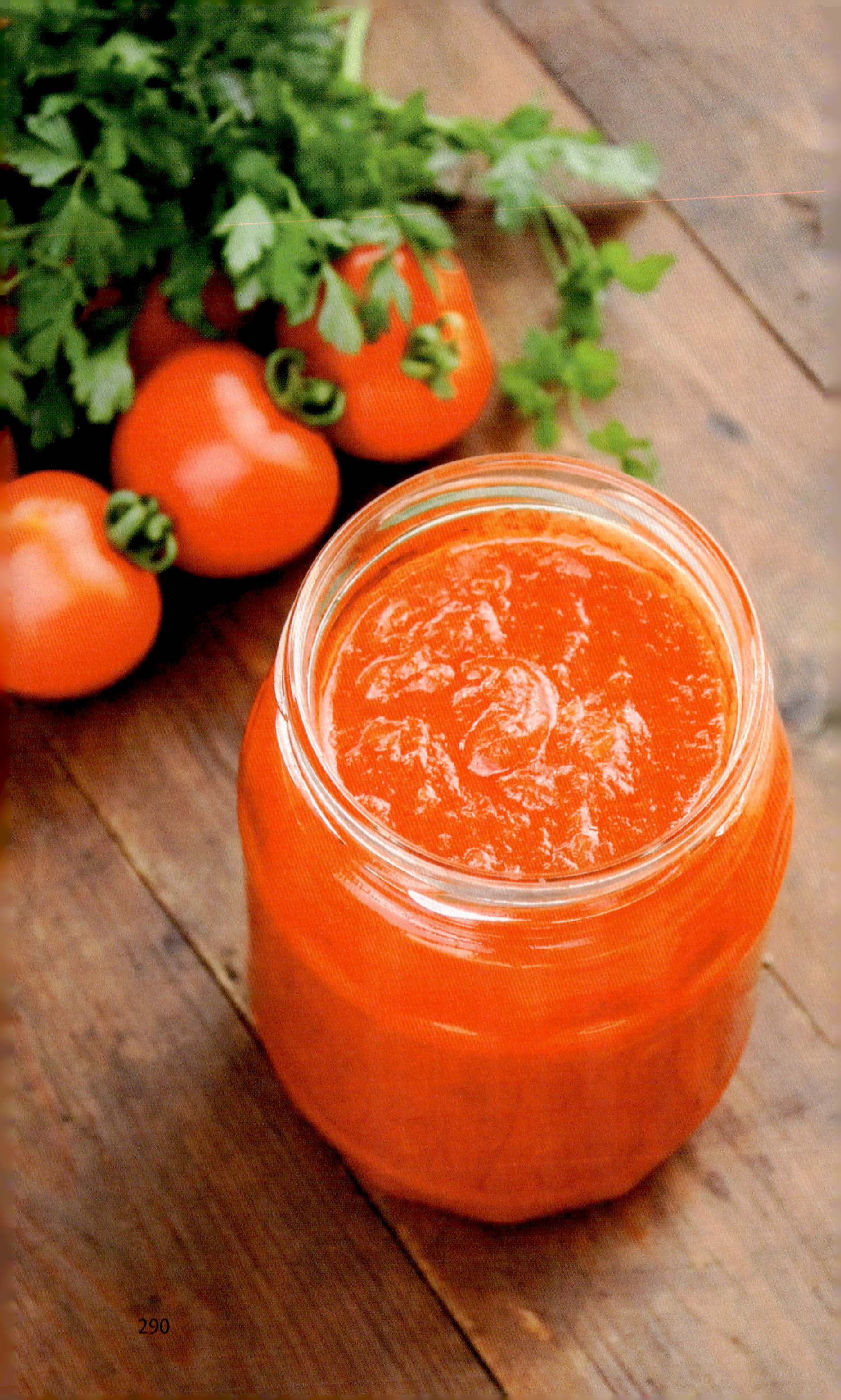

Veränderungen in seiner Struktur (Isomerisierung), wodurch der Organismus ihn leichter verwerten kann. Auch Fette erhöhen die Verfügbarkeit des Lycopins. Eine maximale Menge an Lycopin erhält man also durch Kochen von Tomaten in Olivenöl. Was allerdings den Ketchup betrifft: Er zählt nicht als Gemüse! Denn man darf über seinem hohen Lycopingehalt nicht vergessen, dass beinahe ein Drittel seines Gewichts aus Zucker besteht.

Länder mit einem hohen Tomatenkonsum wie Italien, Spanien und Mexiko haben deutlich niedrigere Prostatakrebsraten als Nordamerika. Selbstverständlich beweisen diese Statistiken nicht, dass diese Unterschiede auf den unterschiedlichen Stellenwert der Tomate in der Ernährungsweise zurückzuführen sind – Asiaten beispielsweise konsumieren keine Tomaten und sind trotzdem weniger von dieser Krankheit betroffen. Dennoch bewogen diese Daten einige Forscher dazu, einem möglichen Zusammenhang zwischen der Entwicklung von Prostatakrebs und dem Verzehr von Tomaten nachzugehen. Tatsächlich spricht eine Reihe von Untersuchungen dafür, dass Menschen, die große Mengen von Tomaten und Tomatenprodukten konsumieren, ein eingeschränktes Risiko für Prostatakrebs und insbesondere für die invasiven Formen dieser Krankheit haben. In anderen Untersuchungen an großen Bevölkerungsstichproben wurde der Zusammenhang zwischen Prostatakrebs-Erkrankungen und dem Verzehr von Nahrungsmitteln mit einem hohen Lycopingehalt wie Tomatensauce überprüft. Dabei zeigte sich, dass das Risiko nach dem Verzehr dieser Nahrungsmittel um etwa 35 Prozent sank. Dieser Zusammenhang ist offenbar stärker ausgeprägt bei Männern über 65 Jahre. Das deutet darauf hin, dass Lycopin besser der Entstehung eines Prostatakarzinoms aufgrund von Alterungsprozessen entgegenwirken kann als der Bildung früherer, im Alter von etwa 50 Jahren auftretenden Tumoren, die offenbar eher genetische Ursachen haben.

Noch weiß man nicht, durch welche Mechanismen Lycopin das Risiko eines Prostatakarzinoms verringern kann. Wie sein naher Verwandter, das Beta-Carotin, ist auch Lycopin ein hervorragendes Antioxidans. Unklar ist jedoch, inwieweit diese Eigenschaft zu seiner krebshemmenden Wirkung beiträgt. Tatsächlich verhindert Lycopin nach heutigem Kenntnisstand die Entwicklung von Prostatakrebs vor allem durch seine direkte Wirkung auf bestimmte Enzyme, die für das Wachstum dieses Gewebes verantwortlich

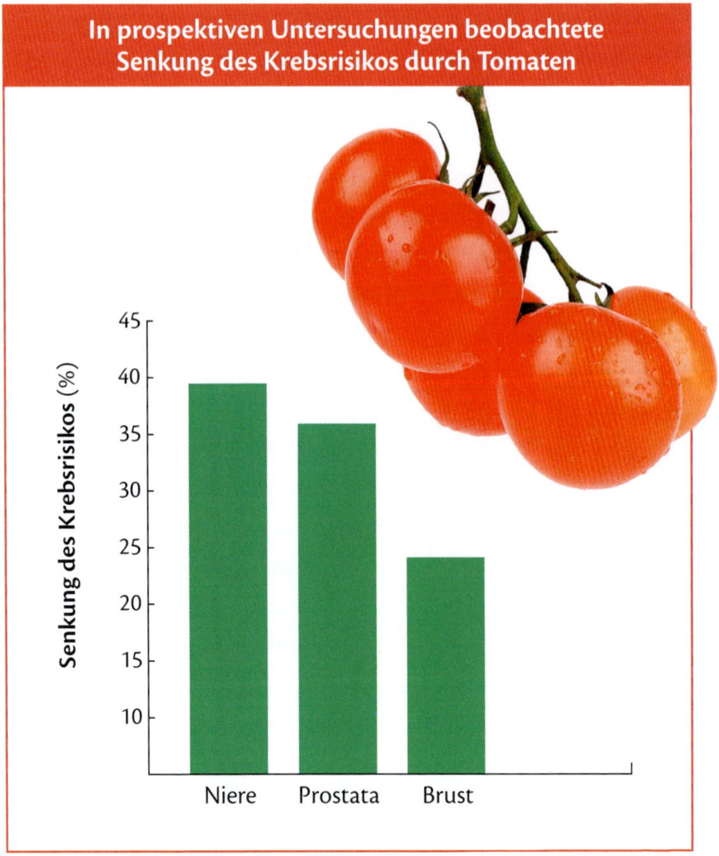

Abbildung 78

sind. Insbesondere greift es in die Signale der Androgene ein, jener Hormone also, die oft beim exzessiven Wachstum des Prostatagewebes eine Rolle spielen. Außerdem stört es offenbar das Zellwachstum. Da das aufgenommene Lycopin sich vorzugsweise im Bereich der Prostata anreichert, scheint diese Substanz ideal dafür geeignet, eine eventuelle Proliferation (Vermehrung) von Krebszellen zu verhindern.

Auch wenn sich die Untersuchungen über die krebshemmende Wirkung von Tomaten bisher vor allem auf die Prävention von Prostatakrebs konzentriert haben, so deuten doch mehrere Studien darauf hin, dass dieses Obst-Gemüse eine globalere Rolle bei der Vorbeugung gegen bestimmte andere Krebsarten, insbesondere Nieren- und Brustkrebs, spielen könnte (Abbildung 78). Untersuchungen an Zellen eines Mammakarzinoms sowie an Tiermodellen zeigen, dass Lycopin die Proliferation dieser Zellen blockiert, möglicherweise, indem es in die Funktionsweise der Sexualhormone und bestimmter Wachstumsfaktoren eingreift.

Interessant ist auch die Feststellung, dass Lycopin sich in der Haut anreichert. Dort kann es die durch UV-Strahlung entstandenen freien Radikale unschädlich machen, damit die Hautalterung verzögern und das Risiko für ein Melanom reduzieren. Dieser Effekt ist von Dauer, denn Lumbalbiopsien haben gezeigt, dass das Lycopin noch vier Tage nach der Aufnahme nachweisbar war und mindestens eine Woche lang in erhöhten Konzentrationen in der Haut blieb. Selbst zweiundvierzig Tage später war es immer noch vorhanden! Diese Beobachtungen stimmen mit anderen Untersuchungen überein, die zeigen, dass der tägliche Konsum von Tomatenmark den Schutz der Haut vor der Sonneneinwirkung erhöht und außerdem zu einer erheblichen Zunahme des Kollagenspiegels führt, zwei zentrale Faktoren für den Erhalt einer intakten Haut. Man kann also annehmen, dass Lycopin eine vielseitige krebshemmende Substanz ist, die viele unterschiedliche Typen von Krebs in ihrer Entwicklung stören kann. Tomaten sollten folglich als wichtiges Nahrungsmittel in einer globalen Strategie der Krebsprävention durch Ernährung betrachtet werden.

Der Verzehr von Produkten auf Tomatenbasis stellt also ein gutes Mittel dar, um das Risiko einer Prostatakrebserkrankung zu verringern. Allerdings deuten die bisherigen Untersuchungsergebnisse darauf hin, dass für eine wesentliche Senkung dieses Risikos eine relativ große Menge an Lycopin erforderlich ist. Es ist daher wichtig, nicht nur Produkte mit einem hohen Lycopingehalt auszuwählen, sondern auch darauf zu achten, dass dieses Lycopin in einer möglichst leicht verwertbaren Form vorhanden ist. In diesem Sinn ist Tomatensauce das ideale Nahrungsmittel, weil sie eine hohe Konzentration des Wirkstoffs enthält und dieser aufgrund der langen Kochzeit der Tomaten und des darin enthaltenen Olivenöls sehr gut aufgenommen wird. Der schlichte Verzehr von zwei Mahlzeiten mit Tomatensauce pro Woche kann das Risiko, an Prostatakrebs zu erkranken, bereits um 30 Prozent senken. Und vergessen Sie nicht, ordentlich Knoblauch hinzuzufügen!

Zusammenfassung

- Lycopin, ein Pigment, das für die rote Farbe der Tomate verantwortlich ist, ist der für das krebshemmende Potenzial von Tomaten wesentliche Bestandteil.
- Die krebshemmende Wirkung des Lycopins entfaltet sich nur dann maximal, wenn es zusammen mit Fett gekocht wird, wie beispielsweise in Saucen auf der Basis von Tomatenmark und Olivenöl.

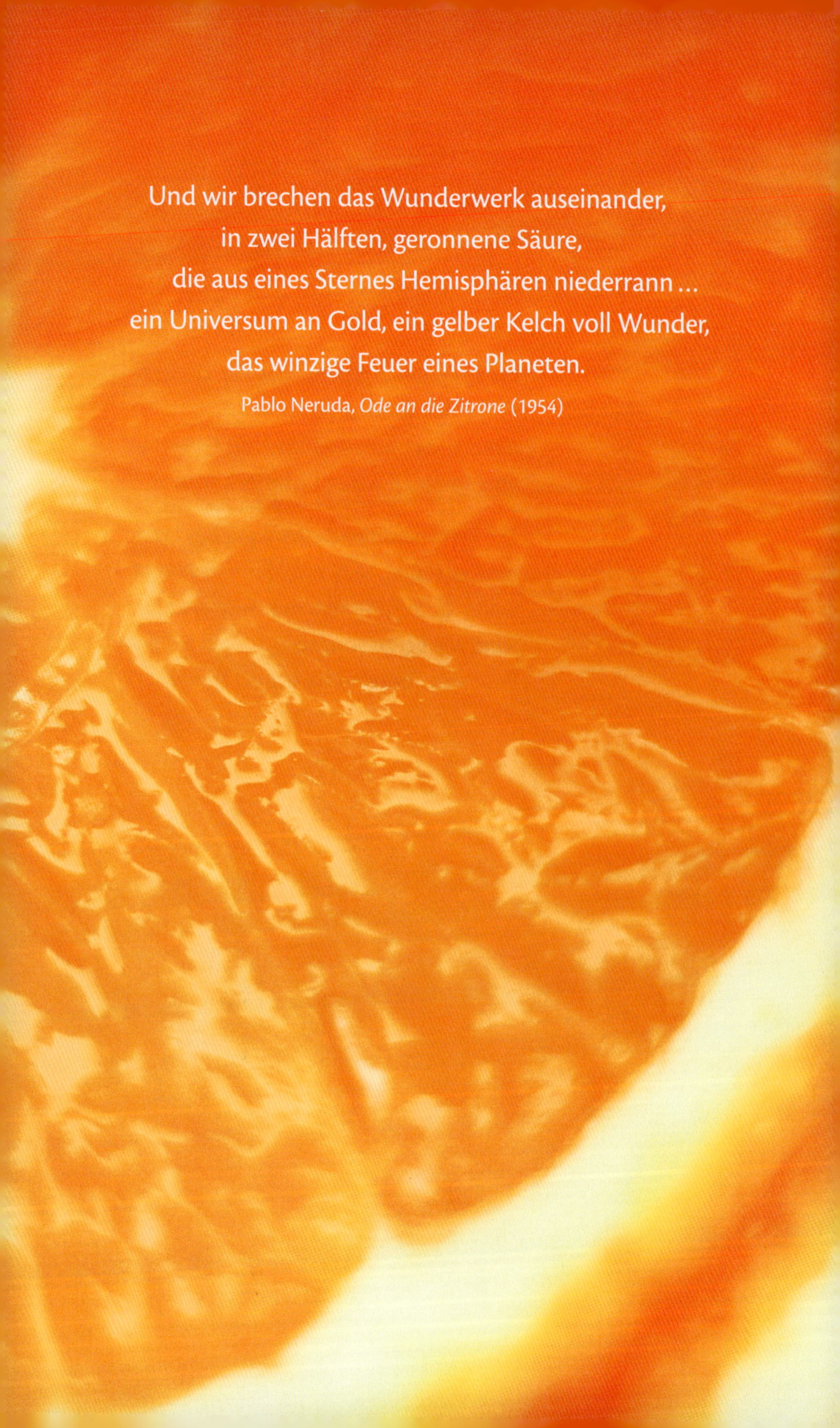

Und wir brechen das Wunderwerk auseinander,
in zwei Hälften, geronnene Säure,
die aus eines Sternes Hemisphären niederrann …
ein Universum an Gold, ein gelber Kelch voll Wunder,
das winzige Feuer eines Planeten.

Pablo Neruda, *Ode an die Zitrone* (1954)

Kapitel 14

Zitrusfrüchte: Anti-Krebs-Moleküle in der Schale

Zitrusfrüchte wie Zitronen, Orangen, Grapefruits und Mandarinen gehören zur Gattung *Citrus* aus der Familie der *Rutaceae.* Sie sind auch unter der Bezeichnung *Hesperiden* bekannt – in Anlehnung an die elfte Aufgabe des Herkules, in deren Verlauf es dem Halbgott gelang, drei goldene Äpfel aus den bewachten Gärten der Hesperiden zu entwenden. Heute allerdings wird der Begriff »hesperidisch« vor allem in der Parfümerie verwendet, wo er Ölessenzen bezeichnet, die aus Pflanzen der Gattung *Citrus* gewonnen werden.

Alle Zitrusfrüchte stammen aus Asien, insbesondere aus Indien und China, wo sie bereits seit mindestens 3000 Jahren angebaut werden. Europa musste auf die Erforschung Asiens durch die Entdecker warten, bis die ersten Zitrusfrüchte eintrafen: So wurde die Zitronat-Zitrone *(Citrus medica)* von Alexander dem Großen im 4. Jahrhundert vor Christus eingeführt und der Pomeranzenbaum (Bitterorange) zu Beginn unserer Zeitrechung von den Arabern. Viel später, erst im 12. Jahrhundert, wurden Zitronenbäume in Spanien angepflanzt, im 15. Jahrhundert Orangenbäume in Portugal und erst im 19. Jahrhundert Mandarinenbäume in der Provence und in Nordafrika. Lange Zeit galten Zitrusfrüchte als exotische Früchte. Heute jedoch gehören sie zur Standardernährung der weitaus meisten Länder; *eine Milliarde* kultivierte Zitrusbäume auf der Welt produzieren alljährlich 100 Millionen Tonnen Früchte.

Die phytochemischen Bestandteile der Zitrusfrüchte

Zitrusfrüchte sind weit mehr als nur ergiebige Vitamin-C-Lieferanten, sie enthalten mehrere phytochemische Bestandteile, die wahrscheinlich für die krebshemmende Wirkung dieser Früchte verantwortlich sind. Eine Orange beispielsweise enthält mehr als zweihundert verschiedene Inhaltsstoffe, darunter etwa sechzig Polyphenole sowie mehrere Bestandteile einer Klasse stark riechender Moleküle, der *Terpene.*

Zitrusfrüchte sind die einzigen Pflanzen, die bedeutende Mengen einer Gruppe von Polyphenolen namens Flavanone enthalten. Diese Moleküle sind für die Heilwirkung gegen Skorbut verantwortlich, die man seit Langem mit diesen Früchten verbindet. Eines dieser Moleküle – das Hesperidin – wurde früher sogar »Vitamin P« genannt, weil es die Kapillargefäße schützt, indem es ihren Tonus erhöht und ihre Durchlässigkeit reduziert. Da Entzündungsprozesse durch eine erhöhte Durchlässigkeit der Blutgefäße charakterisiert sind, macht diese Wirkung die Polyphenole in Zitrusfrüchten zu entzündungshemmenden Molekülen; eine Eigenschaft, die auch zur Krebsvorbeugung beitragen kann.

Die wichtigsten Zitrusfrüchte

Die Orange *(Citrus sinensis)*

Obwohl diese Frucht ursprünglich aus China stammt, leitet sich die Bezeichnung Orange vom arabischen *narandj* ab, das wiederum aus dem Sanskrit-Wort *nagarunga* hervorging, was so viel wie »von Elefanten geliebte Frucht« bedeutet. Süße Orangen wurden im 15. Jahrhundert von den Portugiesen im Westen eingeführt, sie perfektionierten ihren Anbau und trugen damit viel zu ihrer Beliebtheit bei. Christoph Kolumbus brachte von seiner zweiten Reise die Samen mit, mit denen der Anbau von Orangenbäumen in Amerika begann. Ludwig XIV. wiederum, der Orangen ebenso sehr liebte wie Erdbeeren, ließ die berühmten Orangenhaine von Versailles anlegen. Während die Orange noch zu Beginn des vergangenen Jahrhunderts als Luxusgut galt, wurde sie seit dem Zweiten Weltkrieg zur am häufigsten konsumierten Zitrusfrucht der Welt und macht heute 70 Prozent der Weltproduktion dieser Früchte aus.

Die Grapefruit *(Citrus paradisi Macfadyen)*

Die Grapefruit, die wir heute kennen, ist in Wahrheit eine Subspezies der Pomelo, die aus der natürlichen Kreuzung einer Orange mit einer Pampelmuse entstanden ist! Die echte Pampelmuse *(Citrus grandis)* leitet ihren Namen aus dem Holländischen *pomplemoes* ab. Das heißt »dicke Zitrone« – eine Bezeichnung, die die Holländer der großen, birnenförmigen Frucht gaben, die im 17. Jahrhundert aus Malaysia eingeführt wurde. Was heute also unter der Bezeichnung Pomelo verkauft wird, ist eine Grapefruit, während unsere Grapefruits in Wahrheit Pomelos sind!

Die Zitrone *(Citrus limon)*

Die Zitrone stammt wahrscheinlich ebenfalls aus China und Indien, aus der Nähe des Himalayas, und wurde im 12. Jahrhundert von den Arabern in Europa eingeführt. Sie darf nicht verwechselt werden mit der Zitronatzitrone (im Englischen *citron*), eine weitere Frucht, die von Alexander dem Großen im Mittelmeerraum eingeführt wurde und die den Schriften von Theophrastus, Demokrit und Vergil zufolge sehr häufig als Gegengift verwendet wurde. Die Zitrone wurde schon bald zur Heilung von Skorbut eingesetzt, doch erst im 15. Jahrhundert eroberte sie sich wirklich einen festen Platz in der europäischen Küche. Bei der Limette oder Limone *(Citrus aurantifolia)* handelt es sich trotz ihres ähnlichen Aussehens und ihrer ähnlichen Verwendung um eine andere botanische Gattung; sie stammt aus Malaysia und braucht ein tropischeres Klima als die Zitrone, um Früchte zu tragen.

Die Mandarine *(Citrus reticulata)*

Der Name der Mandarine leitet sich zweifellos von ihrer Farbe ab, die sie mit den Seidenroben der chinesischen Mandarine gemeinsam hat. Sie stammt aus Südostasien und wurde vermutlich vor 2500 Jahren in China zum ersten Mal kultiviert. Seit dem 19. Jahrhundert wird sie an den Küsten des Mittelmeers angebaut. Sie erfreut sich wachsender Beliebtheit, seitdem 1902 ihre berühmteste Hybride, die Clementine, entwickelt wurde. Heute machen Mandarinen, Tangerinen und Clementinen 10 Prozent der weltweiten Produktion von Zitrusfrüchten aus.

Die krebshemmenden Eigenschaften der Zitrusfrüchte

In weltweiten Untersuchungen konnte ein Zusammenhang zwischen dem Verzehr von Zitrusfrüchten und einer Risikosenkung für bestimmte Krebsarten belegt werden; diese Beziehung ist besonders bedeutsam bei allen Karzinomen des Verdauungstrakts, das heißt, bei Speiseröhren-, Mund- sowie bei Magenkrebs.

Dort wurde eine Senkung der Erkrankungswahrscheinlichkeit um 40 bis 50 Prozent beobachtet (Abbildung 79). Es ist allerdings wahrscheinlich, dass auch andere Krebsarten durch Zitrusfrüchte bekämpft werden können. Eine Analyse der Ernährungsgewohnheiten von 42 470 Japanern zwischen 40 und 79 Jahren zeigt, dass diejenigen, die regelmäßig Zitrusfrüchte essen, ein um 38 Prozent niedrigeres Risiko haben, an Bauchspeicheldrüsen- oder Prostatakrebs zu erkranken. Manche Untersuchungen weisen auch darauf

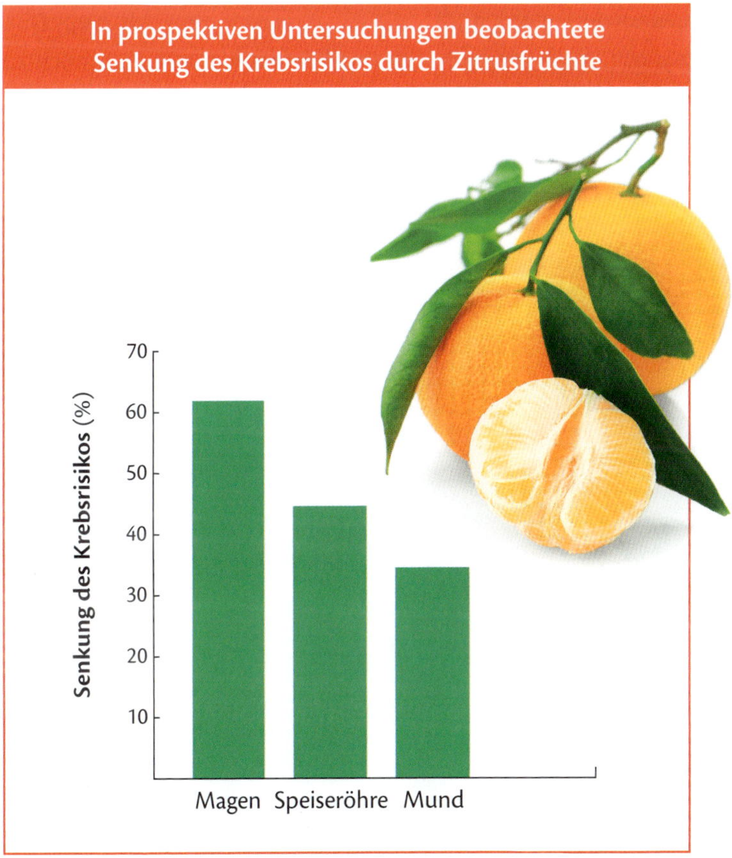

Abbildung 79

hin, dass Kinder, die in den ersten beiden Lebensjahren regelmäßig Orangensaft konsumieren, anschließend ein geringeres Erkrankungsrisiko für Leukämie haben. Diese ermutigenden Ergebnisse müssen noch weiter bestätigt werden, doch sie belegen einmal mehr den Einfluss, den die Ernährungsweise auf die Entstehung bestimmter Krebsarten hat, und das schon in jungen Jahren.

Die Beobachtungen stimmen in vieler Hinsicht mit Laborexperimenten überein, in denen die Hauptbestandteile der Zitrusfrüchte, die Polyphenole und die Terpene, wiederholt als Moleküle identifiziert wurden, die in krebserregende Prozesse eingreifen können. Auch wenn die dabei wirksamen Mechanismen noch zu einem großen Teil unbekannt sind, so spricht doch einiges dafür, dass die sekundären Pflanzenstoffe der Zitrusfrüchte das Tumorwachstum blockieren können, indem sie direkt auf die Krebszellen wirken und ihre Vermehrungsfähigkeit einschränken.

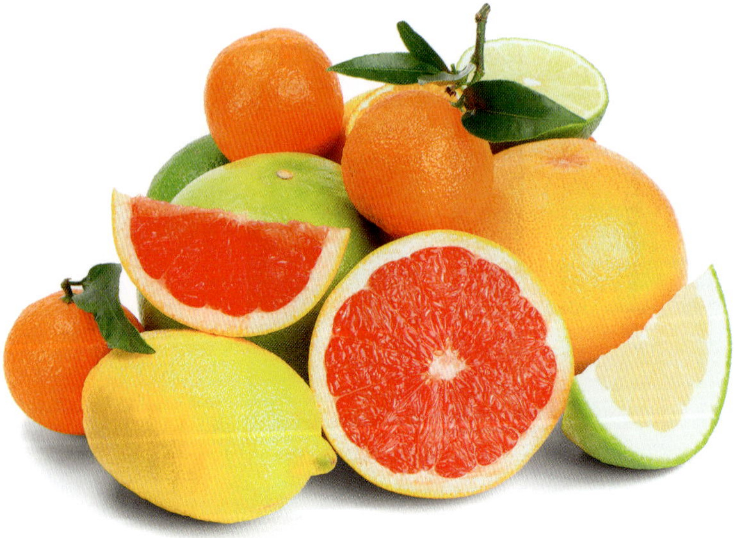

Es ist außerdem wahrscheinlich, dass eine der wichtigsten krebshemmenden Eigenschaften der Zitrusfrüchte mit ihrem Einfluss auf die Entgiftungssysteme des Körpers für krebserregende Substanzen zusammenhängt. Wie Zitrusfrüchte in dieses System eingreifen, wird an der erstaunlichen Wirkung von Grapefruitsaft auf den Abbau bestimmter Medikamente deutlich. In einer Untersuchung, in der es um den Einfluss von Alkohol auf die Wirksamkeit eines sehr häufig bei Herzrhythmusstörungen eingesetzten Medikaments ging, stellte man ganz zufällig fest, dass der Grapefruitsaft, der zur Überdeckung des Alkoholgeschmacks benutzt wurde, die Menge des Medikaments im Blut verdoppelte und damit auch die Nebenwirkungen deutlich verstärkte. Einen ähnlichen Effekt kann man im Fall der Statine beobachten – das sind Medikamente, die zur Senkung des Cholesterinspiegels im Blut eingesetzt werden.

Diese Beobachtungen veranschaulichen, wie sehr Zitrusfrüchte und insbesondere Grapefruits in die Systeme eingreifen, die am Abbau körperfremder Substanzen beteiligt sind. Man weiß heute, dass diese Wirkung größtenteils auf Moleküle aus der Klasse der Cumarine (Bergamottin und 6,7-Dihydroxybergamottin) zurückzuführen ist, die ein für den Abbau von Medikamenten verantwortliches Leberenzym (Cytochrom P450 3A4) hemmen. Dieser spezielle Effekt der Inhaltsstoffe von Zitrusfrüchten ist wichtig und kann sich sogar als entscheidend für die Potenzierung der krebshemmenden Wirkung anderer Früchte und Gemüsesorten erweisen: Alle krebshemmenden Wirkstoffe in der Nahrung, die wir in diesem Buch beschrieben haben, werden nämlich durch die gleichen Enzymsysteme in unserem Körper abgebaut und eliminiert, die auch beim Abbau von Medikamenten wirksam sind. Anders gesagt: Die Hemmung dieser Systeme durch die sekundären Pflanzenstoffe der Zitrusfrüchte hat unmittelbar zur Folge, dass dieser Abbau eingeschränkt wird und sich der Spiegel dieser krebshemmenden Moleküle im Blut erheblich erhöht, was zugleich auch ihre Wirksamkeit potenziert.

Zum Schluss ist anzumerken: Man darf Zitrusfrüchte nicht nur als ausgezeichnete Quelle von Vitamin C ansehen, sondern auch als Nahrungsmittel, die dem Körper viele krebshemmende sekundäre Pflanzenstoffe liefern können. Die zahlreichen Inhaltsstoffe dieser Früchte können Krebszellen nicht nur direkt beeinflussen und ihre Progression verhindern, sie haben darüber hinaus eine entzündungshemmende Wirkung und modifizieren die Aufnahme und den Abbau vieler anderer Substanzen. Der tägliche Verzehr von Zitrusfrüchten – als Saft oder ganze Früchte – stellt folglich eine einfache und effektive Methode dar, um einer präventionsausgerichteten Ernährung einen »Hauch von Frische« zu verleihen.

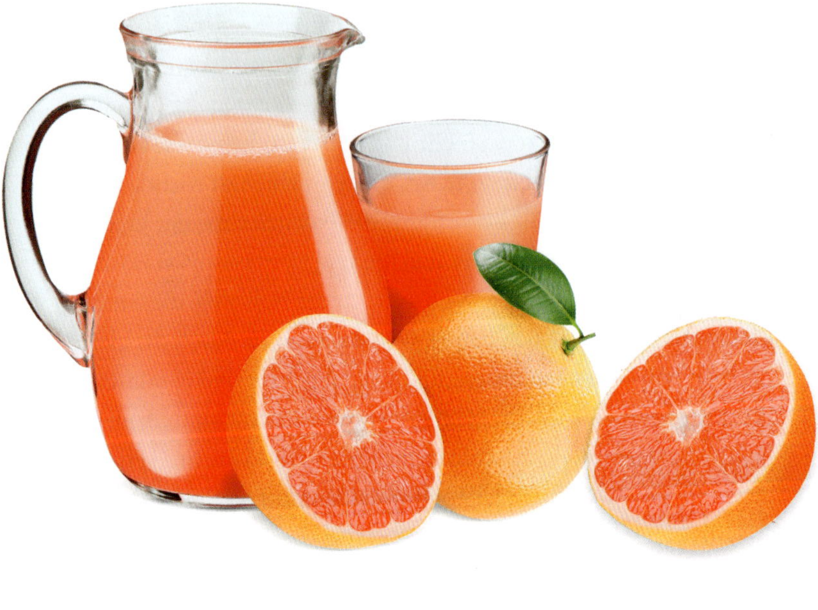

Zusammenfassung

- Zitrusfrüchte sind wichtige Nahrungsmittel bei der Vorbeugung gegen Krebs: Zum einen, weil sie direkt auf Krebszellen wirken können, zum anderen, weil sie das krebshemmende Potenzial anderer sekundärer Pflanzenstoffe in der Nahrung verstärken können.
- Der Verzehr von Zitrusfrüchten sichert dem Körper eine unvergleichliche Zufuhr von krebshemmenden Wirkstoffen und versorgt ihn zugleich mit der nötigen Tagesration vieler Vitamine und Mineralstoffe.
- Essen Sie am besten die ganze Frucht, denn der hohe Zuckergehalt mancher Fruchtsäfte in Verbindung mit einem Mangel an Ballaststoffen kann heftige Blutzuckerschwankungen auslösen und Übergewicht begünstigen.

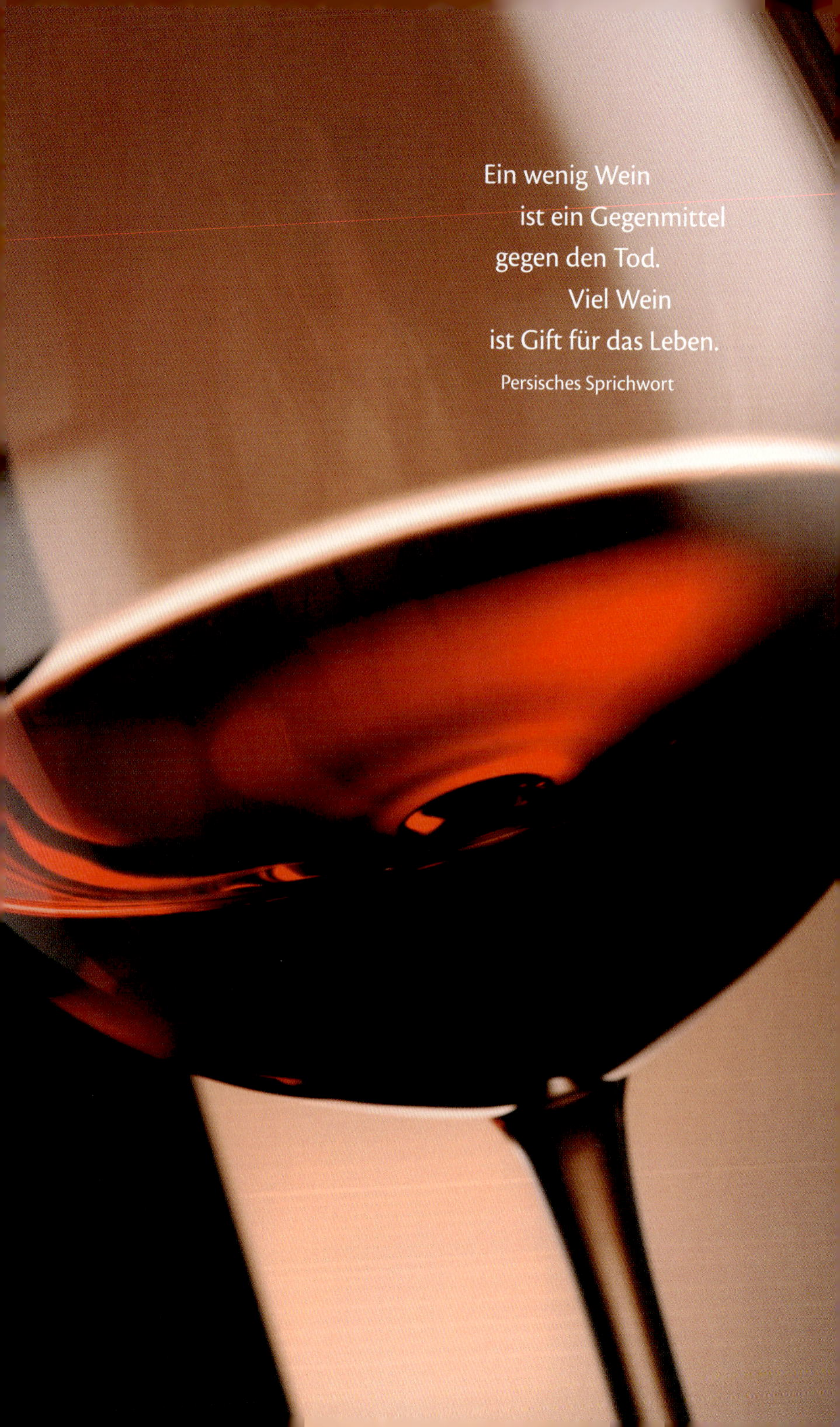

Ein wenig Wein
ist ein Gegenmittel
gegen den Tod.
Viel Wein
ist Gift für das Leben.

Persisches Sprichwort

Kapitel 15

In vino veritas

Trauben gehören zu den ältesten und am weitesten verbreiteten Früchten der Welt. Analysen von Fossilien deuten darauf hin, dass wilder Wein bereits vor mehr als 65 Millionen Jahren existierte und dass er dank der damaligen Erderwärmung vor 25 Millionen Jahren überall zu finden war, selbst an so unerwarteten Orten wie Alaska und Grönland. Im Laufe der folgenden Eiszeiten schrumpfte sein Verbreitungsgebiet allerdings erheblich zusammen, sodass wilde Weintrauben vor etwa 10 000 Jahren im Wesentlichen auf die Umgebung des Kaspischen Meers konzentriert waren, dem Gebiet des heutigen Georgiens und Armeniens.

Da Trauben sehr süß sind und daher schnell gären, ist es wahrscheinlich, dass die Nähe von Menschen und wildem Wein bald zur Entdeckung und in der Folge zur Herstellung der ersten Getränke auf der Basis von vergorenem Traubensaft führte. Niemand weiß, ob der gewiss sehr eigene Geschmack dieser ersten »Weine« der Antrieb für die späteren Anstrengungen zur Kultivierung von Wein war. Doch nach den Analysen der ältesten kultivierten Traubenkerne, die bis heute bekannt sind, reicht diese Domestizierung weit in die Antike zurück (7000–5000 v. Chr.) und vollzog sich zuerst im Kaukasus und danach weiter südlich in Mesopotamien, wo man Amphoren mit Weinflecken aus der Zeit um 3500 v. Chr. fand.

Dieser primitive Weinanbau wurde später von den Ägyptern beträchtlich weiterentwickelt, die Wein für ein Geschenk des Osiris hielten, des Gottes der Wiederauferstehung. Wie wichtig er für sie war, veranschaulichen die zahlreichen Fresken, die seit der dritten ägyptischen Dynastie (2686–2613 v. Chr.) die Grabkammern schmückten. Während Wein in Ägypten ein Privileg der Aristokratie blieb, breitete er sich mit dem griechischen Reich rund um das Mittelmeer aus und eroberte sich einen Platz in der menschlichen Kultur im Allgemeinen; eine Bedeutung, die der Kult um Dionysos symbolisiert, den griechischen Gott des Weins und der Trunkenheit. Nach der Eroberung durch die Römer wurde Dionysos durch Bacchus ersetzt. Die Nachfolger der Griechen intensivierten den Anbau und den Handel mit Wein weiter, nicht nur in Italien, sondern auch an den Mittelmeerküsten Frankreichs und Spaniens. Mehr als zweitausend Jahre später sind diese Regionen weltweit noch immer die Hauptanbaugebiete für Wein.

Die gesundheitsfördernde Wirkung von Wein

Mit Ausnahme von Tee ist kein Getränk so untrennbar mit der menschlichen Zivilisation verbunden wie der Wein. Gewiss hat seine euphorisierende Wirkung dazu beigetragen, dass er ein unvermeidlicher Bestandteil von Festen und Feiern wurde, Wein galt jedoch immer auch schon als Getränk mit Heilwirkung. Hippokrates, der Begründer der modernen Medizin, sagte darüber: »Der Wein ist ein Ding, in wunderbarer Weise für den Menschen geeignet, vorausgesetzt dass er, bei guter und schlechter Gesundheit, sinnvoll und im rechten Maße verwandt wird.« Und er zögerte nicht, ihn zur Behandlung verschiedener Krankheiten zu empfehlen. Auch während der römischen Herrschaft ist diese therapeutische Sicht des Weins weiter vorherrschend, und Plinius der Ältere (23–79 n.Chr.), Verfasser der bereits zitierten *Naturgeschichte*, glaubt ebenfalls, dass »Wein allein und für sich schon ein Heilmittel ist, er nährt das Blut, erfreut den Magen und lindert Kummer und Sorgen«.

Der Ausbruch des Vesuv im Jahre 79 hinderte Plinius daran, die Vorzüge des Weins weiter anzupreisen, dennoch gewannen seine Überzeugungen im Mittelalter noch an Bedeutung, als der Wein zum integralen Bestandteil der ärztlichen Praxis wurde. Die medizinischen Abhandlungen der ersten Medizinschule Europas, die im 10. Jahrhundert in Salerno bei Neapel gegründet wurde, erwähnen, dass »der reine Wein eine Vielzahl von Vorzügen hat [...] und im Leben eine kräftige Gesundheit verleiht [...] trinkt wenig davon, aber dieser soll gut sein«. Solche Empfehlungen standen auch einige Jahrhunderte später an der Universität von Montpellier (1221) hoch im Kurs; sie galt damals als die größte Medizinschule Europas, und die Hälfte der ärztlichen »Rezepte« in ihren Büchern enthielten Wein als Bestandteil.

Man könnte glauben, dass sich diese überlieferten Überzeugungen und Gebräuche, die sich weit mehr aus Intuition denn aus echtem medizinischem Wissen speisen, im Laufe der folgenden Jahrhunderte in Luft auflösten, doch das Gegenteil ist der Fall: Der Stellenwert des Weines in der europäischen Medizin stieg bis ins 19. Jahrhundert unaufhörlich an. Selbst Louis Pasteur, der damals bereits ein berühmter Mikrobiologe war, hielt den Wein für »das gesündeste und hygienischste Getränk der Welt«.

Erst Ende des 20. Jahrhunderts wurde endlich offenkundig, auf welche Weise Wein konkret gesundheitsfördernd wirkt. Bei einer Untersuchung der Faktoren, die für die Sterblichkeitsrate bei Herzpatienten verantwortlich sind, stellte sich heraus, dass sie bei Franzosen abnorm niedrig war im Vergleich zu den Einwohnern anderer Länder, bei denen dieselben bekannten Risikofaktoren für Herz- und Gefäßkrankheiten (hoher Cholesterinspiegel, Bluthochdruck, Rauchen) in gleicher Ausprägung vorlagen. Die Franzosen erleiden trotz ihrer Lebensweise beispielsweise nur halb so oft wie Amerikaner oder Engländer einen Herzinfarkt oder andere Erkrankungen der Herzkranzgefäße, die zum vorzeitigen Tod führen, obwohl sie genau so viel Fett zu sich nehmen. Da der Hauptunterschied im relativ hohen Weinkonsum der Franzosen liegt, vermutete man, dass das sogenannte »französische Paradox« mit diesem Weinkonsum, insbesondere dem von Rotwein, zusammenhängt.

Rotwein und Sterblichkeitsrate

Zahlreiche Studien haben gezeigt, dass Menschen, die täglich eine maßvolle Menge Alkohol zu sich nehmen, ein geringeres Sterblichkeitsrisiko haben als Menschen, die völlig abstinent leben oder exzessiv trinken. Die Analyse von Hunderten von epidemiologischen Untersuchungen über den Einfluss von Alkohol auf die Sterblichkeitsrate in westlichen Gesellschaften ergibt eindeutig eine »J«-Kurve (Abbildung 80). Ein mäßiger Alkoholkonsum (zwei Gläser von etwa 120 Milliliter pro Tag bei Männern und ein Glas bei Frauen) verringert über alle Todesursachen hinweg das Sterberisiko deutlich (um 25–30 %). Wird diese Menge überschritten, steigt das Sterblichkeitsrisiko allerdings drastisch an.

Die positive Wirkung des Ethanols ist offenbar vor allem auf eine Erhöhung des HDL, des sogenannten »guten« Cholesterins, im Blut zurückzuführen, das als Schlüsselfaktor beim Schutz vor Herz- und Gefäßerkrankungen gilt, sowie auf eine verringerte Bildung von Blutgerinnseln (Thromben), indem es die Anhäufung der Blutplättchen hemmt. Umgekehrt hat Alkohol in großen Mengen massive Zellschädigungen zur Folge und erhöht das Risiko einer Krebserkrankung deutlich – das zeigt der starke Anstieg der Kurve in der Abbildung 80. Alkohol ist somit ein perfektes Beispiel für eine zweischneidige Waffe, die man intelligent einsetzen muss, wenn man sich ihre Vorzüge zunutze machen will.

Viele Studien belegen, dass der regelmäßige und maßvolle Konsum von Rotwein mehr positive Wirkungen hat als der Genuss anderer Alkoholarten. Bei maßvollen Rotweintrinkern ist beispielsweise das Risiko für einen vorzeitigen Tod nur ein Drittel so hoch wie bei denjenigen, die lieber Bier oder Spirituosen trinken (34 % gegen 10 %). Das deutet darauf hin, dass der einzigartige Gehalt des Weins an sekundären Pflanzenstoffen, insbesondere

Auswirkung von Alkoholkonsum auf das Risiko für tödliche Krankheiten

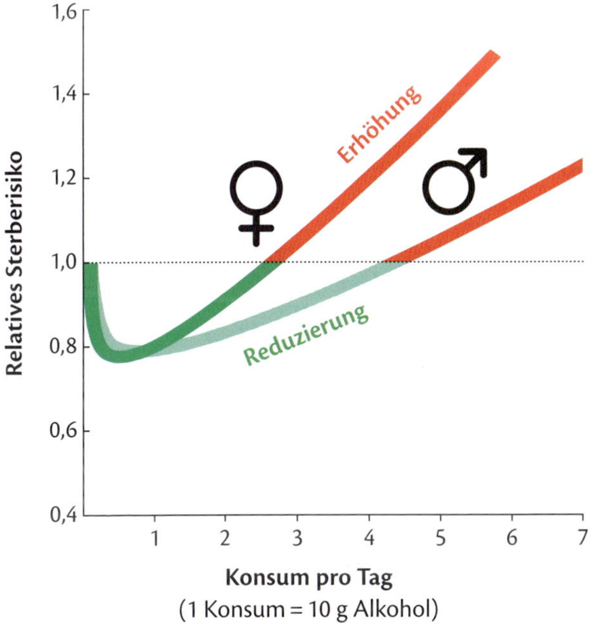

Abbildung 80

Polyphenolen, positive Auswirkungen hat, die weit über die Folgen des Alkohols hinausgehen. Darüber hinaus ist es interessant festzustellen, dass selbst alkoholfreier Rotwein die Elastizität der Gefäße verbessert, die antioxidative Kapazität des Plasmas erhöht und die Oxidation des LDL-Cholesterins verringert – alles Faktoren, denen eine Schutzwirkung auf das Herz zugeschrieben wird. Es ist also wahrscheinlich, dass vor allem die großen Mengen von Phenolverbindungen in Rotwein dafür verantwortlich sind, dass das Sterblichkeitsrisiko nach dem maßvollen Konsum dieses Getränks sinkt.

Warum Rotwein?

Es mag überraschend sein, dass ein alkoholisches Getränk eine solche Senkung der Sterblichkeitsrate bei schweren Krankheiten wie Herz-Kreislauf-Erkrankungen bewirkt, doch es ist wichtig zu verstehen, dass Rotwein kein alkoholisches Getränk ist wie jedes andere. Der Wein ist im Gegenteil vielleicht das komplexeste Getränk in der menschlichen Ernährung. Diese Komplexität hat ihren Grund im langen Gärungsprozess der Trauben, der erhebliche Veränderungen in der chemischen Zusammensetzung des ursprünglichen Fruchtfleisches auslöst. Dies ermöglicht die Extraktion bestimmter Moleküle, und zugleich wird die Struktur vieler anderer modifiziert. Das Endergebnis ist beeindruckend: Hunderte verschiedener Moleküle sind in Rotwein zu finden, insbesondere aus der Familie der Polyphenole. Ein Liter Rotwein kann bis zu zwei Gramm Polyphenole enthalten (Abbildung 81).

Da diese Polyphenole vor allem in der Schale und in den Kernen der Trauben vorkommen, werden bei der Herstellung von Rotweinen durch das Vergären ganzer Trauben weitaus mehr Wirkstoffe extrahiert als bei der Herstellung von Weißweinen, bei der die

Die wichtigsten sekundären Pflanzenstoffe in Wein

Sekundäre Pflanzenstoffe	Durchschnittliche Konzentration (mg/l)*	
	Rotwein	**Weißwein**
Anthocyanidine	281	0
Proanthocyanidine	171	7,1
Flavonole	98	0
Phenolsäuren	375	210
Resveratrol	3	0,3
Gesamt	**1200**	**217**

* Aufgrund der extremen Schwankungsbreite der phytochemischen Zusammensetzung von Wein sind die angegebenen Konzentrationen Durchschnittswerte von aktuell verfügbaren Daten.

Abbildung 81 Quelle: Ann. Rev. Nutr. (2000) 20: 561–593

Schale und die Kerne schnell aus dem Gärungsprozess entfernt werden.

Unter den Hunderten von Polyphenolen im Rotwein steht derzeitig das Resveratrol als möglicher Hauptverantwortlicher für die gesundheitsfördernde Wirkung eines moderaten Weingenusses im Mittelpunkt des Interesses. Obwohl dieses Molekül ein relativ unbedeutender Bestandteil des Weins ist (1–7 mg/l im Vergleich zu 200 mg/l Proanthocyanidine), ist Resveratrol ausschließlich darin zu finden und könnte somit eine plausible Erklärung für die positive Wirkung von Wein auf die Gesundheit darstellen.

Resveratrol

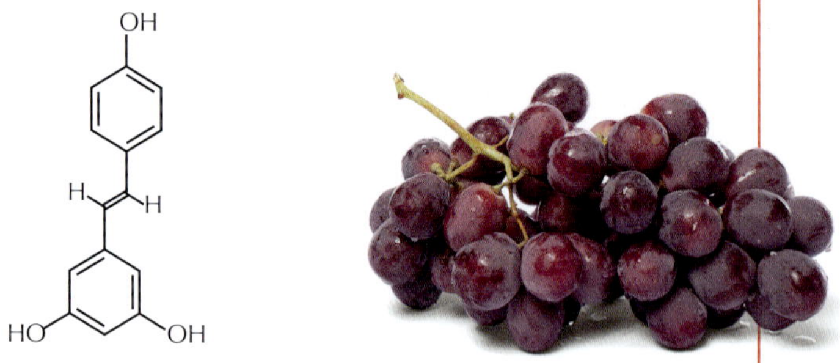

Abbildung 82

Dieses Interesse an Resveratrol bedeutet freilich keinesfalls, dass die zahlreichen anderen Polyphenole, die im Überfluss in Rotwein vorhanden sind (Anthocyanidine, Proanthocyanidine, Phenolsäuren) keinen Beitrag zu dessen positiver Wirkung leisten – ganz im Gegenteil, wie wir in Kapitel 11 gesehen haben. Doch die Ergebnisse hinsichtlich der krebshemmenden Wirkung des Resveratrols sind so spektakulär, dass diesem Wirkstoff im Laufe der letzten Jahre besondere Aufmerksamkeit zuteil wurde.

Resveratrol

Resveratrol ist ein pflanzliches Hormon und wurde 1940 zum ersten Mal aus den Wurzeln von *Veratrum grandiflorum* isoliert (Resveratrol = lat. *res,* »Sache«, und *veratrum,* »Nieswurz«). Erst 1976 wurde sein Vorhandensein in Reben beschrieben. Die Produktion von Resveratrol durch die Reben ist Teil der Abwehrmechanismen der Pflanze gegen Umweltstress (z. B. Blattverlust) oder gegen einen Angriff durch Mikroorganismen, wie zum Beispiel den Pilz *Botrytis cinerea*, der für die Graufäule oder Edelfäule von Weintrauben verantwortlich ist. Rebensorten in Regionen mit einem gemäßigteren und feuchteren Klima werden im Allgemeinen leichter Opfer von Mikroorganismen und enthalten daher höhere Mengen an Resveratrol als Reben in einem weniger feindlichen Klima. Ein Pinot Noir aus dem Burgund oder aus dem Niagaratal in Kanada beispielsweise weist eine hohe Konzentration von Resveratrol auf (10 mg / l und mehr): Die sehr dünne Schale dieser Rebsorte sowie ihre kompakte Anordnung in den Trauben machen sie besonders anfällig für einen Angriff der Mikroorganismen in den feuchten Regionen. Das Resveratrol, das die Pflanze als Reaktion auf diese Angriffe produziert, ist vor allem in der Schale und in den Kernen enthalten, was seine Anwesenheit in Rotwein und sein fast vollständiges Fehlen in Weißwein erklärt.

Wie wir bereits erwähnt haben, können wir durch die Nahrung nur eine relativ geringe Menge an Resveratrol aufnehmen. Die beste Quelle dafür ist deshalb unbestreitbar der Rotwein mit einer Konzentration bis zu 1 Milligramm pro Glas (125 ml), abhängig von Rebensorte und Herkunft des Weins (Abbildung 83).

Der hohe Gehalt von Resveratrol im Rotwein erklärt sich nicht nur aus der verlängerten Gärungszeit der Maische, durch die der Wirkstoff aus den Schalen und den Kernen der Trauben extrahiert wird, sondern auch durch die Tatsache, dass eine Oxidation des Moleküls aufgrund des Sauerstoffmangels unmöglich ist. Das ist im Übrigen auch der Grund dafür, weshalb getrocknete Weintrauben (Rosinen) trotz ihres hohen Gehalts an Polyphenolen kein Resveratrol enthalten, das durch den Kontakt mit Luft und Sonnenstrahlen zerfällt.

Auch in den Trauben selbst findet man große Mengen Resveratrol, doch durch seine Einlagerung in der Schale und den Kernen dieser Früchte kann es vom Körper nur schlecht verwertet werden. Erdnüsse sind auf den ersten Blick ebenfalls gute Lieferanten

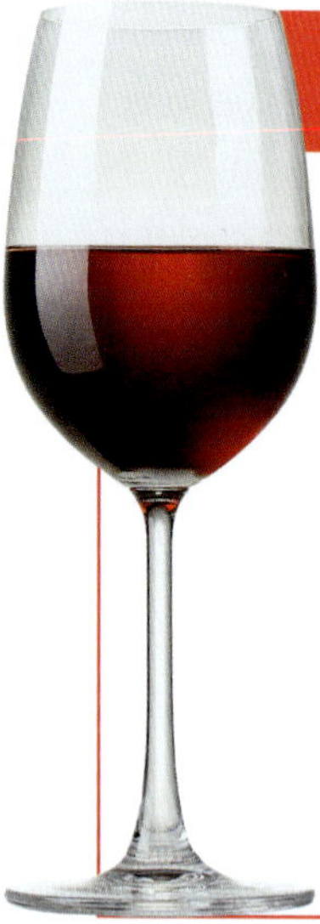

Resveratrolgehalt verschiedener Nahrungsmittel und Getränke

Nahrungsmittel	Resveratrol (µg / 100 g)	Getränke
Trauben	1500	Rotwein
Erdnüsse	150	Weißwein
Erdnussbutter	50	Traubensaft
Blaubeeren	3	Cranberrysaft
Rosinen	0,01	

Abbildung 83

des Moleküls, aber die für eine adäquate Zufuhr von Resveratrol notwendige Menge würde mehr schaden als nutzen. Auch Traubensaft enthält Resveratrol, ebenso wie Cranberrysaft, allerdings nur ein Zehntel des Gehalts in Rotwein. Diese Differenz ist auf den langen Mazerationsprozess der Traubenschalen bei der Vergärung des Weins zurückzuführen, durch den eine große Menge von Resveratrol aus den Schalen extrahiert werden kann. Außerdem wird Resveratrol viel besser mit alkoholhaltigen Lösungen extrahiert, was seine Konzentration in Rotwein weiter erhöht. Dennoch wird auch durch das Pressen und Erhitzen der Trauben bei der Saftherstellung eine beachtliche Menge Resveratrol extrahiert, sodass Traubensaft eine interessante Quelle dieses Wirkstoffs sein kann. Das gilt besonders für Kinder, die aufgrund ihres niedrigeren Blutvolumens eine geringere Zufuhr benötigen, um den erwünschten Resveratrolspiegel im Blut zu erreichen, aber auch für schwangere

Resveratrol (µg / 100 g)
625
38
65
65

Frauen und all diejenigen, die Alkohol nicht konsumieren wollen oder können.

Außerdem ist es wichtig festzustellen, dass Traubensaft trotz seines relativ niedrigen Gehalts an Resveratrol sehr gesund ist. Traubensaft hat einen sehr hohen Gehalt an Anthocyanidinen, Phenolsäuren und anderen Polyphenolen, die, wie wir gesehen haben, zahlreiche chemopräventive und antioxidative Eigenschaften haben. Traubensaft verfügt außerdem (ebenso wie Rot- und Weißwein) über einen hohen Gehalt an Piceid. Dabei handelt es sich um ein Derivat des Resveratrols, das Glukose enthält. Es ist sehr gut möglich, dass der Abbau dieser Glukose durch Enzyme der Verdauungsflora die Freisetzung großer Resveratrol-Mengen ermöglicht.

Wenngleich noch immer nicht eindeutig erwiesen ist, ob Resveratrol allein für die positive Wirkung des Rotweins hinsichtlich Herz- und Gefäßerkrankungen verantwortlich ist, sprechen doch viele Indizien dafür, dass dieser Wirkstoff dabei eine herausragende Rolle spielt. Resveratrol wurde auch als Hauptwirkstoff in *Ko-jo-kon* identifiziert, einem traditionellen japanischen Heilmittel: Es wird aus gemahlenen Wurzeln von japanischem Knöterich *(Polygonum cuspidatum)*, auch falscher Bambus genannt, hergestellt und in Asien seit Jahrtausenden zur Behandlung bei Erkrankungen von Herz, Leber und Blutgefäßen eingesetzt (das heute im Westen häufig als Ergänzungsmittel verkaufte Resveratrol ist im Übrigen oft ein Extrakt dieser Wurzeln). Auch die chinesische Medizin verwendet die Wurzeln bestimmter Arten von *Veratrum* zur Behandlung von Bluthochdruck. Die Ayurveda-Tradition in Indien benutzt ebenfalls seit Jahrtausenden ein Heilmittel, das hauptsächlich aus Weinextrakten besteht, das *Darakchasava,* um das Herz zu kräftigen. Angesichts der Allgegenwärtigkeit des Weines in der europäischen Kultur und im Mittelmeerraum ist es etwas absurd, dass die ersten Hinweise auf die gesundheitsfördernde Wirkung des Resveratrol in Hinblick auf die genannten Krankheiten wieder einmal aus Fernost stammen.

Zugleich ist es äußerst interessant festzustellen, dass Kulturen, in denen Wein praktisch nicht existiert, trotzdem Präparate mit hohem Resveratrolgehalt gefunden haben, um Herz-Kreislauf-Beschwerden zu behandeln. Unserer Ansicht nach verdeutlicht dieses Beispiel hervorragend das Konzept, das wir bereits dargelegt haben, dass man nämlich die Neugier und den Einfallsreichtum von Menschen auf der Suche nach Heilmitteln gegen ihre Krankheiten keinesfalls unterschätzen sollte. Daher kann die detaillierte Analyse der kulinarischen und ärztlichen Traditionen mit Hilfe der modernen Wissenschaft zur Identifizierung von Wirkstoffen führen, die eine gesundheitsfördernde Wirkung haben.

Die krebshemmenden Eigenschaften von Resveratrol

Die negativen Folgen von übermäßigem Alkoholkonsum gehen in erster Linie auf ein erhöhtes Risiko für mehrere Krebsarten, insbesondere Mund-, Kehlkopf-, Speiseröhren-, Darm-, Leber- sowie Brustkrebs zurück. In den meisten Fällen beruht die Zunahme des Krebsrisikos jedoch nicht auf Alkohol als solchem, sondern auf dem im Verlauf seines Abbaus entstandenen Acetaldehyd. Dieses Acetaldehyd ist in der Tat ein hochreaktives Molekül, das das genetische Material der Zellen massiv schädigen kann, besonders bei Menschen, die neben dem Trinken auch rauchen: Starke Trinker (sechs Gläser Alkohol und mehr pro Tag), die täglich mehr als eine Packung Zigaretten rauchen, haben ein bis zu vierzig Mal so hohes Risiko für ein Mund-, Kehlkopf- oder Speiseröhrenkarzinom wie diejenigen, die mäßig trinken und nicht rauchen. Das ist die Folge der außergewöhnlichen Zunahme (700 %) der Acetaldehyd-Menge, die mit diesen Organen in Kontakt kommt.

Es sieht jedoch so aus, als sei diese Zunahme des Krebsrisikos bei Rotweintrinkern deutlich weniger ausgeprägt, ja als könnte dieses Getränk sogar in der Prävention mehrerer Krebsarten eine Rolle spielen. In einer dänischen Untersuchung zeigte sich, dass der maßvolle Genuss von Rotwein nicht nur zu einer Verringerung des Sterberisikos aufgrund von Herz-Kreislauf-Erkrankungen um vierzig Prozent führte, sondern auch zu einer Senkung der krebsbedingten Sterblichkeit (22 %). Diese Effekte überstiegen bei Weitem die Wirkungen, die mit dem maßvollen Genuss anderer Alkoholarten wie Bier oder Spirituosen verbunden waren. Maßvoller Rotweinkonsum führt außerdem zu einer signifikanten Senkung des Lungenkrebsrisikos, während das Risiko für diese Krebsart bei Bier- und Spirituosentrinkern steigt. Auch für andere Krebsarten (Darm, Bauchspeicheldrüse, Speiseröhre) wurde bei Rotweinkonsumenten ein verringertes Risiko beobachtet, während diese Krebsarten umgekehrt bei Menschen, die andere Alkoholarten trinken, zunehmen. Eine Untersuchung an einer Million Frauen zeigte vor Kurzem eindeutig, dass der Genuss von anderen Alkoholarten als Wein das Risiko für viele Krebsarten erhöht, dass diese Zunahme bei Rotweintrinkerinnen jedoch weitaus geringer ausgeprägt ist. Während durch den täglichen Genuss eines einzigen beliebigen alkoholischen Getränks das Risiko für Mundkrebs um 38 und für Leberkrebs um 31 Prozent steigt, sind diese Steigerungen praktisch zu vernachlässigen, wenn es sich dabei um Rotwein handelt (Abbildung 84). Die Überlegenheit von Rotwein wurde auch im Fall von Darmkrebs festgestellt, dort sank das Risiko bei Rotwein um etwa zehn Prozent, während es bei maßvollem Konsum von anderem Alkohol im Allgemeinen leicht zunahm.

Die Situation wird allerdings komplizierter, wenn es um Brustkrebs geht, und es ist von zentraler Bedeutung, den Konsum auf ein Glas pro Tag zu beschränken, um diese Risikosteigerung zu verhindern. Dennoch ist es wahrscheinlich, dass der in vielen Studien beobachtete größere Rückgang der Sterblichkeit in Zusammenhang mit Rotweinkonsum nicht nur darauf zurückzuführen

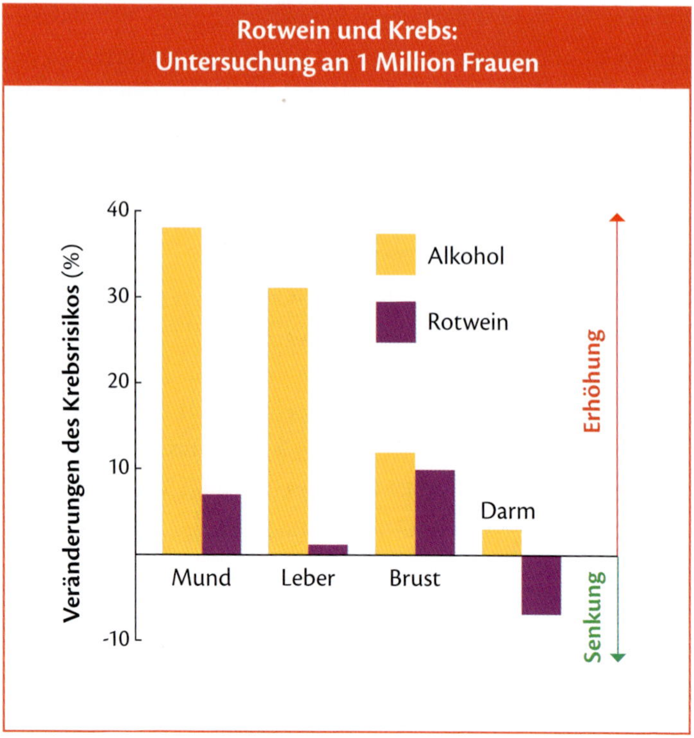

Abbildung 84

ist, dass Rotwein eine stärkere Schutzwirkung gegen Herz-Kreislauf-Erkrankungen hat, sondern auch darauf, dass er sich weniger schädlich auf das Krebsrisiko auswirkt als andere Krebsarten. Rotwein ist wirklich kein Getränk wie alle anderen!

Obwohl das krebshemmende Potenzial von Rotwein noch klarer bestimmt werden sollte, gibt es keinen Zweifel daran, dass diese Wirkung zum großen Teil auf das Resveratrol zurückzuführen ist. Tatsächlich gehört Resveratrol zu den vielversprechendsten natürlichen Molekülen, die bis heute untersucht wurden und krebshemmende Eigenschaften aufweisen. 1996 wurde Resveratrol als erstes Molekül aus der Nahrung identifiziert, das in das Wachstum von Tumoren eingreifen kann, indem es alle drei für die Entwicklung von Krebs notwendigen Phasen stört: Initiation, Promotion und Progression (Kapitel 2). Es versteht sich von selbst, dass diese Ergebnisse der Forschung über Resveratrol und seine Wirkungsmechanismen großen Auftrieb gegeben haben, und bis heute entsprechen die Resultate voll unseren Erwartungen. Resveratrol besitzt wirklich die Fähigkeit, mehrere wesentliche Prozesse der Tumorentwicklung und -progression zu stören. Wie das Curcumin, von dem bereits in Kapitel 9 die Rede war, ist auch Resveratrol ein hochpotentes krebshemmendes Molekül. Seine Wirkungsweise bietet im Vergleich zu vielen synthetisch hergestellten Medikamenten, die das Wachstum von Krebszellen ebenfalls hemmen sollen, erhebliche Vorteile.

Alle bisherigen Untersuchungen deuten darauf hin, dass Resveratrol gut vom Körper aufgenommen wird, das heißt, dass das Molekül schnell in den Blutkreislauf gelangt und so auf die Zellen einwirken kann. Resveratrol wird zwar sehr schnell verstoffwechselt und die Blutkonzentrationen der Substanz sind relativ niedrig, doch stört dieser Abbauprozess offenbar nicht seine krebshemmenden Fähigkeiten. Im Übrigen scheint eines der Moleküle, das durch die Verstoffwechselung des Resveratrol entsteht – das Piceatannol – sogar noch besser geeignet, den Tod von Krebszellen beispielsweise bei Leukämie oder Melanomen herbeizuführen; und dies bereits bei Konzentrationen, die durch die Aufnahme von Rotwein mühelos erreichbar sind. In präklinischen Studien, in denen Resveratrol seine Wirksamkeit in der Prävention von Brust-, Darm- und Speiseröhrenkrebs bewies, wurde diese Substanz außerdem in niedrigen Dosen oral verabreicht; dabei schwankte seine Konzentration im Blut zwischen 0,1 und 2 Mikromol pro Liter – eine Menge, die Menschen durch den mäßigen Konsum von Rotwein erreichen können. Man darf also durchaus optimistisch sein, was die Wirksamkeit von Resveratrol angeht, das wir durch die Nahrung aufnehmen.

Lang lebe das Resveratrol!

Ein Forschungsbereich in Bezug auf Resveratrol, dem zurzeit die größten Hoffnungen gelten, betrifft dessen Fähigkeit, die Lebensdauer zu verlängern. Seit Langem weiß man, dass Kalorienreduktion das beste Mittel ist, um die Lebensdauer von Organismen zu verlängern. Laborratten »auf Diät« haben beispielsweise ein um dreißig Prozent längeres Leben als ihre Artgenossen, die sich nach Lust und Laune ernähren. Dieser Effekt beruht auf der Aktivierung einer Gruppe von Proteinen, den sogenannten *Sirtuinen*. Sie verlängern die Lebensdauer der Zellen, indem sie ihnen die nötige Zeit geben, um DNA-Schädigungen, die im Alterungsprozess entstehen, zu reparieren. Unter Ernährungsgesichtspunkten noch interessanter sind die Resultate der letzten Jahre: Sie deuten darauf hin, dass bestimmte mit der Nahrung aufgenommene Moleküle – einschließlich Quercetin und vor allem Resveratrol – sehr wirksame Aktivatoren dieser Sirtuine sind und dass die Lebensdauer der Zellen dadurch verlängert werden könnte. So erhöht sich die

Lebensdauer von einfachen, einzelligen Organismen wie Hefe in einer Nährlösung um achtzig Prozent, wenn man ihr Resveratrol zufügt. Während Hefepilze in der Regel neunzehn Generationen lang leben, erhöht sich ihre Lebenserwartung nach Zugabe von Resveratrol auf vierunddreißig Generationen!

Die gleiche Tendenz kann man auch bei »komplexeren« Organismen wie Würmern oder Fruchtfliegen beobachten: Fügt man der »Diät« dieser Organismen Resveratrol hinzu, so bewirkt dies eine Verlängerung der Lebensdauer um 15 Prozent bei den Würmern und um 29 Prozent bei den Fruchtfliegen. Resveratrol ist offenkundig in der Lage, Reparaturmechanismen der Zelle zu aktivieren und die Lebensdauer der Organismen zu verlängern, indem es in gewisser Weise den Effekt einer reduzierten Kalorienzufuhr imitiert.

Es ist allerdings auch möglich, dass noch andere Mechanismen zur lebensverlängernden Wirkung des Resveratrols beitragen. Vor Kurzem entdeckte man, dass diese Substanz die Fähigkeit besitzt, die Lebensdauer der Zellen durch die Aktivierung mehrerer Gene zu verlängern, deren Aufgabe es ist, die Zellen zu schützen, zum Beispiel indem sie die DNA reparieren. Diese Wirkung des Resveratrols kann man schon bei sehr niedrigen Dosen beobachten, die leicht durch den maßvollen Konsum von Rotwein zu erreichen sind. Er könnte so zu Erhöhung der Lebenserwartung beitragen, die bei vielen Organismen nach einer Behandlung mit Resveratrol beobachtet wurde.

Kann die Senkung der Sterblichkeitsrate in Ländern mit maßvollem Rotweingenuss in Zusammenhang mit Resveratrol stehen, das die Lebensdauer der Zellen erhöht? Niemand kann das bis jetzt sagen. Eines allerdings ist gewiss: Aufgrund seiner positiven Wirkung auf das Herz- und Gefäßsystem, seines Schutzes gegen die Entstehung von Krebs und seiner Fähigkeit, das Leben der Zellen zu verlängern, ist Resveratrol wahrscheinlich unter den in der Nahrung verfügbaren Molekülen eines der empfehlenswertesten für die menschliche Gesundheit.

Allerdings wollen wir Alkoholkonsum in keiner Weise bagatellisieren, indem wir Wein in die Liste der krebshemmenden Nahrungsmittel aufnehmen, ganz im Gegenteil. Übermäßiger Alkoholgenuss, ob in Form von Rotwein oder anderen Getränken, ist sowohl aufgrund eines erhöhten Risikos für Erkrankungen der Herzkranzgefäße als auch für die Entstehung von Krebs schädlich; ganz zu schweigen davon, dass er eine Unmenge von gravierenden sozialen Problemen, von Autounfällen bis hin zu Gewaltexzessen, nach sich zieht.

Dennoch untermauern zahlreiche wissenschaftliche Erkenntnisse die vielfältigen gesundheitsfördernden Wirkungen, die mit einem maßvollen Rotweingenuss einhergehen. Auch wenn Resveratrol wohl nicht allein für alle positiven Effekte auf das kardiovaskuläre System (Herz und Gefäße) verantwortlich ist: Es besteht kaum ein Zweifel daran, dass dieses Molekül den wichtigsten Beitrag zu den krebshemmenden Eigenschaften des Weines leistet, die bis heute bekannt sind. Rotwein ist der beste Lieferant von Resveratrol. Man muss bedenken, dass die große Mehrheit der Menschen, die alkoholische Getränke konsumieren, dies in Maßen tut und folglich in Hinblick auf die Prävention chronischer Krankheiten wie Krebs oder Herz- und Gefäßleiden erheblich davon profitieren kann. Ganz abgesehen davon, dass der Genuss von Rotwein mit einer qualitativ hochwertigen Ernährung einhergeht und im Allgemeinen in einem entspannten Ambiente stattfindet, das den allgegenwärtigen Stress in unserem Leben verringert. Dabei darf man allerdings nicht vergessen, dass die Länder, in denen der Konsum von Wein mit einer niedrigeren Sterblichkeitsrate assoziiert wird, insbesondere die Mittelmeerländer, sich außerdem durch eine Ernährung auszeichnen, die reich an Obst und Gemüse, Hülsenfrüchten und Nüssen ist. Sie verwenden Olivenöl

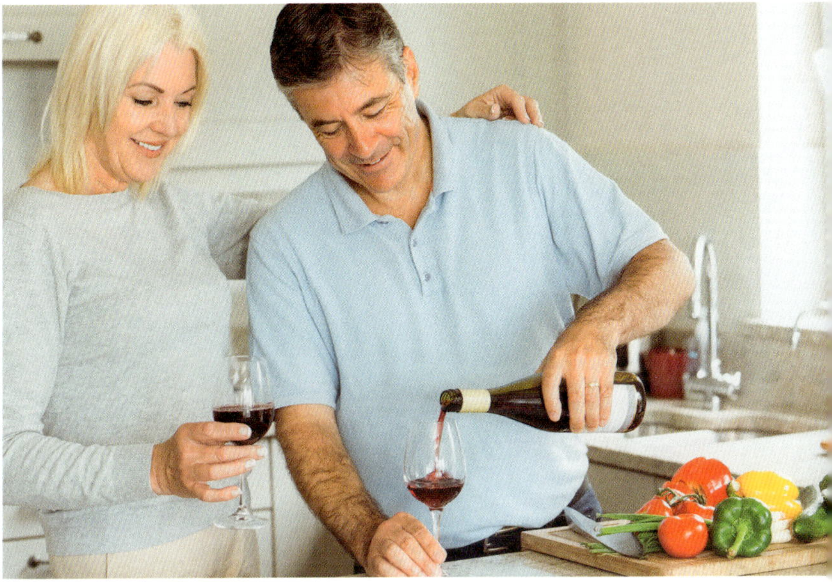

als wichtigsten Fettlieferanten und praktizieren einen maßvollen Fleischkonsum. Es ist also möglich, ja höchstwahrscheinlich, dass die gesundheitsfördernde Wirkung von Rotwein immer dann am größten ist, wenn ein maßvoller Weingenuss Teil einer solchen Ernährungsweise ist.

Anders gesagt, selbst der maßvolle Rotweingenuss garantiert keine Schutzwirkung gegen Krebs, wenn der Konsum nicht Teil einer globalen Strategie ist: Diese sollte auf der reichlichen Versorgung mit anderen schützenden Nahrungsmitteln wie Obst und Gemüse beruhen und einem eingeschränkten Konsum von »schlechten« Nahrungsmitteln mit geringem Nährwert, die große Mengen gesättigter Fette und Zucker enthalten. Im Rahmen einer solchen Ernährungsweise entsprechen ein bis zwei Gläser Rotwein (125 ml) für Männer und ein Glas für Frauen täglich der Weinmenge, die am wahrscheinlichsten gegen Krebs und Koronarerkrankungen vorbeugen kann.

Zusammenfassung

- Rotwein ist kein alkoholisches Getränk wie alle anderen, denn er enthält eine Vielzahl von sekundären Pflanzenstoffen mit gesundheitsfördernder Wirkung.
- Das in Rotwein enthaltene Resveratrol weist hochwirksame krebshemmende Eigenschaften auf, die für die positiven Effekte des Weines bei der Prävention bestimmter Krebsarten verantwortlich sind.

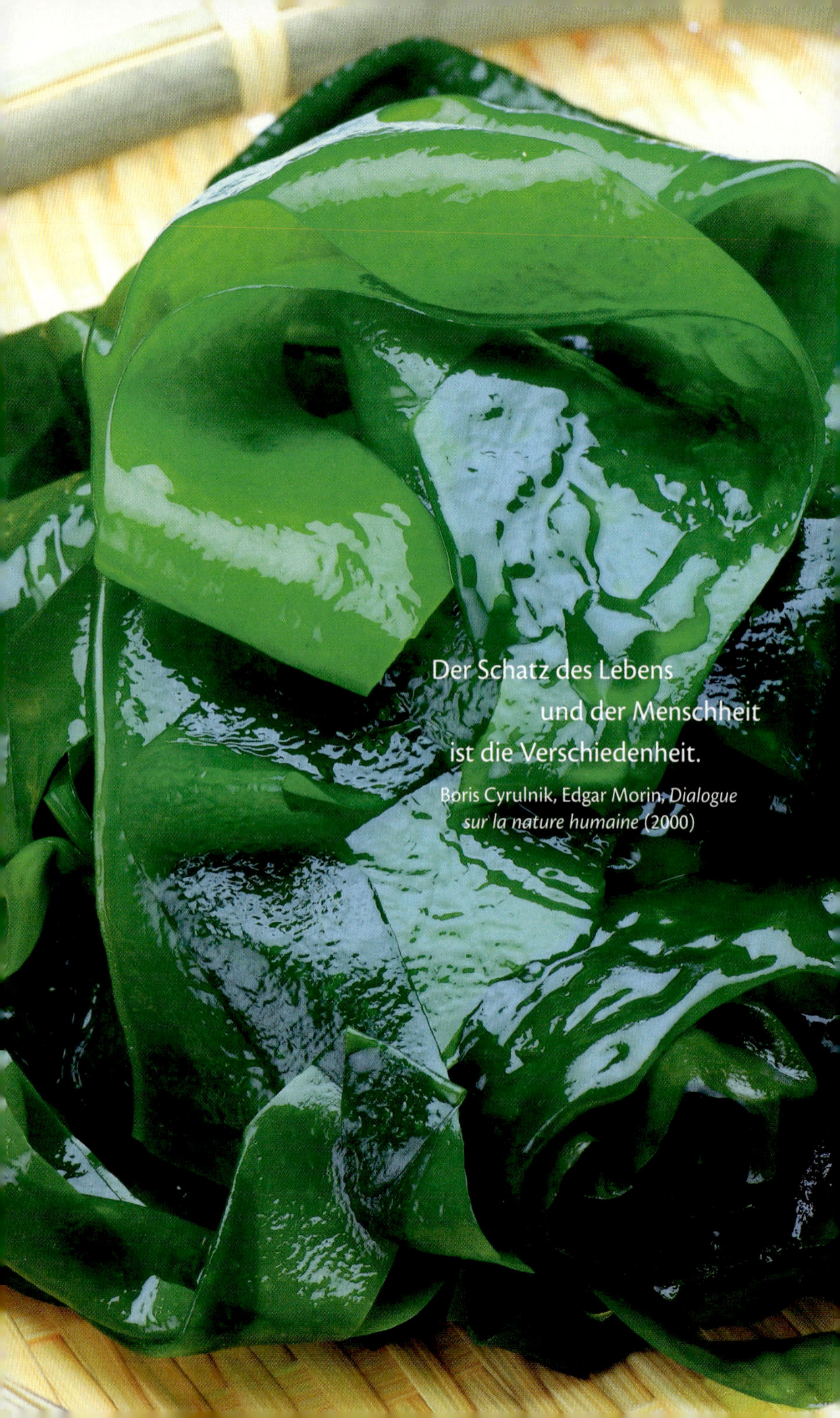

Der Schatz des Lebens
und der Menschheit
ist die Verschiedenheit.

Boris Cyrulnik, Edgar Morin, *Dialogue sur la nature humaine* (2000)

Kapitel 16

Biologische Vielfalt als Waffe gegen Krebs

Alle Organisationen, die sich dem Kampf gegen chronische Krankheiten verschrieben haben, egal ob es sich um Herzkrankheiten, Diabetes oder Krebs handelt, stimmen darin überein, dass mindestens fünf Portionen Obst und Gemüse pro Tag nötig sind, um die Anzahl der Neuerkrankungen und die Sterblichkeit aufgrund dieser Krankheiten zu reduzieren. Trotz dieser übereinstimmenden Meinung befolgt kaum ein Viertel der Bevölkerung diese Empfehlung, und in manchen Weltregionen geht der Verzehr von Obst und Gemüse sogar zurück. Dieses Defizit an pflanzlichen Nahrungsmitteln ist besonders schädlich, wenn es mit einem übermäßigen Konsum von industriell produzierten Lebensmitteln kombiniert wird, was sehr häufig der Fall ist. Denn die durch den Kalorienüberschuss hervorgerufenen Stoffwechselentgleisungen fördern ein Entzündungsklima, das die Entwicklung chronischer Krankheiten begünstigt, und dieser negative Einfluss wird noch verstärkt durch den Verlust wertvoller Lieferanten von antioxidativen und entzündungshemmenden Molekülen, der aus dem Mangel an pflanzlichen Bestandteilen in der Ernährung folgt. Es steht also zweifelsfrei fest, dass der erhöhte Verzehr von Obst und Gemüse eine wesentliche Voraussetzung in jeder Präventionsstrategie gegen chronische Krankheiten einschließlich Krebs ist.

Die in den vorherigen Kapiteln beschriebenen Nahrungsmittel zeichnen sich zwar durch ihre krebshemmenden Eigenschaften aus und sollten infolgedessen einen Vorzugsplatz in unserer täglichen Ernährung einnehmen. Das bedeutet jedoch nicht, dass sie die einzigen pflanzlichen Nahrungsmittel sind, die eine positive Wirkung haben. Dank der Forschungen der letzten Jahre konnten verschiedene sekundäre Pflanzenstoffe identifiziert werden, die in unterschiedlichem Ausmaß das Potenzial haben, in den Prozess der Krebsentwicklung einzugreifen, und der Verzehr von Nahrungsmitteln, die diese Substanzen enthalten, kann wirklich zur Senkung des Krebsrisikos beitragen. Dabei bedeutet gesund essen keinesfalls, dass man auf Genuss verzichtet. Gerade Gerichte aus Nahrungsmitteln mit einem hohen Gehalt an krebshemmenden Wirkstoffen können wahre Köstlichkeiten sein.

Ballaststoffe zur Ernährung der 100 000 Milliarden Bakterien, die in uns leben

Ballaststoffe sind sicher das beste Beispiel dafür, wie wichtig es im Hinblick auf die Krebsprävention ist, den Gesamtkonsum von pflanzlichen Nahrungsmitteln zu erhöhen. Diese Ballaststoffe, die hauptsächlich in Hülsenfrüchten, (Vollkorn-)Getreide, Nüssen, Obst und Gemüse enthalten sind, sind komplexe Kohlenhydrate, die von den Enzymen des menschlichen Körpers nicht verdaut werden können und infolgedessen vom Darm nicht resorbiert werden. Der fehlende Nährwert mag auf den ersten Blick als Manko erscheinen, doch Ballaststoffe sind ganz im Gegenteil für die Gesundheit absolut unverzichtbar, ja sie nehmen sogar einen Spitzenplatz unter den Nahrungsmitteln ein, die eine Senkung des Krebsrisikos bewirken.

Der Erste, der das anti-karzinogene Potenzial der Ballaststoffe hervorhob, war 1971 der Brite Denis Burkitt. Er beobachtete, dass die Bewohner der ländlichen Regionen Afrikas, die große Mengen Ballaststoffe aßen, eine außergewöhnlich niedrige Darmkrebshäufigkeit hatten. Sie lag um ein Vielfaches unter der der westlichen Welt, die nur sehr wenig davon konsumierte. Diese Schutzwirkung der Ballaststoffe hat sich in vielen Studien bestätigt, und neuere Untersuchungen haben ergeben, dass das Risiko für ein Kolorektalkarzinom pro 10 Gramm aufgenommene Ballaststoffe um circa 15 Prozent sinkt. Dieser positive Effekt beschränkt sich offenbar nicht auf Darmkrebs, denn der regelmäßige Konsum von Ballaststoffen korreliert auch mit einer Senkung des Risikos für Leber- und Brustkrebs (Abbildung 85).

Der positive Einfluss von Ballaststoffen auf das Krebsrisiko ist zum großen Teil eine Folge ihrer Umwandlung durch die Darmbakterien. Man kann diese große Bakteriengemeinschaft, die als

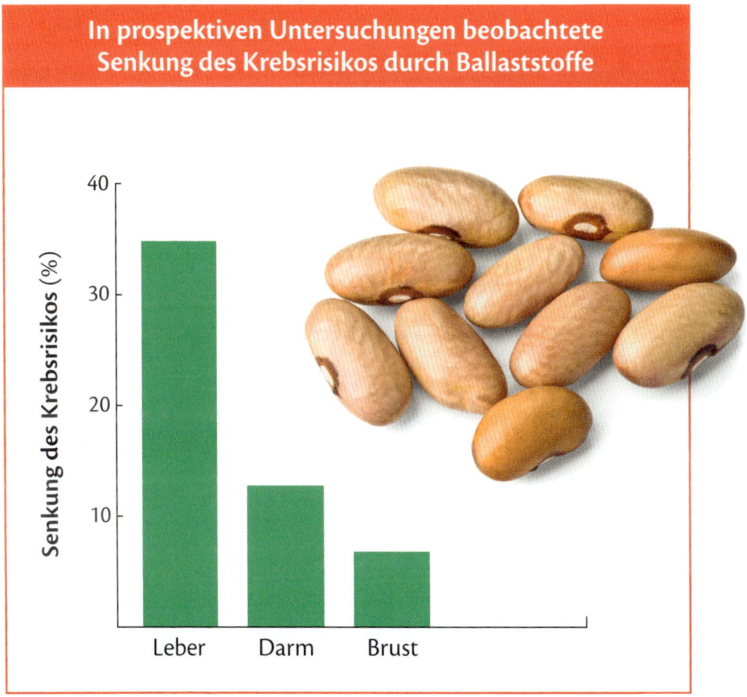

Abbildung 85

Mikrobiom bezeichnet wird, als ein regelrechtes eigenständiges Organ betrachten, sowohl aufgrund der astronomischen Zahl von Zellen, aus denen es besteht (100 000 Milliarden Bakterien, also zehn Mal mehr als die Gesamtzahl der Zellen, die den menschlichen Körper bilden), wie auch wegen seiner für das reibungslose Funktionieren des menschlichen Körpers absolut unverzichtbaren

Beispiele für ballaststoffreiche Nahrungsmittel

	Nahrungsmittel	Portion
Hülsenfrüchte	Linsen	1 Tasse
	Schwarze Bohnen	1 Tasse
Obst und Gemüse	Artischocken	1 (mittelgroß)
	Erbsen	1 Tasse
	Himbeeren	1 Tasse
	Brokkoli	1 Tasse
	Birne (mit Schale)	1 (mittelgroß)
Getreideprodukte	Weizenvollkornspaghetti	1 Tasse
	Cerealien mit Weizenkleie	¾ Tasse
	Weizenvollkornbrot oder Mehrkornbrot	1 Scheibe
Nüsse und Samen	Sonnenblumenkerne	¼ Tasse
	Mandeln	ca. 30 g (23 Mandelr
	Pistazien	ca. 30 g (49 Pistazien

Abbildung 86

Aktivitäten. Durch den Abbau der in den Pflanzen enthaltenen Ballaststoffe aufgrund der Fermentierungstätigkeit dieser Darmbakterien werden bestimmte kurzkettige Fettsäuren (Butyrat, Acetat, Propionat) produziert, die einen starken entzündungshemmenden Effekt auf das Immunsystem haben und dadurch krebshemmend wirken. Parallel dazu wird durch die Fermentierung Milchsäure erzeugt, dadurch wird der Darm leicht angesäuert. Das hemmt die Vermehrung zahlreicher pathogener Mikroben, die für ihr Wachstum mildere Bedingungen bevorzugen. Dadurch werden Entzündungsprozesse und die Produktion bestimmter krebserregender Substanzen eingedämmt. Zusammengefasst entsteht durch den regelmäßigen Verzehr von Ballaststoffen ein diversifiziertes Mikrobiom, das hauptsächlich aus nützlichen Bakterien besteht. Diese schaffen ein entzündungshemmendes Milieu, das der Entwicklung von Krebs entgegenwirkt.

Ballaststoffgehalt (g)
15,6
15
10,3
8,8
8,0
5,5
5,5
6,3
5,3
1,9
3,9
3,5
2,9

Quelle: USDA National Nutrient Database for Standard Reference, 2012

Mehrere Studien deuten darauf hin, dass eine unausgeglichene Zusammensetzung des Mikrobioms zu einer Erhöhung des Krebsrisikos führt. Bei der Untersuchung der Darmflora von Patienten mit Darmkrebs zeigt sich zum Beispiel ein Rückgang der Bakterien, die entzündungshemmende Fettsäuren (Butyrat) produzieren, während die Bakterien, bei deren Stoffwechsel entzündungsfördernde Produkte entstehen, signifikant erhöht sind. Auch kolorektale Adenome und Karzinome enthalten erhöhte Mengen bestimmter pathogener Bakterien (*Fusobacterium* spp.), die ein Entzündungsmikroklima schaffen, das die Progression von Krebs fördert. Diese Differenzen könnten auch für das vermehrte Auftreten von Leberkrebs bei Übergewichtigen verantwortlich sein. Übergewichtige haben nämlich mehr Bakterien, die Desoxycholsäure produzieren, eine sekundäre Gallensäure, die die DNA der Hepatozyten angreift und genetische Mutationen auslöst. Schließlich sei noch auf die riesige Anzahl von neueren Studien hingewiesen, die beweisen, dass eine Störung dieser Bakteriengemeinschaft zahlreiche Probleme im Stoffwechsel (Fettsucht, Diabetes), im Immunsystem (Allergien) und sogar im neurologischen Bereich (Angst, Autismus) verursacht. Das verdeutlicht, wie lebenswichtig unsere Beziehung zum Mikrobiom für unsere Gesundheit ist.

Die westliche Ernährung ist sehr arm an Ballaststoffen (15 Gramm pro Tag anstelle der empfohlenen 30 bis 40 Gramm), und es besteht kein Zweifel, dass dieses Defizit für die hohe Inzidenz von Darmkrebs in unserer Gesellschaft mitverantwortlich ist. Im Übrigen haben Untersuchungen gezeigt, dass im Darm schon nach zwei Wochen einer hauptsächlich auf Fett, Fleisch und einfachen Zuckern basierenden Ernährung, die kaum Ballaststoffe enthält, eine Veränderung des Mikrobioms und eine Zunahme der Entzündung feststellbar sind, zwei Vorzeichen für Krebs. Es scheint außerdem, dass auch Süßstoffe (Aspartam, Sucralose) und bestimmte Emulgatoren (Polysorbat 80), zwei in der Lebensmittelindustrie weitverbreitete und in unserer Ernährung omnipräsente Zusatzstoffe, das Gleichgewicht des Mikrobioms stören und ebenfalls zur Entstehung eines Entzündungsklimas führen. Der praktisch vollständige Mangel an Ballaststoffen in Kombination mit dem negativen Einfluss dieser synthetischen Verbindungen schafft also optimale Bedingungen für die Progression eines Kolorektalkarzinoms.

Doch es gibt auch Anlass zu Optimismus: Diese Veränderungen der Darmflora sind nicht irreversibel. Es genügt, reichlich pflanzliche Nahrungsmittel, insbesondere ballaststoffreiche (Abbildung 86), in unsere Ernährungsgewohnheiten einzubeziehen, um den Pegel der nützlichen Bakterien schnell wiederanzuheben und die Entzündung einzudämmen. Doch Vorsicht bei mit Ballaststoffen angereicherten Industrieprodukten: Diese Nahrungsmittel enthalten in der Regel nur eine einzige Sorte Ballaststoffe und können sich auf keinen Fall mit der Vielfalt und Komplexität der wasserlöslichen und -unlöslichen Ballaststoffe messen, die natürlich in Pflanzen enthalten und für die Aufrechterhaltung eines ausgeglichenen Mikrobioms absolut unverzichtbar sind.

Der Zauber der Pilze

Pilze bilden eine klar abgegrenzte und extrem variantenreiche Lebensform. Von ihren 100 000 Arten sind mindestens 2000 essbar, und 500 sind dafür bekannt, dass sie in unterschiedlichem Maße Einfluss auf die Funktionen des menschlichen Körpers haben. Unser angesammeltes Wissen über den Nährwert, aber auch über die toxischen oder halluzinogenen Eigenschaften der Pilze sind das Ergebnis unzähliger Experimente nach dem Prinzip von Versuch und Irrtum. Der Überfluss dieser Lebewesen in unmittelbarer Umgebung der Menschen machte sie sicherlich zu einer wichtigen Nahrungsquelle. Tatsächlich nehmen Pilze seit alters her einen wichtigen Platz in den großen kulinarischen Traditionen ein. Oft erlangten sie sogar den Status eines »höher-

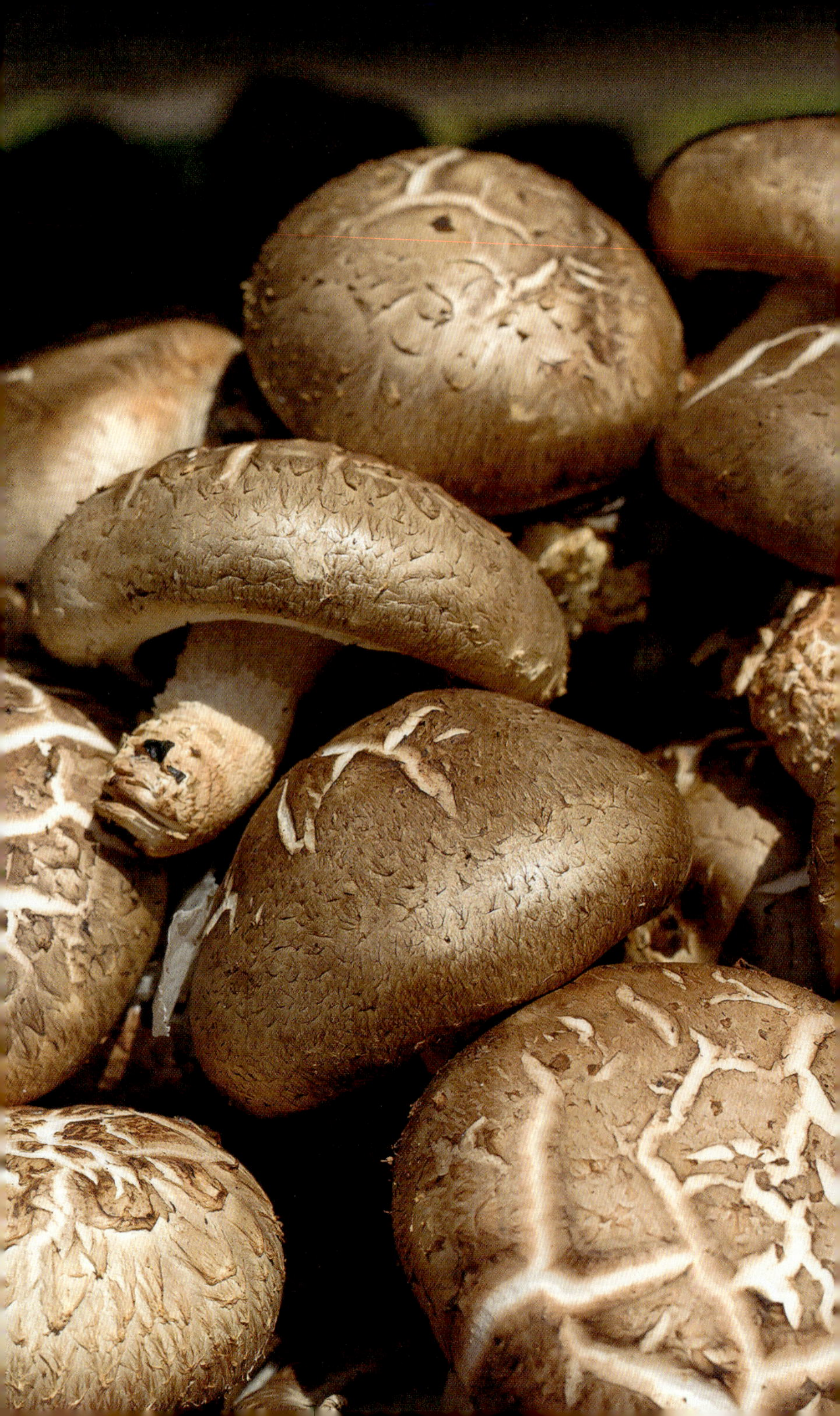

wertigen« Nahrungsmittels und wurden Symbol für Luxus und Raffinesse. Glücklicherweise ist der Verzehr von köstlichen Pilzen nicht mehr nur ein Privileg von Kaisern und Königen, und die Zucht vieler Arten hat erheblich dazu beigetragen, dass sie das ganze Jahr über erhältlich sind. Ob es sich um Champignons oder ihre Varianten Cremini und Portobello handelt, Austernpilze oder um die verschiedenen asiatischen Pilze (Shiitake, Enokitake, Maitake und Shimeji) – wir haben das Glück, täglich von diesen köstlichen Lebensmitteln mit vielfältigen Qualitäten profitieren zu können, von ihrem Nährwert wie auch von ihrem Nutzen in der Prävention chronischer Krankheiten.

Die krebshemmenden Eigenschaften der Pilze

Über ihre kulinarischen Qualitäten hinaus bildeten Pilze seit jeher einen wichtigen Bestandteil in der traditionellen Medizin vieler Länder, besonders in Asien. In Hinblick auf die Krebsprävention wurde in mehreren epidemiologischen Studien die Beziehung zwischen dem Verzehr von Pilzen und der Senkung des Krebserkrankungsrisikos untersucht. Die Ergebnisse sind vielversprechend. So fand man in einer japanischen Untersuchung (in der Präfektur von Nagano) Belege dafür, dass bei Bauern, die hauptsächlich Enokitake anbauten (und diese Pilze daher regelmäßig verzehrten), die Krebssterblichkeitsrate um vierzig Prozent niedriger war als in der Allgemeinbevölkerung. Eine andere japanische Studie zeigte, dass der regelmäßige Verzehr von *Hypsizygus marmoreus* (Shimeji) und *Pholiota nameko* (Nameko), zwei in dieser Region beliebten Pilzen, mit einem Rückgang des Erkrankungsrisikos für Magenkrebs um etwa fünfzig Prozent verbunden war. Diese präventive Wirkung wurde auch bei Versuchstieren beobachtet, denen Methylcholanthren – eine hochwirksame krebsauslösende Substanz – verabreicht worden war. Eine andere Untersuchung zum Einfluss von Pilzen auf Brustkrebs hat gezeigt, dass der tägliche Verzehr von zehn Gramm Pilzen mit einer Risikosenkung um etwa zwanzig Prozent verbunden war. In Übereinstimmung mit diesen Ergebnissen fanden wir vor Kurzem, dass die Verabreichung von Pilzextrakten an isolierte Mammakarzinomzellen das Wachstum dieser Zellen hemmte, wobei der Effekt bei Enokitake und Austernpilzen besonders ausgeprägt war.

Mehrere Studien deuten darauf hin, dass eine Vielzahl von Polysacchariden, komplexen Polymeren aus mehreren Zuckereinheiten, für die krebshemmenden Eigenschaften vieler Pilze verantwortlich sind. Diese Polymere unterschiedlicher Struktur und Zusammensetzung sind in großen Mengen in einer Vielzahl von asiatischen Pilzen zu finden, insbesondere in Shiitake, Enokitake und Maitake.

Lentinan (Abildung 87), eine in Shiitake vorhandene Verbindung, ist ein Polysaccharid, dessen tumorhemmende Wirkung relativ gut belegt ist. Bei Patienten mit Magen- oder Darmkrebs bewirkt die Ergänzung der Chemotherapie durch Lentinan einen wesentlichen Rückgang der Tumoren und verlängert die Lebenserwartung der Betroffenen im Vergleich zu einer reinen Chemotherapie. Das deutet darauf hin, dass dieses Polysaccharid krebshemmende Eigenschaften besitzt. In Japan wird zurzeit PSK – ein dem Lentinan ähnliches Polysaccharid – als Ergänzung zur Chemotherapie bei der Behandlung mehrerer Krebsarten, insbesondere von Magen-, Darm- und Lungenkrebs, eingesetzt. Durch diesen Extrakt kann die langfristige Überlebensrate von Patienten verbessert werden.

Die Mechanismen, die für die krebshemmende Wirkung der genannten Polysaccharide in Pilzen verantwortlich sind, sind sehr komplex, doch es besteht heute Einigkeit darüber, dass diese Wirkstoffe das Immunsystem stimulieren. So haben zahlreiche Arbeiten gezeigt, dass das in Shiitake enthaltene Lentinan ebenso wie ein aus Maitake isoliertes Polysaccharid zu einer starken Zunahme

Lentinan

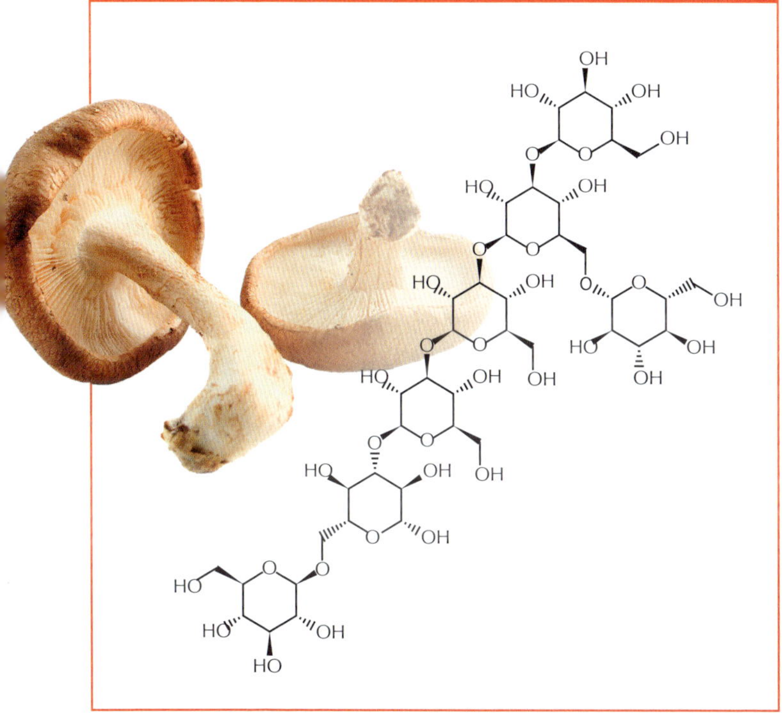

Abbildung 87

der weißen Blutkörperchen und einer massiven Aktivitätssteigerung dieser Schlüsselzellen des Immunsystems führen. Dadurch wird die Wirksamkeit einer Chemotherapie deutlich verbessert. Es scheint also, als würde diese Stimulierung des Immunsystems durch die aktiven Wirkstoffe der Pilze unsere Chancen erhöhen, Tumoren in einem Frühstadium beherrschbar zu machen, sodass wir sie daran hindern können, ein reifes Stadium zu erreichen.

Die krebshemmende und das Immunsystem stimulierende Wirkung von Speisepilzen beschränkt sich jedoch nicht nur auf asiatische Sorten. Austernpilze und weiße Champignons beispielsweise enthalten ebenfalls Moleküle, die die Entwicklung bestimmter Krebsarten, insbesondere von Darmkrebs, effektiv stören können, indem sie die Krebszellen direkt angreifen und sie zum Tod durch Apoptose zwingen. Der weiße Champignon enthält außerdem vergleichbare Verbindungen, die das Wachstum bestimmter Krebszellen, insbesondere von Brustkrebszellen, verhindern können. Diese Eigenschaft beruht auf der Fähigkeit der Pilze, die Aromatase zu blockieren, ein Enzym, das bei der Produktion der Östrogene, der weiblichen Sexualhormone, eine zentrale Rolle spielt. Da die Mehrheit der Mammakarzinome hormonabhängig ist, das heißt, dass ihre Progression von diesen Östrogenen abhängt, führt die Blockade der Aromatase zum Absinken des Östrogenspiegels. Dadurch kann die Progression dieser Krebserkrankungen gestoppt werden. Es ist im Übrigen interessant, dass die Verabreichung von Champignon-Extrakten an Versuchstiere, die einen Brustkrebs entwickelt hatten, zu einem markanten Rückgang des Tumors führt. Auch für Eierstockkrebs konnte eine Schutzwirkung der Champignons beobachtet werden. Bei Frauen, die täglich mehr als zwei Gramm dieser Pilze aßen, wurde ein Rückgang um 32 Prozent beobachtet. Möglicherweise hängen diese Effekte wie bei den asiatischen Pilzen mit einer Verbesserung der Immunantwort zusammen. Manche Studien belegen nämlich, dass die Verabreichung von Extrakten dieser Pilze eine Verringerung immunsuppressiver Faktoren bewirkt.

Zusammenfassend können wir also feststellen: Die bisherigen Untersuchungen über die antikarzinogene Wirkung von Pilzen konzentrierten sich in erster Linie auf den Einsatz isolierter Polysaccharide als Modulatoren des Immunsystems und verfolgten das Ziel, die Wirksamkeit der Chemotherapie und das allgemeine Wohlbefinden der Patienten zu verbessern. Die dabei erzielten positiven Resultate sind äußerst ermutigend, vor allem, wenn man die Schwere und Behandlungsproblematik mancher Fälle bedenkt.

Im Lichte dieser Ergebnisse steht zweifelsfrei fest, dass Pilze eine wichtige Rolle bei der Krebsprävention spielen können: Indem sie das Immunsystem positiv stimulieren, steigern sie seine Reaktionseffektivität gegenüber dem Angriff der Krebszelle, mit ihrem Drang, sich zu vermehren.

Meeresalgen: den Krebs mit Sirenengesängen becircen

Algen sind vor etwa 1,5 Milliarden Jahren auf der Erde erschienen und gelten als die Vorläufer unserer heutigen Landpflanzen. Sie waren die erste lebende Art, die in der Lage war, Sonnenenergie durch Fotosynthese in für das Funktionieren der Zelle lebensnotwendige Substanzen umzuwandeln – eine Erfindung, von der sie im Laufe der Zeit ungeheuer profitierten, denn heute existieren über die Küsten der Welt verteilt nicht weniger als 10 000 Algenarten.

Abgesehen von ihrer zentralen Rolle in der Ökologie des Planeten sind Algen (bzw. Tang) der Prototyp eines für die Gesundheit idealen Nahrungsmittels. Sie sind sehr reich an essenziellen Mineralstoffen (Jod, Kalium, Eisen und Kalzium), Proteinen, essenziellen Aminosäuren (alle), Vitaminen und Ballaststoffen. Ihre Fette sind zum großen Teil die essenziellen Omega-3- und Omega-6-Fettsäuren in einem idealen Verhältnis von 1:1. Manche roten Algen wie Nori weisen die Besonderheit auf, langkettige Omega-3-Fettsäuren zu enthalten – extrem wirksame Mittel zur Vorbeugung gegen viele Krankheiten (nur wenige fette Fischarten liefern diese Fette ebenfalls). Seetang, im wahrsten Sinne des Wortes ein »Meeresgemüse«, bildet also unter Ernährungsgesichtspunkten eine Klasse für sich und ist deshalb erste Wahl innerhalb einer gesundheitsbewussten Diät. Alle Algen, ob es sich um Nori, Kombu, Wakame,

Arame oder Dulse handelt, stellen wirklich außergewöhnliche Nahrungsmittel dar, sowohl in ernährungsphysiologischer wie in kulinarischer Hinsicht.

Die krebshemmenden Eigenschaften von Algen

Wie bereits erwähnt sind die enormen Differenzen in der Häufigkeit bestimmter Krebsarten, die zwischen Asiaten und Bewohnern der westlichen Welt bestehen, zu einem großen Teil auf die gravierenden Unterschiede in den Ernährungsgewohnheiten dieser Länder zurückzuführen. Bei kaum einem Nahrungsmittel ist dieser Unterschied so frappierend wie bei Algen: Während sie im Westen praktisch unbekannt sind (mit Ausnahme von Schottland und Irland), können Algen bis zu zehn Prozent der täglichen Nahrungsmenge eines Japaners ausmachen; das entspricht einer jährlichen Menge von beinahe zwei Kilo Algen pro Person und Jahr! Insofern ist es kein Wunder, dass die Japaner die einzigen Menschen sind, deren Darmflora ein Bakterium enthält, das im Laufe der Evolution die Enzyme Porphyranase und Agarase erworben hat. Sie erleichtern die Verdauung der in den Algen, insbesondere in Nori, vorhandenen Polysaccharide. Ein Geschenk der Natur für die Liebhaber von Sushi!

Japanerinnen haben mit die niedrigsten Brustkrebsraten weltweit. Viele Untersuchungen deuten darauf hin, dass diese Schutzwirkung auf längeren Menstruationszyklen und einem niedrigeren Östrogenspiegel im Blut beruht. Diese zwei Faktoren reduzieren die Einwirkungszeit der Hormone auf ihr Zielgewebe (Brust, Gebärmutterschleimhaut und Eierstöcke) und verringern infolgedessen das Risiko einer Krebserkrankung. Neuere Studien sprechen dafür, dass neben Soja auch Meeresalgen an diesem Effekt beteiligt sind. So führt der Verzehr von Algen bei Versuchstieren zu einer Verlängerung des Menstruationszyklus um 37 Prozent und zu einem deutlichen Absinken des Östrogenspiegels im Blut. Diese Ergebnisse sind sicher auch auf Menschen übertragbar, denn eine Untersuchung an Frauen vor der Menopause erbrachte vergleichbare Resultate, das heißt eine bedeutsame Verlängerung der Dauer des Menstruationszyklus und eine Senkung des Östrogenspiegels. Algen könnten also offenbar eine zentrale Rolle bei der Vorbeugung gegen hormonabhängige Krebsarten spielen, und ihre Anti-Östrogen-Wirkung trägt wahrscheinlich zur geringen Zahl der Neuerkrankungen an diesen Krebsarten bei Menschen bei, die wie Japaner große Algenkonsumenten sind. In einer anderen interessanten Studie wurde vor Kurzem festgestellt, dass die Gruppe der Koreanerinnen, die am meisten Nori-Algen aßen, ein um 56 Prozent niedrigeres Brustkrebsrisiko hatte. In manchen Studien wurde auch ein Schutz gegen Kolorektalkarzinome beobachtet. Das spricht dafür, dass Algen eine potente Waffe im Kampf gegen mehrere Krebsarten sein könnten.

Neueren Erkenntnissen zufolge können Algen das Krebswachstum auch stören, indem sie direkt auf die Krebszellen einwirken. Tatsächlich reduziert die Anreicherung der Nahrung von Versuchstieren mit Algenextrakten deutlich die Progression von

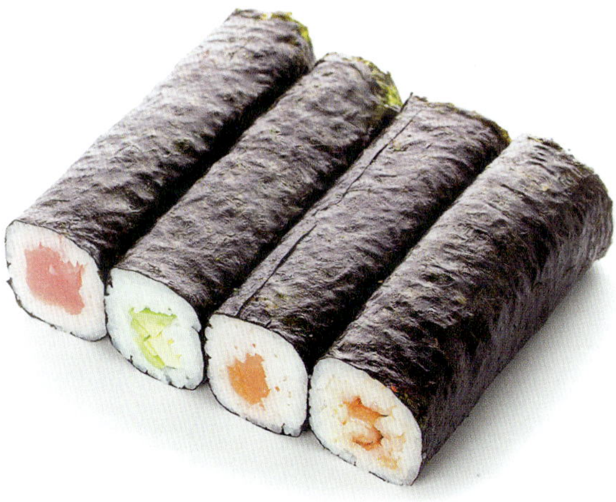

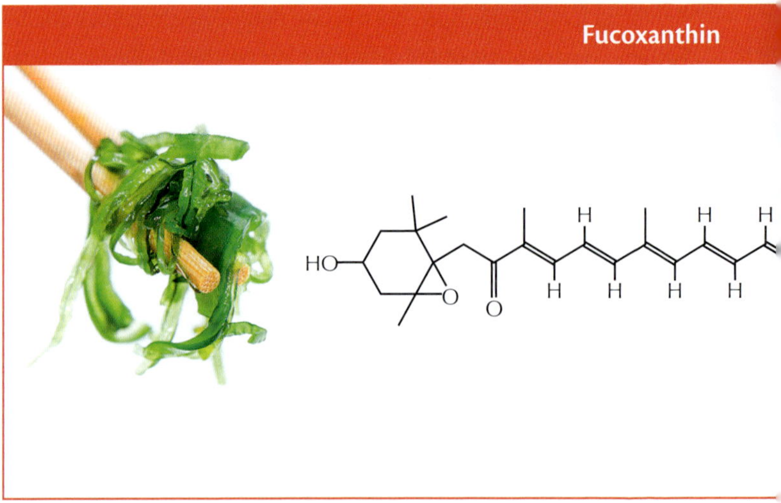

Abbildung 88

Brust-, Darm- und Hautkarzinomen, die durch kanzerogene Substanzen hervorgerufen wurden. Auch wenn die Mechanismen, die diesen krebshemmenden Eigenschaften zugrunde liegen, noch nicht gut verstanden werden, so besteht doch kein Zweifel daran, dass sie zu einem großen Teil mit dem hohen Gehalt an Fucoxanthin und Fucoidan (vom griechischen *phukos* = Alge) zusammenhängen. Diese beiden Moleküle stören mehrere für das Wachstum der Krebszelle unerlässliche Prozesse.

Fucoidan, ein komplexes Polysaccharid, das in bestimmten Algen, insbesondere in Kombu und Wakame, reichlich vorkommt, verhindert die Vermehrung einer Vielzahl von Krebszellen, die im Labor kultiviert wurden, und löst sogar den programmierten Zelltod aus. Abgesehen von diesem zytotoxischen Effekt stärkt Fucoidan offenbar auch das Immunsystem, indem es die Aktivität der Abwehrzellen gegen Krankheitserreger erhöht. Das trägt zur Schaffung eines feindlichen Klimas für Mikrotumoren und damit zu einer Verlangsamung ihres Wachstums bei.

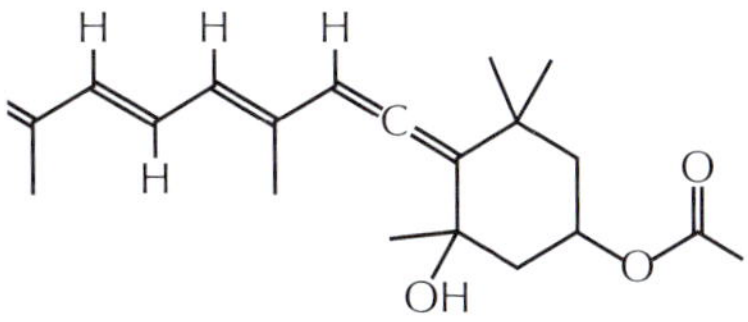

Fucoxanthin (Abbildung 88) wiederum ist ein gelbes Pigment, das Pflanzen je nach Konzentration eine olivgrüne bis rotbraune Farbe verleiht. Fucoxanthin ist eng verwandt mit anderen Carotinoiden (Beta-Carotin, Lycopin etc.) und in der Natur weit verbreitet, am meisten allerdings in Meerespflanzen, wo es durch seine einzigartige Fähigkeit, auch in großer Tiefe noch Sonnenlicht zu absorbieren, an der Fotosynthese beteiligt ist. Fucoxanthin weist von allen bisher getesteten Carotinoiden in Nahrungsmitteln mit die stärkste krebshemmende Wirkung auf, und das sowohl bei Versuchstieren im Labor als auch bei Krebszellen, die aus menschlichen Tumoren isoliert wurden. So führt beispielsweise die Gabe von Fucoxanthin bei Prostatakrebszellen zu einem deutlichen Wachstumsrückgang dieser Zellen. Dieser Hemmeffekt ist erstaunlicherweise noch weitaus ausgeprägter als der des Lycopins, eines Carotinoids, das vor allem in Tomaten enthalten ist und seit Langem als vielversprechende Substanz bei der Vorbeugung gegen Prostatakrebs gilt. Da Algen der einzige Lieferant von Fucoxanthin in Nahrungsmitteln sind, sollten sie integrativer Bestandteil jeder Krebspräventionsstrategie durch Ernährung werden, insbesondere gegen Brust- und Prostatakrebs.

Zusammenfassend gesagt, tun wir gut daran, Meeresalgen nicht einfach als kulinarische Kuriosität zu betrachten, sondern als echte Verbündete im Kampf gegen Krebs, die die Progression latenter Mikrotumoren auf zweierlei Weise beeinflussen können: zum einen, indem sie direkt auf deren Wachstum einwirken, und zum anderen, indem sie das Immunsystem stärken und entzündliche Prozesse reduzieren.

Granatäpfel: Neue Munition im Kampf gegen Krebs!

Der Granatapfel kommt ursprünglich aus dem Nahen und Mittleren Osten (Iran, Türkei und Kaspisches Meer), wo er bereits vor 6000 Jahren angepflanzt wurde. Granatäpfel gelten bei den Bewohnern dieser Region schon seit Langem als außergewöhnliche Früchte, sowohl wegen ihres einzigartigen Geschmacks wie auch wegen ihrer zahlreichen medizinischen Eigenschaften.

Der Granatapfel ist eine sehr eigenartige Frucht (tatsächlich eine große Beere). Er enthält mehrere Hundert Samen, die aus einem glasigen roten Fruchtfleisch mit süß-saurem Geschmack bestehen. Diese Samen sind aufgrund ihres außergewöhnlichen Gehalts an zwei großen Gruppen von Polyphenolen wahre Antioxidantien-»Bomben«: zum einen Anthocyanidine, die dem Granatapfel seine charakteristische Farbe verleihen, zum anderen wasserlösliche Tannine wie Punicalin, Punicalagin und andere Derivate der Ellagsäure.

Bisherige Erkenntnisse sprechen dafür, dass der bemerkenswerte Gehalt an Polyphenolen für die starke anti-karzinogene Wirkung des Granatapfels verantwortlich ist, denn diese Verbindungen sind in der Lage, das Wachstum von Zellen aus Darm-, Brust-, Lungen-, Haut- und Prostatakarzinomen zu hemmen. Präklinische Untersuchungen haben gezeigt, dass das Wachstum von Tumoren bei Versuchstieren mit Prostatakarzinomen substanziell zurückgeht, wenn man ihnen Granatapfelsaft verabreicht. Außerdem sinkt der PSA-Spiegel, ein Marker für die Progression dieser

Krebsart. Dieser Schutzeffekt wurde auch in klinischen Studien an Patienten beobachtet, die an Prostatakrebs litten und sich einer Operation oder einer Chemotherapie unterzogen hatten: Während sich der PSA-Spiegel bei diesen Patienten 15 Monate nach der Behandlung normalerweise verdoppelt hat – ein Zeichen für die schnelle Vermehrung der verbliebenen Krebszellen –, dauerte es bei denjenigen, die täglich 250 Milliliter Granatapfelsaft konsumierten, vier Mal so lange (54 Monate), bis dieser Punkt erreicht wurde. Eine neue klinische Untersuchung hat interessanterweise gezeigt, dass ein Extrakt aus Granatapfel, kombiniert mit Kurkuma, grünem Tee und Brokkoli, zu einem spektakulären Rückgang des PSA-Spiegels bei Patienten mit Prostatakrebs führte. Die positive Wirkung des Granatapfels auf die Entwicklung eines klinisch manifesten und damit fortgeschrittenen Prostatakrebses spricht dafür, dass die Frucht ein großes Potenzial besitzt, die Progression dieser Krankheit in früheren Stadien, wenn die Krebszellen noch nicht ihre volle Wirkung entfaltet haben, zu verlangsamen. Dafür spricht auch, dass die Regionen, in denen Granatäpfel seit Jahrzehnten Teil der Ernährung sind, zum Beispiel in den Ländern rund um das Kaspische Meer (Usbekistan, Turkmenistan, Aserbaidschan) die weltweit niedrigste Inzidenz von Prostatakrebs haben, kaum ein Fünfzigstel so hoch wie die der westlichen Welt.

Pfirsich, eine krebshemmende Verlockung

Der Pfirsichbaum *(Prunus persica)* kommt aus dem Tarimbecken im Nordwesten Chinas, wo er vor etwa viertausend Jahren nutzbar gemacht und kultiviert wurde. Als Symbol für Langlebigkeit und Unsterblichkeit nahm der Pfirsich schon immer eine Sonderstellung in der chinesischen Kultur ein. Davon zeugt seine Allgegenwart in Fabeln, Kunstwerken sowie in den Dekors von

Geschenken, die man seinen Liebsten macht. Diese Liebe zum Pfirsich beschränkte sich natürlich nicht auf China, und so breitete sich der Anbau dieser Frucht schnell nach Westen aus, zuerst in Persien (daher die botanische Bezeichnung *persica*), dann, nach dessen Eroberung durch Alexander den Großen, in Europa. Während die Römer den Pfirsich wenig schätzten und die Aprikose bevorzugten (für Plinius war der Pfirsich eine geruchlose, uninteressante Frucht), fand er in Frankreich, wo er ab dem 15. Jahrhundert in großem Maßstab angebaut wurde, schließlich seinen idealen Standort. La Quintinie, dem Gärtner Ludwigs XIV., gelang es sogar, an die dreißig unterschiedliche Sorten zu züchten (darunter die berühmte *Téton de Vénus*), um die Pfirsichleidenschaft des Sonnenkönigs zu befriedigen. Die meisten dieser Pfirsichunterarten sind zwar das Ergebnis von Manipulationen der damaligen Obstbauern, bemerkenswert ist allerdings, dass die Nektarine das Resultat einer spontanen Mutation des Gens ist, das für die flaumige Haut der Frucht zuständig ist.

Die krebshemmenden Eigenschaften des Pfirsichs

Pfirsiche gehören ebenso wie ihre nahen Verwandten der Gattung *Prunus* (Pflaume, Aprikose, Kirsche, Mandel) und diverse andere Früchte wie Äpfel und Birnen zur großen botanischen Familie der *Rosaceae*. Obwohl die Früchte dieser Familie sich im Aussehen und im Geschmack gravierend unterscheiden, ist ihnen doch allen gemeinsam, dass sie große Mengen von Hydroxyzimtsäuren enthalten, insbesondere Chlorogensäure und Neochlorogensäure (Abbildung 89). Es ist sehr wahrscheinlich, dass diese Gruppe von Polyphenolen für die krebshemmenden Eigenschaften dieser Nahrungsmittel mitverantwortlich ist.

Ihr krebshemmendes Potenzial wurde auch in einer Untersuchung an 47 000 Frauen festgestellt, bei der der Verzehr von Äpfeln und Birnen mit einer Senkung des Lungenkrebsrisikos um circa

30 Prozent einherging. In die gleiche Richtung weist die Analyse der Ernährungsgewohnheiten von 490 802 Amerikanern: Dabei zeigte sich, dass der vermehrte Verzehr von Pfirsichen, Nektarinen, Birnen und Äpfeln mit einem Rückgang von Karzinomen des Kopfs und des Halses um 40 Prozent korrelierte.

Die spezielle antikarzinogene Wirkung von Pfirsichen wurde bisher zwar noch kaum untersucht, aber die ersten Ergebnisse sind sehr vielversprechend. Beispielsweise können Pfirsichextrakte, die Chlorogen- und Neochlorogensäuren enthalten, das Wachstum von Brustkrebszellen stoppen, während sie auf normale,

Chlorogensäure-Gehalt der Früchte der Familie *Rosaceae*

Frucht	Chlorogensäure-Gehalt (mg/100 g)
Äpfel	119
Birnen	59
Pflaumen	44
Nektarinen	28
Pfirsiche	24
Aprikosen	17
Kirschen	12

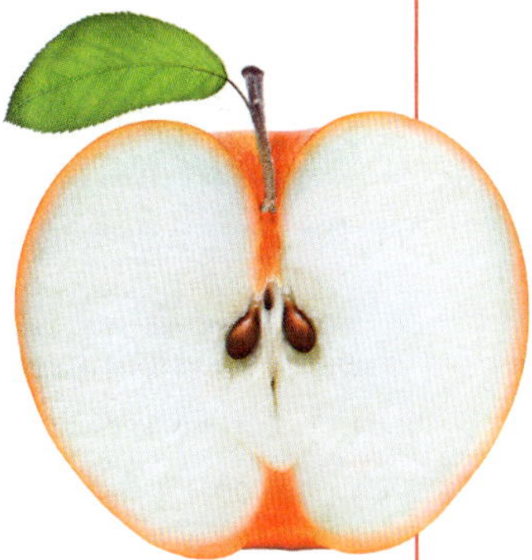

Die Werte entsprechen dem höchsten Gehalt, der in manchen Sorten gemessen wurde.

Abbildung 89 Quelle: Andres-Lacueva, C. et al., 2009

nicht kanzeröse Zellen keinerlei Einfluss haben. In präklinischen Modellen schlägt sich diese Hemmwirkung in einem bedeutenden Rückgang des Tumorwachstums und der Metastasenbildung nieder, und das bereits bei Polyphenolmengen, die mühelos durch die Ernährung erreicht werden können (zwei Pfirsiche). Diese Beobachtungen stimmen mit neuen Studien überein, die zeigen, dass der regelmäßige Verzehr von Pfirsichen und Nektarinen mit einem deutlichen Rückgang (40 %) bestimmter Arten von Brustkrebs verbunden ist (Abbildung 38). Nach dem aktuellen Kenntnisstand kann es folglich keinen Zweifel daran geben, dass Pfirsiche und Nektarinen sehr interessante Verbündete bei der Reduktion des Brustkrebsrisikos darstellen.

Ein Tässchen Kaffee zur Krebsprävention?

Der Legende nach sollen Hirten aus Abessinien (dem heutigen Äthiopien) den Kaffeestrauch entdeckt haben. Ihnen war aufgefallen, dass ihre Ziegen ungewöhnlich munter wurden, wenn sie die Beeren eines bestimmten Strauchs gefressen hatten, der wild in dieser Region wächst. Die Geschichte lässt sich zwar nicht überprüfen, die anregende Wirkung des Kaffees steht jedoch außer Zweifel: Koffein ist ein hochaktives Alkaloid, das schnell ins Gehirn gelangt, wo es zu einer Erhöhung des Dopaminspiegels und einer Stimulierung der Nervenaktivität führt. Durch den Konsum von Kaffee steigt daher vorübergehend die Wachsamkeit. Offenbar schätzen Menschen die stimulierende Wirkung ganz besonders, denn jährlich werden weltweit etwa 120 000 Tonnen Kaffee konsumiert, das macht ihn zur beliebtesten psychoaktiven Substanz der Welt.

Kaffeebohnen enthalten aber zusätzlich zum Koffein nicht weniger als 800 weitere phytochemische Bestandteile, die positive Auswirkungen auf den menschlichen Körper haben können. Beispielhaft seien hier die Diterpene Cafestol und Kahweol erwähnt, die die Eliminierung krebserregender Substanzen beschleunigen, Caffein- und Chlorogensäure, die stark antioxidativ wirken, sowie ein ganzes Spektrum anderer Polyphenole mit gut belegten positiven Wirkungen. Kaffee ist also weit mehr als ein simpler Muntermacher, nämlich ein hochkomplexes Getränk, das eine große Bandbreite von phytochemischen Verbindungen mit vielseitigen biologischen Aktivitäten enthält.

Die krebshemmenden Eigenschaften von Kaffee

Nach dem aktuellen Kenntnisstand führt regelmäßiger Kaffeegenuss zu einer Senkung des Risikos für bestimmte Krebsarten. Die Metaanalyse von sechzig Populationsstudien zeigt, dass bei regelmäßigen Kaffeetrinkern das Risiko einer Krebserkrankung um etwa 20 Prozent niedriger ist als bei Menschen, die nie oder fast nie Kaffee konsumieren. Diese Schutzwirkung wurde für mehrere Krebsarten beobachtet (Blase, Mund, Darm, Speiseröhre, Uterus, Gehirn und Haut), besonders gut belegt ist sie jedoch für Leberkrebs: Menschen, die regelmäßig Kaffee trinken, haben ein um 40 Prozent niedrigeres Risiko, von dieser Krankheit betroffen zu werden (Abbildung 90). Eine andere Studie ergab, dass sich bei Frauen, die erhebliche Mengen Kaffee (fünf Tassen und mehr pro Tag) trinken, das Brustkrebsrisiko im Vergleich zu denen, die nur eine Tasse oder weniger täglich trinken, um 20 Prozent verringert. Diese Schutzwirkung des Kaffees ist besonders spektakulär bei einer Unterart von Brustkrebs, dem hormonunabhängigen Brustkrebs ER- (der den Östrogenrezeptor nicht exprimiert); in diesem Fall sinkt das Risiko bei den Kaffeetrinkerinnen um 57 Prozent. Dieses Ergebnis ist interessant, denn die hormonunabhängigen Tumoren machen etwa ein Drittel der Mammakarzinome aus und sind aufgrund ihrer Resistenz gegen die aktuellen Behandlungsmethoden für viele Todesfälle verantwortlich. Kaffee könnte auch die

In prospektiven Untersuchungen beobachtete Senkung des Krebsrisikos durch Kaffee

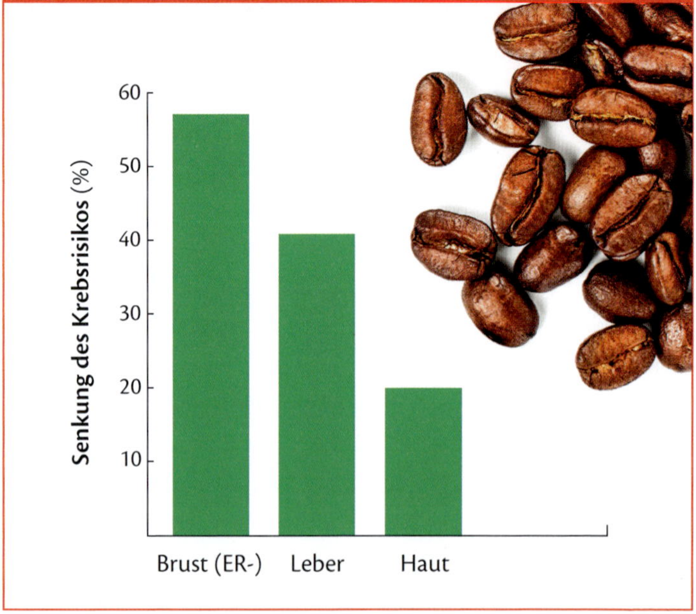

Abbildung 90 Quelle: Andres-Lacueva, C. et al, 2009

Rückfallquote der Frauen signifikant verbessern, die an einem hormonabhängigen Krebs erkrankt waren und mit Tamixofen behandelt werden, denn der maßvolle Konsum von Kaffee war mit einer Reduzierung der Rückfälle um 50 Prozent verbunden.

Um den stimulierenden Effekt des Koffeins zu genießen, empfiehlt es sich, Kaffee in Maßen (zwei oder drei Tassen pro Tag) zu trinken. So kann man sich von dieser sanften Droge verführen lassen und zugleich vom Potenzial der Substanzen profitieren, die in ihr enthalten sind. Energiedrinks mit einem sehr hohen Koffeingehalt sind dagegen keine echte Alternative, erstens, weil sie keinerlei Nährwert haben, und zweitens, weil sie eine Vielzahl schädlicher Nebenwirkungen haben, wenn man sie in exzessiven Mengen konsumiert.

Schokolade: Nahrung der Götter

Der Kakaobaum soll vor mindestens 3000 Jahren zum ersten Mal von den Maya in der Region Yucatan in Mexiko gezüchtet und angebaut worden sein. Die Mayas maßen, ebenso wie ihre Nachfolger, die Tolteken und vor allem die Azteken, den Bohnen dieses Baumes eine große Bedeutung zu: Sie benutzten sie als Zahlungsmittel sowie zur Herstellung eines bitteren, würzigen Getränks namens *xocolatl*. Als der Eroberer Hernán Cortés im April 1519 an der Küste Mexikos in der heutigen Region Tabasco landete, empfing ihn der Aztekenherrscher Montezuma II. wie einen Gott. Er schenkte ihm Gold, Plantagen und Schokolade in einem mit Goldintarsien versehenen Kelch. Cortés interessierten die Reichtümer der aztekischen Zivilisation allerdings weit mehr als die Schokolade, und er nutzte die Situation aus, um Tenochtitlán (Mexiko), die Hauptstadt des Reiches, zu erobern. Das war das Ende der Aztekenkultur, aber der Beginn der Eroberung der Welt durch die Schokolade. Denn kaum war die Schokolade in Europa angekommen, setzte sie sich schnell als göttlich schmeckendes Nahrungsmittel durch und wurde ein in seiner Attraktivität und Eigenschaft, Lust am Genuss und gar Leidenschaft zu erwecken, einzigartiges Getränk. Als der Botaniker Linné 1753 vorschlug, den Kakaobaum *Theobroma cacao* zu taufen, was wörtlich »Nahrung der Götter« bedeutet, gab es keinerlei Einwände!

Die gesundheitsfördernde Wirkung von Schokolade

Das Interesse an der gesundheitsfördernden Wirkung von dunkler Schokolade beruht auf ihrem hohen Anteil an sekundären Pflanzenstoffen: Eine halbe Tafel dunkle Schokolade enthält doppelt so viele Polyphenole wie ein Glas Rotwein und ebenso viele wie eine Tasse grüner Tee, der lange gezogen hat (Abbildung 91). Die wichtigsten Polyphenole in Kakao sind die gleichen wie die, die auch

Reich an Polyphenolen!

Lieferant	Polyphenole (mg)*
Schwarze Schokolade (50 g)	300
Grüner Tee	250
Kakao (2 Teelöffel)	200
Rotwein (125 ml)	150
Milchschokolade (50 g)	100

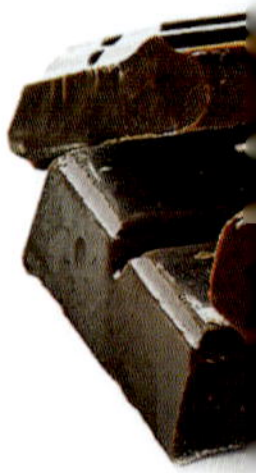

* Der Polyphenolgehalt kann je nach Herkunft und Herstellungsverfahren erheblich variieren.

Abbildung 91

in grünem Tee in großen Mengen vorhanden sind (Catechine). Die aus diesen Molekülen gebildeten Polymere, die Proanthocyanidine, machen zwischen 12 und 48 Prozent des Gewichts der Kakaobohnen aus. Angesichts der vielfältigen biologischen Aktivitäten dieser Moleküle ist es wahrscheinlich, dass Schokolade sich positiv auf die Gesundheit auswirkt.

Besonders gut belegt ist die positive Wirkung von Schokolade bei Herz-Kreislauf-Erkrankungen. Tatsächlich zeigen Populationsstudien, dass der regelmäßige Konsum von 5 bis 10 Gramm dunkler Schokolade mit 70 Prozent Kakaoanteil zu einem erheblichen Rückgang (50 %) der durch diese Krankheiten bedingten Sterblichkeit führt. Das dürfte auf die vielfachen positiven Wirkungen der Polyphenole des Kakaos auf das Herz-Kreislauf-System zurückzuführen sein: Steigerung der Produktion von Distickstoffmonoxid

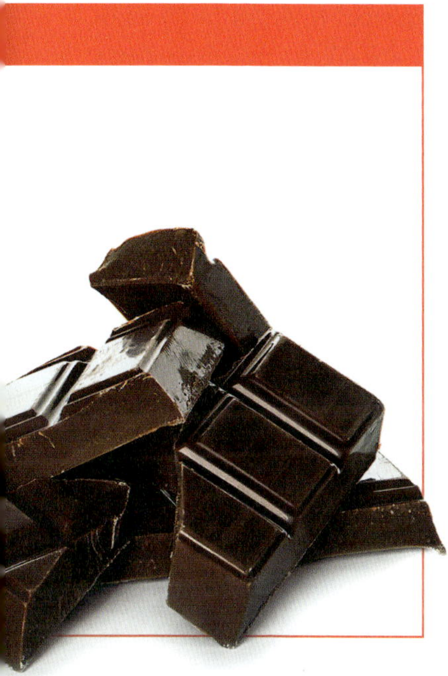

(Lachgas), einer Verbindung, die die Arterienerweiterung stimuliert und den Blutdruck senkt; Reduzierung der Bildung von Blutgerinnseln durch verringerte Aggregation der Blutplättchen; Senkung des Blutspiegels bestimmter Entzündungsstoffe (C-reaktives Protein) und schließlich Steigerung der antioxidativen Abwehrkapazität des Bluts. Letztere verringert die Oxidation der Proteine, die für die Bildung arteriosklerotischer Ablagerungen verantwortlich sind. Interessanterweise schlägt sich diese kardiovaskuläre Wirkung in einer besseren Zirkulation des Bluts zum Gehirn nieder, das könnte die signifikante Verbesserung der Gedächtnisleistung und der kognitiven Funktionen erklären, die nach dem Verzehr von Schokolade beobachtet wurde. Wie ein in dem angesehenen *New England Journal of Medicine* erschienener Artikel humorvoll unterstreicht, ist es also nicht verwunderlich, dass die Nationen mit dem höchsten Schokoladenkonsum auch diejenigen sind, die die meisten Nobelpreisträger hervorbringen!

Dank ihres hohen Gehalts an Polyphenolen könnte dunkle Schokolade auch eine positive Rolle in der Krebsprävention spielen. Man weiß schon seit einigen Jahren, dass von allen Untersuchten diejenigen, die am meisten Flavonoide zu sich nehmen, ein niedrigeres Risiko für viele Krebsarten haben, insbesondere Blasen-, Eierstock-, Prostata-, Leber- und Lungenkrebs. Zwar wurde bisher nicht im Speziellen untersucht, welchen Anteil die Flavonoide in Schokolade an dieser Schutzwirkung haben, doch darf man diesbezüglich durchaus optimistisch sein. Beispielsweise hat man festgestellt, dass der Verzehr von 45 Gramm dunkler Schokolade mit einem Polyphenolgehalt von 860 Milligramm zu einer deutlichen Verringerung der durch oxidativen Stress verursachten DNA-Schäden bei Blutzellen führt. Dadurch sinkt auch die Gefahr von Mutationen, die Krebs auslösen können. Diese Ergebnisse stimmen mit mehreren anderen präklinischen Studien überein, die gezeigt haben, dass die Polyphenole der Kakaomasse stark krebshemmend und antiangiogenetisch wirken und die Entwicklung verschiedener Krebsarten, insbesondere Darmkrebs, bei Versuchstieren verzögern können. Im diesem Fall beruht die Schutzwirkung möglicherweise auf einer Reduzierung der Entzündung, denn die meisten Kakao-Polyphenole erreichen den Dickdarm, wo sie von den Darmbakterien in Phenolsäuren und kurzkettige Fettsäuren mit entzündungshemmenden Eigenschaften umgewandelt werden. Die Einbeziehung von Schokolade in unsere Ernährung könnte also genauso wie Obst und Gemüse positive Folgen für eine gesunde Verdauung und damit auf Umwegen auch für die Krebsprävention haben.

Der tägliche Verzehr von 20 Gramm dunkler Schokolade mit einem Kakaoanteil von 70 Prozent kann den Organismus mit einer beträchtlichen Menge von Polyphenolen versorgen und sich positiv bei der Vorbeugung gegen Krebs sowie Herz- und Gefäßerkrankungen bemerkbar machen. Diese Präventionswirkung ist umso ausgeprägter, wenn dabei gleichzeitig der Konsum von anderen Süßigkeiten zurückgeht, die keine krebshemmenden Wirkstoffe besitzen und Übergewicht fördern. Es ist unübersehbar, dass der Zuckerkonsum aufgrund des damit verbundenen Lustgefühls ein unverzichtbarer Bestandteil unserer Essgewohnheiten geworden ist. Doch wenn wir unsere Gewohnheiten verändern und die gängigen überzuckerten Schokoriegel durch dunkle Schokolade ersetzen, leisten wir möglicherweise einen wesentlichen Beitrag zur Prävention chronischer Krankheiten wie Krebs. Wer hat gesagt, dass gesundes Essen keinen Spaß macht?

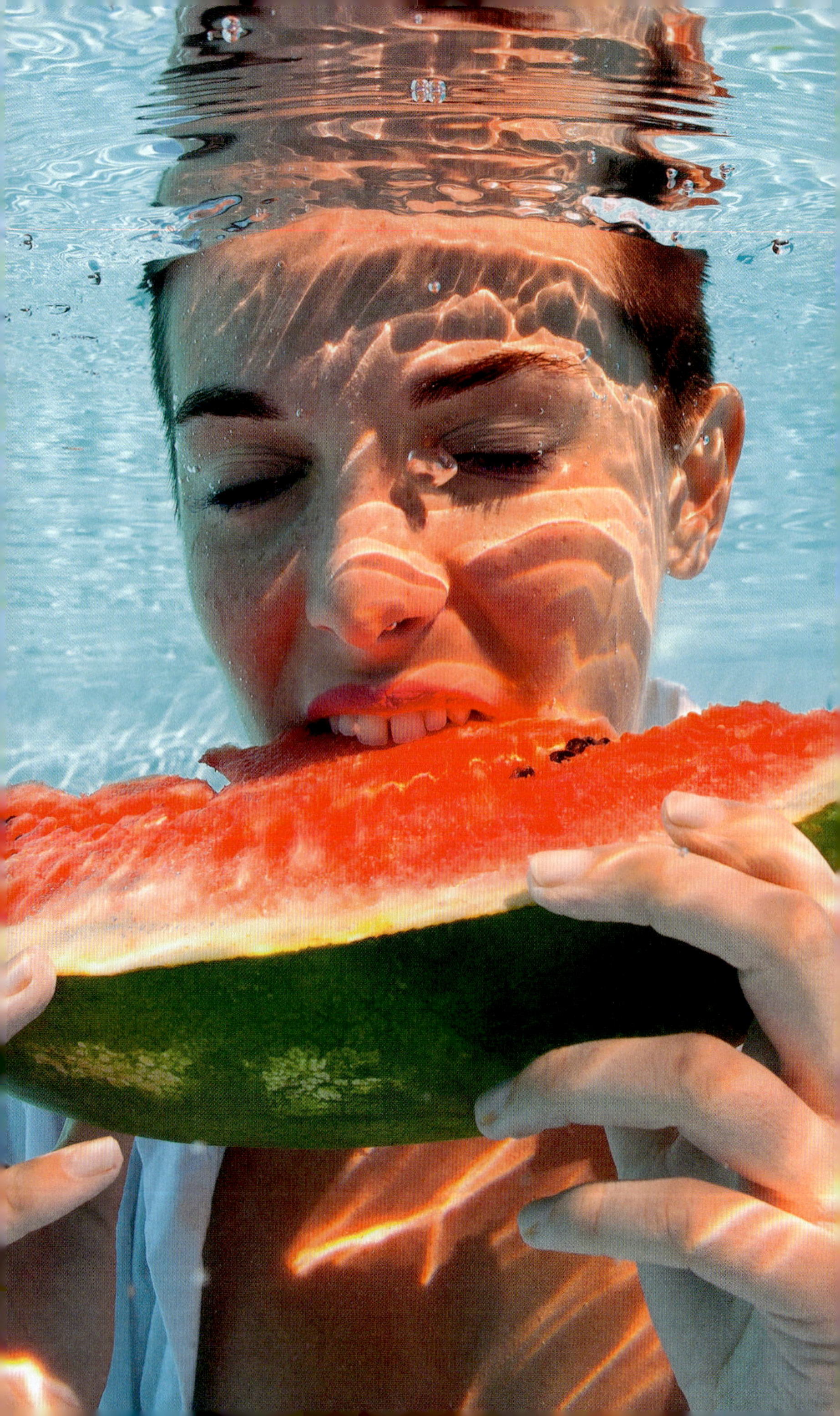

TEIL 3

KREBSPRÄVENTION IM ALLTAG

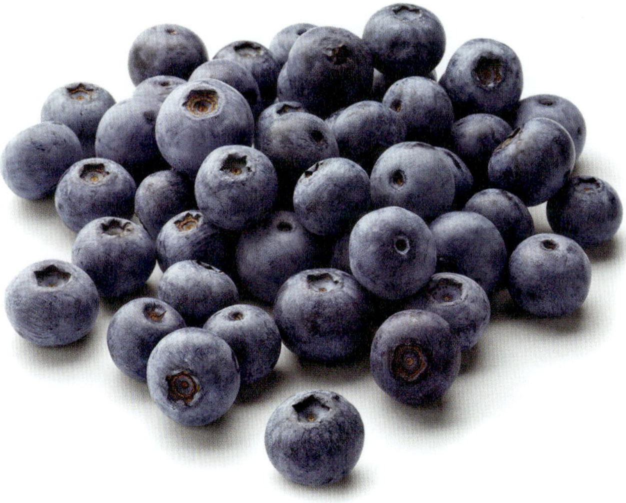

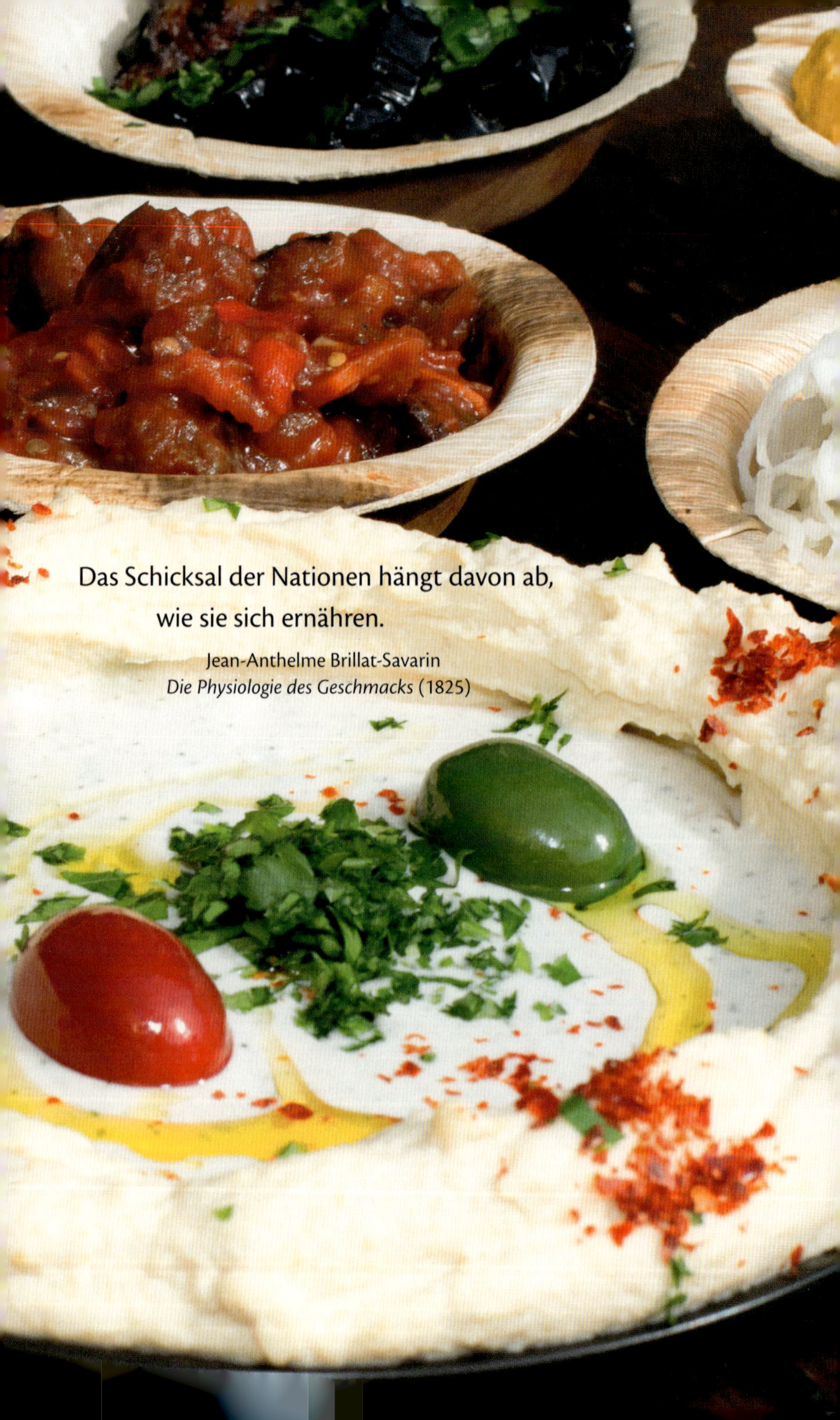

Das Schicksal der Nationen hängt davon ab,
wie sie sich ernähren.

Jean-Anthelme Brillat-Savarin
Die Physiologie des Geschmacks (1825)

Kapitel 17

Auf den Speiseplan: Kampf dem Krebs!

Die westliche Ernährungsweise zeichnet sich vor allem durch ihren Hang zu Extremen sowohl in den Exzessen als auch in den Defiziten aus: Wir essen zu viel Zucker, zu viel Fett, zu viel rotes Fleisch und zu wenig Obst, Gemüse und Ballaststoffe. Es kann der Vorbeugung gegen chronische Krankheiten nur dienlich sein, wenn es uns gelingt, wieder ein Gleichgewicht zwischen diesen beiden Nahrungsextremen herzustellen und gleichzeitig ungesunde Nahrungsmittel, insbesondere Junkfood, so weit wie möglich zu meiden. Abgesehen von einer Änderung der Ernährungsgewohnheiten können wir aber auch durch eine Reihe weiterer Maßnahmen das Risiko einer Krebserkrankung erheblich beeinflussen. In Anlehnung an die Empfehlungen verschiedener Organisationen, die sich dem Kampf gegen Krebs verschrieben haben, wie zum Beispiel des *World Cancer Research Fund*, der *American Cancer Society* oder auch der *Société canadienne du cancer* kann man neun große Richtlinien aufstellen, die einen enormen Einfluss darauf haben, ob wir an Krebs erkranken oder nicht.

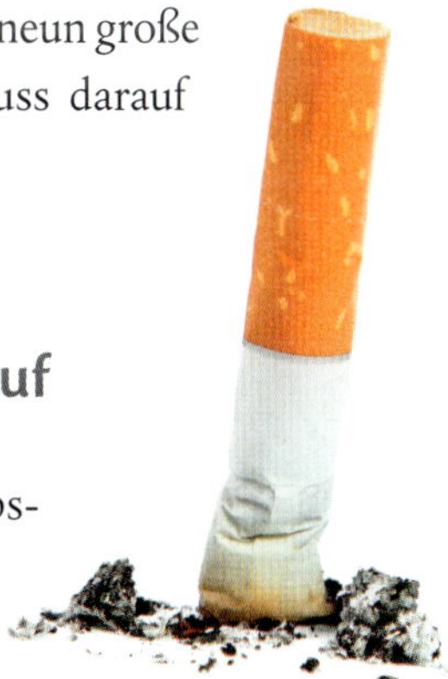

1. Hören Sie mit dem Rauchen auf

Angesichts der Tatsache, dass ein Drittel aller Krebserkrankungen unmittelbare Folge von Nikotinsucht sind, versteht es sich von selbst, dass der Verzicht auf das Rauchen einen gewaltigen Einfluss auf die Krebsprävention hat. Die Liste der Schädigungen durch Tabakmissbrauch ist lang: Steigerung des Risikos für Lungenkrebs um das Vierzigfache, deutliche Erhöhung des Krebsrisikos für Atem- und Verdauungswege (Mund, Kehlkopf), der Bauchspeicheldrüse und der Blase; dramatische Zunahme des Risikos für tödliche Herz- und Gefäßerkrankungen; ganz zu schweigen von diversen unangenehmen Nebenwirkungen, die mit dem Rauchen verbunden sind, wie Verlust des Geruchs- und Geschmackssinns, chronischer Müdigkeit usw.

Glücklicherweise hat die Gesellschaft im Kampf gegen die Nikotinsucht große Fortschritte gemacht: Die intensiven Informationskampagnen über die Gefahren des Rauchens, die immer häufigeren Rauchverbote an öffentlichen Plätzen und die Preissteigerungen für Tabakerzeugnisse – all das hatte die direkte Konsequenz, dass der Anteil der Raucher in unseren Gesellschaften entscheidend zurückgegangen ist. Selbst die hartnäckigsten Raucher geben heute zu, dass Rauchen gesundheitsschädlich ist. Und die Mehrheit von ihnen äußert den Wunsch, es sich abzugewöhnen. Es besteht kein Grund zur Scham oder Verlegenheit, wenn es jemandem schwerfällt, sich das Rauchen abzugewöhnen. Denn Nikotin ist eine der stärksten Drogen, die man in der Natur finden kann, und es schafft eine Abhängigkeit, die extrem schwierig zu bekämpfen ist. Diejenigen Raucher, die aufhören möchten, können wir nur ermutigen, alle derzeit verfügbaren Mittel (E-Zigarette, Nikotinpflaster, pharmazeutische Produkte) zu nutzen, um sich aus ihrer Abhängigkeit zu befreien. Die Entscheidung, mit dem Rauchen aufzuhören, hat den bei Weitem größten Einfluss auf die Lebensqualität!

2. Halten Sie sich fit

Regelmäßiges Training ist nicht nur eine gute Methode, um sich fit und die Muskeln in Form zu halten; mehrere Untersuchungen haben in letzter Zeit auch zweifelsfrei einen Zusammenhang zwischen körperlicher Aktivität und einer Risikosenkung für bestimmte Krebsarten nachgewiesen – insbesondere für Brust- und Dickdarmkrebs. Körperliche Aktivität beschränkt sich nicht darauf, dass man die Muskeln bewegt. Vielmehr handelt es sich um eine Aktion, die eine Reihe von biochemischen und physiologischen Veränderungen in Gang setzt. Diese bewirken eine Reduktion des chronischen Entzündungsklimas im Inneren unseres Körpers und entziehen dadurch den noch unreifen Krebszellen eine für ihr Wachstum unverzichtbare Voraussetzung. Außerdem darf man nicht vergessen, dass regelmäßige körperliche Betätigung sich positiv auf die Gewichtskontrolle auswirkt, ein unumgänglicher Aspekt der Krebsprävention. Auf der anderen Seite zeigen einige Studien, dass eine sitzende Lebensweise zu einer signifikanten Zunahme des Risikos insbesondere für Darm-, Brust-, Lungen- und Gebärmutterkrebs führt.

Besonders wichtig ist regelmäßige körperliche Aktivität für Menschen, die bereits an Krebs erkrankt waren. Zahlreiche Untersuchungen haben bewiesen, dass diejenigen Überlebenden einer Krebserkrankung, die körperlich am aktivsten sind, auch am längsten leben. Dieser Effekt ist besonders bei Brust- und Darmkrebs gut belegt. Es ist nicht nötig, ein Olympia-Trainingsprogramm zu absolvieren, um von körperlicher Bewegung zu profitieren: In allen Untersuchungen war schnelles Gehen, zum Beispiel drei bis fünf Stunden pro Woche, die Aktivität, die am häufigsten mit einer Senkung des Krebs- oder des Rückfallrisikos verbunden war. Das Wichtigste ist, dass man sich klarmacht, dass ständiges Sitzen ein vollkommen anormales Verhalten ist, das der menschlichen Physiologie nicht im Geringsten entspricht, und dass man lange Phasen von Bewegungsmangel vermeiden sollte. Der Krebs mag es gemütlich, und nur wenn wir uns regelmäßig bewegen, können wir hoffen, seine Entwicklung zu stören.

3. Den Alkoholkonsum einschränken

Über den erwähnten gesundheitlichen Vorteilen eines niedrigen Alkoholkonsums darf man nicht vergessen, dass diese Substanz in höheren Dosen sehr toxisch ist und die Entstehung von vielen Krebsarten begünstigt, insbesondere von Karzinomen des oberen Verdauungstrakts (Mund, Kehlkopf, Speiseröhre), der Leber und der Brust. Diese krebserregende Wirkung ist bei Rauchern besonders stark ausgeprägt: Bei ihnen steigt das Risiko für Krebserkrankungen der Mundhöhle und der Speiseröhre um das Vierzig- bis Sechzigfache – ein ausgezeichneter Grund, mit dem Rauchen aufzuhören.

Der Zusammenhang zwischen Alkoholkonsum und Krebsrisiko ist allerdings komplizierter, wenn es um Brustkrebs geht, denn selbst der maßvolle Konsum (ein Glas pro Tag) einer beliebigen Alkoholart führt zu einer Risikosteigerung für diesen Krebs um zehn Prozent. Dieser Erhöhung des Krebsrisikos steht zwar eine weitaus ausgeprägtere Senkung des Risikos für Herz-Kreislauf-Erkrankungen gegenüber, die durch den mäßigen Konsum alkoholischer Getränke bewirkt wird. Dennoch bleibt die Frage des Alkoholkonsums für alle Frauen eine sehr persönliche Entscheidung, die jede nach ihrer eigenen Risikobereitschaft treffen muss. Bei denjenigen, die sich für das Trinken entscheiden, kommt es vor allem darauf an, dass sie den Konsum auf ein Glas pro Tag beschrän-

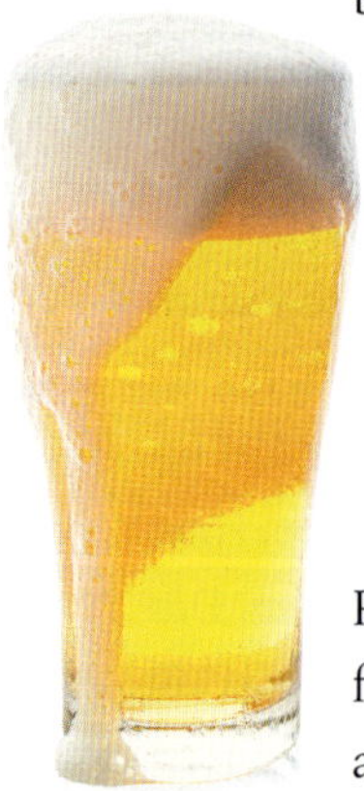

ken, um maximal von der schützenden Wirkung des Alkohols auf das Herz zu profitieren und gleichzeitig das Risiko für Brustkrebs oder für einen Rückfall bei denjenigen, die bereits daran erkrankt waren, möglichst gering zu halten. Rotwein sollte dabei aufgrund seines positiven Einflusses auf bestimmte Krebsarten, insbesondere Darmkrebs, der Vorzug gegeben werden.

4. Überflüssige Sonnenbestrahlung vermeiden

Eine kurze (fünf bis fünfzehn Minuten) lange Bestrahlung der Haut durch UV-Strahlen ist sehr positiv, denn dadurch wird Vitamin D produziert, eine für unsere Gesundheit absolut lebenswichtige Substanz. Wird die Haut jedoch exzessiver UV-Strahlung ausgesetzt, dann löst dies eine Vielzahl von genetischen Mutationen in der DNA der Hautzellen aus, wodurch das Krebsrisiko deutlich steigt. Am wichtigsten ist es, einen Sonnenbrand um jeden Preis zu vermeiden: Gelegentliche und intensive Sonnenbestrahlungen, die zu einem Sonnenbrand führen, sind die wichtigsten Risikofaktoren für ein Melanom, vor allem, wenn sie im Kindesalter und bei Menschen mit hellem Hauttyp auftreten. Die Häufigkeit von Hautkrebs hat in Kanada und in den meisten Industrieländern im Laufe der letzten Jahrzehnte dramatisch zugenommen. Das zeigt, in welchem Ausmaß sich viele Menschen gelegentlich aberwitzigen Mengen von UV-Strahlen aussetzen.

Empfohlen wird daher die Verwendung von Sonnenschutzcremes mit einem Schutzfaktor von mindestens 15, sobald man sich länger als fünfzehn Minuten in der Sonne aufhält. Nehmen Sie einen höheren Schutzfaktor, wenn Sie helle Haut, Augen und Haare haben. Achtung: Egal wie hoch der Schutzfaktor ist, kein Produkt erlaubt den grenzenlosen Aufenthalt in der Sonne. Seit Kurzem sind Sonnenschutzmittel auf dem Markt, die gleichzeitig vor UV-A- und UV-B-Strahlen schützen. Diese Produkte sind eine interessante Option für Menschen, die zum Beispiel arbeitsbedingt viel Zeit in der Sonne verbringen müssen. Die Bräunung auf der Sonnenbank ist hingegen absolut abzulehnen, denn viele Studien haben gezeigt, dass sehr hohe Dosen von UV-A-Strahlen ein ebenso hohes krebserregendes Potenzial haben wie Zigarettenrauch und zu einer dramatischen Zunahme des Melanomrisikos führen, vor allem bei Frauen.

5. Den Salzkonsum einschränken

Alle Gesundheitsorganisationen empfehlen, täglich zwischen 1,5 und 2 Gramm Natrium zu verzehren, das entspricht etwa 3 bis 6 Gramm Salz. Die meisten Menschen konsumieren viel mehr, nämlich circa 10 Gramm Salz (4 Gramm Natrium), und man schätzt, dass dieser unmäßige Salzkonsum direkt für den vorzeitigen Tod durch Herzkrankheiten von mehr als 2 Millionen Menschen verantwortlich ist.

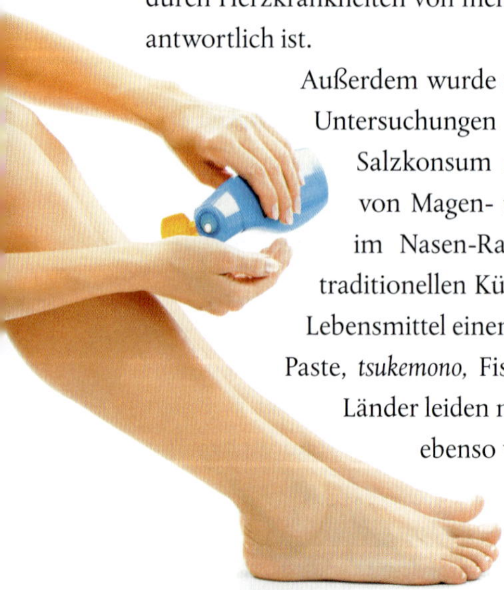

Außerdem wurde in mehreren epidemiologischen Untersuchungen festgestellt, dass ein erhöhter Salzkonsum mit einer deutlichen Zunahme von Magen- und Nasopharynx-Krebs (Krebs im Nasen-Rachen-Raum) korreliert. In der traditionellen Küche Asiens nehmen sehr salzige Lebensmittel einen breiten Raum ein (*kimchi,* Miso-Paste, *tsukemono,* Fischsauce). Die Bewohner dieser Länder leiden massiv unter diesen Krankheiten, ebenso wie die jener Regionen, in denen Salz eine wichtige historische Rolle gespielt hat (Mali, Chile, Portugal).

Mehr als 75 Prozent dieser Salzmenge stammen aus industriell hergestellten Nahrungsmitteln und werden folglich »unfreiwillig« aufgenommen. Dadurch werden Konsumenten mit astronomischen Mengen von Natrium abgefüllt, die in keinem Verhältnis zu den Mengen stehen, an die unser Körper angepasst ist. Die einzig effektive Methode, die Salzzufuhr zu verringern, besteht daher darin, dass man den Konsum von Fertigprodukten reduziert und so oft wie möglich selbst kocht, um sich diesen Salzexzess »abzugewöhnen«. Vor allem sollte man sich daran erinnern, dass Würzen nicht gleichbedeutend mit Salzen ist! Es gibt viele Hundert verschiedene Gewürze und Aromen aus aller Welt, die uns ganz neue kulinarische Horizonte eröffnen können. Ganz abgesehen davon enthalten diese vegetarischen Produkte sehr häufig beachtliche Mengen von gesunden Substanzen, insbesondere in Hinblick auf die Krebsprävention.

6. Schlechte Ernährung nicht durch Nahrungsergänzungsmittel ausgleichen

Wir haben im Westen einen wahren Kult um Nahrungsergänzungsmittel entwickelt, der so weit geht, dass nicht wenige Leute lieber Vitamintabletten nehmen, als Orangen zu essen. Die gesundheitsfördernden Eigenschaften von Obst und Gemüse auf einen einzigen phytochemischen Bestandteil zu reduzieren ist jedoch nicht nur eine unzulässige Vereinfachung, sondern auch vollkommen unsinnig. Wenn Sie die Nahrungsmittel, die wir hier besprochen haben, in Ihre Ernährung einbeziehen, dann kann schon eine schlichte Mahlzeit mehrere Tausend Vitamine, Mineralien, Ballaststoffe und sekundäre Pflanzenstoffe beinhalten. Und es ist mit Sicherheit eine Illusion zu glauben, dass man so grundlegende Lieferanten wie Obst und Gemüse durch Moleküle in Tablettenform ersetzen kann. Im Übrigen haben Dutzende von Untersuchungen eindeutig bewiesen, dass der Konsum von Nahrungsergänzungsmitteln – egal, ob es sich um Multivitamine, Selen, hohe Dosen von Vitamin C oder E oder um Beta-Carotin handelt – das Krebsrisiko nicht senkt und in manchen Fällen (insbesondere Beta-Carotin und Vitamin E) sogar eine signifikante Erhöhung des Risikos bewirkt.

Ein Mangel an Vitaminen, Mineralstoffen und krebshemmenden Wirkstoffen aufgrund einer unzureichenden Versorgung mit Obst und Gemüse kann nicht dadurch ausgeglichen werden, dass man Ergänzungspräparate nimmt. Entscheidend ist vielmehr eine grundlegende Kursänderung bei den Ernährungsgewohnheiten. Es gibt keine Wunderpillen, die alle Schäden beheben, die durch eine schlechte Ernährung verursacht werden, und es wird sie auch nie geben: Man kann nicht irgendein beliebiges Junkfood essen und dann einfach eine Pille einwerfen! Von Nahrungsergänzungsmitteln ist also mit Ausnahme von eindeutig eingegrenzten medizinischen Bedingungen (Schwangerschaft, schwere Unterernährung) klar abzuraten, denn sie bestärken uns nur in unseren schlechten Ernährungsgewohnheiten und sind vollkommen nutzlos für die Krebsprävention.

Aber keine Regel ohne Ausnahme, und in diesem Fall ist die Ausnahme das Vitamin D. Viele Untersuchungen sprechen dafür, dass ein Vitamin-D-Mangel die Entstehung verschiedener Krebsarten begünstigen könnte, insbesondere Darm-, Brust- und Prostatakrebs sowie Non-Hodgkin-Lymphome. Es ist daher von zentraler Bedeu-

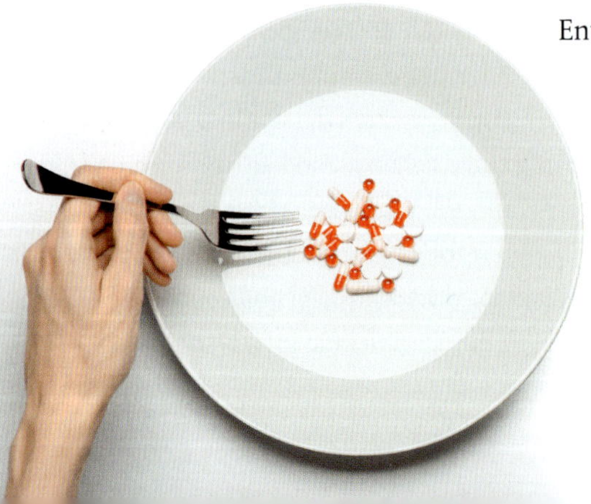

tung, für einen optimalen Spiegel dieses Vitamins zu sorgen. Im Gegensatz zu den anderen Vitaminen, die leicht durch die Ernährung bereitgestellt werden können, kommt Vitamin D in der Natur eher selten vor und wird hauptsächlich durch die Sonnenbestrahlung der Haut produziert. Das stellt die Bewohner der nördlichen und südlichen Regionen des Globus vor gewisse Probleme, denn die geringe Sonneneinstrahlung im Herbst und Winter führt dazu, dass die Einnahme von Tabletten praktisch die einzige Methode ist, um einen adäquaten Vitamin-D-Spiegel aufrechtzuerhalten. Infolgedessen empfiehlt die *Kanadische Krebsgesellschaft* eine tägliche Zufuhr von 1000 IU im Herbst und im Winter.

7. Reduzieren Sie Ihre Kalorienzufuhr

Der einzige realistische Ansatz, um sein Idealgewicht zu halten, besteht darin, dass man sich dem Einfluss der hochkalorischen industriellen Nahrungsmittel entzieht und stattdessen eine Ernährung bevorzugt, an die sich unser Stoffwechsel im Laufe der Evolution gewöhnt hat und die überwiegend aus pflanzlichen Produkten wie Obst, Gemüse und Vollkornerzeugnissen besteht. Vermeiden Sie es, industrielle Fertigprodukte zu kaufen – als Snack ebenso wie als Hauptmahlzeit. Diese Produkte enthalten viel zu viel Zucker, schlechtes Fett und Salz und haben im Vergleich zu frischen Nahrungsmitteln nur wenig Nährstoffe. Nehmen Sie stattdessen Ihre Küche wieder in Gebrauch: So können Sie Quantität und Qualität der Zutaten Ihrer Ernährung besser kontrollieren. Und anstatt Butter durch Margarine zu ersetzen, sollten Sie lieber so oft wie möglich Olivenöl als Fettlieferanten benutzen. Nicht nur, um von seinen gesunden Lipiden zu profitieren, sondern auch, weil es an und für sich krebshemmende Eigenschaften hat.

Ein einfaches Mittel, um Ihre Kalorienzufuhr zu reduzieren,

besteht schließlich darin, Hamburger, Hotdogs, Pommes frites, Kartoffelchips und Limonaden als gelegentliche Gaumenfreuden zu betrachten, anstatt als Nahrungsmittel für den täglichen Gebrauch. Menschen sind wie Tiere stark von Nahrungsmitteln angezogen, die viel Fett und Zucker enthalten, denn ihr Verzehr verschafft uns ein Lustgefühl, das nach Wiederholung ruft. Es ist illusorisch, diesen Instinkt vollständig unterdrücken zu wollen. Aber die Situation lässt sich trotzdem zu Ihren Gunsten wenden, indem Sie diese Lebensmittel nur hin und wieder konsumieren. So können Sie Ihre Gelüste voll befriedigen, ohne sich deshalb mit Gesundheitsproblemen wegen Übergewicht herumschlagen zu müssen … und ohne ein schlechtes Gewissen zu haben!

8. Schränken Sie den Verzehr von rotem Fleisch ein

Eine Ernährung mit viel rotem Fleisch (Rind, Lamm und Schwein) erhöht das Risiko für Dickdarmkrebs erheblich und liefert außerdem enorme Kalorienmengen in Form von Fett, die zu Übergewicht führen können.

Wird Fleisch über offenem Feuer gebraten, dann produziert das verbrennende Fett toxische Substanzen, sogenannte aromatische Kohlenwasserstoffe, die an der Fleischoberfläche haften und krebserregend sein können. Beim Erhitzen tierischer Proteine bei hohen Temperaturen entstehen außerdem heterozyklische Aminosäuren. Neue Untersuchungen deuten allerdings darauf hin, dass man die Bildung dieser Toxine reduzieren kann, indem man das Fleisch mit Säuren, wie beispielsweise Zitronensaft, mariniert.

Gestalten Sie Ihren Speiseplan abwechslungsreicher, indem Sie mageres Fleisch verwenden, Huhn oder Fisch etwa (im Idealfall Fisch mit einem hohen Gehalt an Omega-3-Fettsäuren), und versuchen Sie von Zeit zu Zeit, Ihre tägliche Portion Fleisch durch andere Proteinlieferanten (Hülsenfrüchte z. B.) zu ersetzen. Essen muss nicht unbedingt Fleisch essen heißen!

Besonders wichtig ist es, den Konsum von Wurstwaren und anderen Nahrungsmitteln einzuschränken, die Konservierungsmittel wie Nitrit enthalten – Speck, Würste, Salami, Schinken. Zahlreiche Untersuchungen belegen klar, dass diese Produkte mit einer signifikanten Steigerung des Risikos für ein Kolorektalkarzinom und einer Senkung der Lebenserwartung verbunden sind. Wurstwaren sind im Übrigen die erste Klasse von Nahrungsmitteln, die von der WHO als krebserregende Substanzen der Gruppe 1 eingestuft wurden, das heißt, dass ihre Eigenschaft als Krebsauslöser beim Menschen erwiesen ist. Viele Bücher und Internetseiten bieten einfallsreiche Vorschläge für gesunde Mahlzeiten ohne Wurstprodukte an. Von diesen Tipps können alle diejenigen profitieren, denen es an eigenen Ideen mangelt. Eine andere gute Möglichkeit, Ihren Fleisch- und Wurstverzehr zu reduzieren, besteht darin, den Stellenwert zu überdenken, den Fleisch in Ihren täglichen Mahlzeiten einnimmt. Fleisch muss nicht unbedingt im Vordergrund eines Gerichts stehen, damit man etwas von seinem Geschmack hat: Der nordafrikanische Couscous oder die verschiedenen asiatischen Wokgerichte sind köstliche Beispiele dafür.

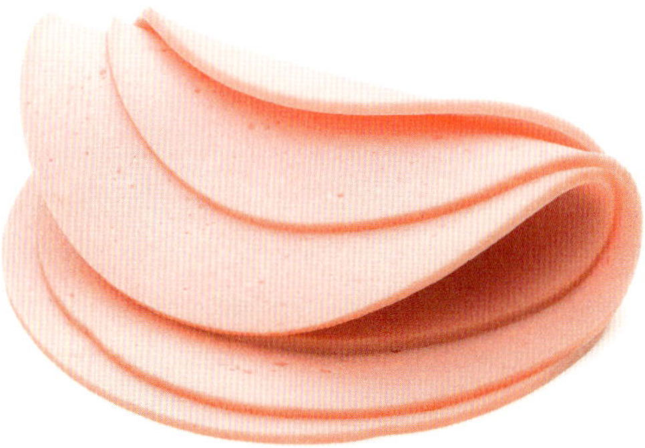

Negative Mythen rund um Obst und Gemüse

Mythos 1: Obst und Gemüse enthalten Pestizide, die Krebs auslösen.

Falsch. Pestizid-Rückstände sind nur in Spuren vorhanden, und keine Untersuchung hat je einen Zusammenhang zwischen diesen Spuren und Krebs nachgewiesen. Im Gegenteil: Der Verzehr von Obst und Gemüse geht konstant mit einer Senkung des Krebsrisikos einher. Es steht zweifelsfrei fest: Die Vorteile eines gesteigerten Konsums überwiegen die möglichen negativen Effekte winziger Schadstoff-Spuren bei Weitem. Waschen Sie die Nahrungsmittel unter reichlich fließendem Wasser, dann verschwinden die Rückstände fast ganz, oder kaufen Sie Bioprodukte.

Mythos 2: Obst und Gemüse sind gentechnisch manipuliert, und diese gentechnisch manipulierten Organismen (GMO) sind gesundheitsschädlich.

Falsch. Die weit überwiegende Mehrheit der derzeit verfügbaren Obst- und Gemüsesorten entstammt einer natürlichen Selektion, ohne dass der Mensch fremdes genetisches Material hinzugefügt hätte; sie können also als vollkommen natürliche Erzeugnisse angesehen werden. Was jene Obst- und Gemüsesorten anbelangt, die tatsächlich gentechnisch veränderte Organismen sind, so konnte bisher keine einzige Untersuchung eine irgendwie geartete krebsauslösende Wirkung nachweisen. Das ist nicht weiter verwunderlich, denn die bei der genetischen Modifikation entstehenden Proteine werden bei der Verdauung ohnehin zerstört und können somit keine Auswirkung auf die Nahrungsverwertung haben. Das zentrale Problem gentechnisch manipulierter Organismen ist ökologischer Art. Und das Wichtigste dabei sind die extrem negativen Folgen für die Artenvielfalt lebender Pflanzen.

Mythos 3: Nur »biologisch« angebautes Obst und Gemüse ist gut für die Gesundheit.

Falsch. Alle Untersuchungen, die eine krebshemmende Wirkung von Obst und Gemüse nachweisen konnten, betrafen den Verzehr von Nahrungsmitteln aus traditionellem Anbau. Daher steht zweifelsfrei fest, dass das Etikett »biologisch« keine unverzichtbare Voraussetzung für die gesundheitsfördernde Wirkung dieser Nahrungsmittel ist. Gewiss, der Anbau von Gemüse ohne Pestizide kann die Abwehrmechanismen der Pflanzen stimulieren, sodass sie möglicherweise eine leicht erhöhte Menge an krebshemmenden sekundären Pflanzenstoffen enthalten. Doch nicht nur der Konsum dieser Produkte hat positive Auswirkungen auf die Gesundheit. Sollte der oft höhere Preis von Bioprodukten Sie am regelmäßigen Einkauf hindern: Es ist besser, täglich und reichlich »normales« Obst und Gemüse zu verzehren, als nur gelegentlich biologisch angebaute Produkte.

9. Viel Obst und Gemüse essen

Abschließend sei darauf hingewiesen, und das ist die Kernaussage dieses Buches, dass es von entscheidender Bedeutung ist, den Konsum von Obst und Gemüse zu erhöhen, wenn wir die Anzahl der Neuerkrankungen an Krebs in unserer Gesellschaft senken wollen. Trotz vieler Jahre intensiver öffentlicher Kampagnen, die eine Steigerung des Verzehrs von Obst und Gemüse bewirken sollten, befolgt auch heute noch höchstens ein Viertel der Bevölkerung solche Empfehlungen. Ganz abgesehen davon, dass die Bandbreite der real verzehrten pflanzlichen Nahrungsmittel sehr klein ist, sodass ihre gesundheitlichen Vorzüge gar nicht voll ausgeschöpft werden. Für diese beunruhigende Situation gibt es mehrere Gründe, insbesondere eine Reihe von hartnäckigen Mythen, die die Begeisterung der Konsumenten für Produkte pflanzlichen Ursprungs offenbar dämpfen (siehe Kasten). Angesichts der zentralen Rolle von Obst und Gemüse in einer globalen Krebsbekämpfungsstrategie versteht es sich von selbst, dass die Veränderung solch negativer Vorurteile eine wesentliche Voraussetzung für jede deutliche Reduktion der aktuellen Krebsraten ist.

Tatsächlich besteht ein enger Zusammenhang zwischen der Nahrungszusammensetzung und den Erkrankungsrisiken für bestimmte Krebsarten. Wir müssen uns unser Wissen über diese Beziehung unbedingt zunutze machen, um unsere Lebensgewohnheiten zu verändern und dem Krebs schon an der Wurzel vorbeugen, bevor er zu einem übermächtigen Feind wird.

Es ist wichtig zu verstehen, dass keines der in diesem Buch erörterten Nahrungsmittel für sich genommen ein Wundermittel gegen Krebs ist. Schon die Vorstellung von einem »Wundermittel«, die in unserer Gesellschaft sehr beliebt ist, ist in erheblichem Maß verantwortlich für das Desinteresse vieler Menschen an den Konsequenzen ihrer Lebensgewohnheiten, selbst wenn es dabei um die Entstehung von Krebs geht. Ganz im Gegenteil aber ist es sinnvoll, Krebs mit realistischeren Augen zu sehen und sich einzugestehen, dass diese Krankheit aufgrund unseres derzeitigen wissenschaftlichen und medizinischen Wissensstands allzu oft tödlich verläuft. Wir sollten deshalb erkennen, dass wir alles tun müssen, um ihr Auftreten zu bekämpfen und dafür alle uns zur Verfügung stehenden Mittel nutzen.

Wir sollten Angst vor Krebs haben, aber diese Angst darf uns nicht lähmen und unser Denken beherrschen. Vielmehr sollte es eine »konstruktive« Angst sein, die uns motiviert, unser Verhalten so anzupassen, dass wir der Krankheit entgegentreten können. So wie jemand seine Angst vor Feuer beherrschen kann, indem er in jedem Zimmer einen Brandmelder anbringt, so kann man auch auf die Angst vor Krebs reagieren, indem man sein Verhalten so verändert, dass es so weit wie möglich vor der Krankheit schützt.

Eine defensive Strategie im Kampf gegen Krebs basiert, wie wir in den vorhergehenden Kapiteln erläutert haben, notwendigerweise auf dem Verzehr derjenigen Gemüsesorten, die die größten Mengen an krebshemmenden phytochemischen Bestandteilen enthalten und deren Fähigkeit, das Risiko für verschiedene Krebsarten zu senken, in Populationsstudien nachgewiesen wurde (Abbildung 92). Alle pflanzlichen Nahrungsmittel sind gesund aufgrund ihres Gehalts an Vitaminen, Mineralstoffen und Ballaststoffen. Aber nur die, die herausragende Lieferanten von krebshemmenden Verbindungen sind, können das Krebsrisiko signifikant senken. Der regelmäßige Genuss von Gemüse der Kohl- und Knoblauchfamilien, von Soja- und Tomatenprodukten, von Obst wie Beeren und Zitrusfrüchten, das alles komplettiert durch Gewürze wie Kurkuma und Getränke wie Rotwein, Kaffee und grünen Tee, kann als eine Art präventive Chemotherapie betrachtet werden: Dabei schaffen Tausende von sekundären Pflanzenstoffen aus diesen Nahrungsmitteln ein für die Mikrotumoren feindliches Milieu und halten sie so in einem latenten und ungefährlichen Zustand. Eine solche Ernährungsweise basiert auf den Konzepten, die wir im Laufe dieses Buches vorgestellt haben.

Nahrungsmittel, die Krebs bekämpfen: ein Leitfaden

	Nahrungsmittel
Gemüse	Kreuzblütengewächse
	Knoblauchfamilie
	Soja
	Tomate
	Pilze
	Algen
Obst	Beeren
	Zitrusfrüchte
	Familie Rosaceae
Ballaststoffreiche Nahrungsmittel	Hülsenfrüchte
	Cerealien und Nudeln
	Nüsse und Samen
Gute Fette	Einfach ungesättigte Fettsäuren
	Omega-3-Fettsäuren
Würzmittel	Gewürze
	Kräuter
Getränke	Grüner Tee
	Kaffee

Abbildung 92

Beispiele
Brokkoli, Kohl, Blumenkohl, Rosenkohl, Grünkohl, Rettich, weiße Rüben, Kresse, Rucola
Knoblauch, Zwiebel, Schalotte, Lauchzwiebel, Spargel
Miso, Edamame, Tofu, geröstete Sojabohnen
Tomatensauce, Tomatenmark
Shiitake, Enokitake, Austernpilz, Champignon
Nori, Wakame, Arame
Blaubeere, Himbeere, Erdbeere, Cranberry, Brombeere, Granatapfel
Orange, Grapefruit
Pfirsich, Nektarine, Pflaume, Apfel, Birne, Kirsche
Sojabohnen, schwarze Bohnen, Linsen, Erbsen
Vollkornbrot und -nudeln, Roggenbrot, Hafer, Gerste, Buchweizen, Hirse
Sonnenblumenkerne, Mandeln, Pistazien
Olivenöl vergine oder extra-vergine, Macadamia-, Pekan- und Haselnuss, Avocado
fetter Fisch (Lachs, Sardine, Hering, Makrele), Walnüsse, Leinsamen, Chiasamen
Kurkuma, Pfeffer, Ingwer, Cumin, Chili
Petersilie, Thymian, Oregano, Minze

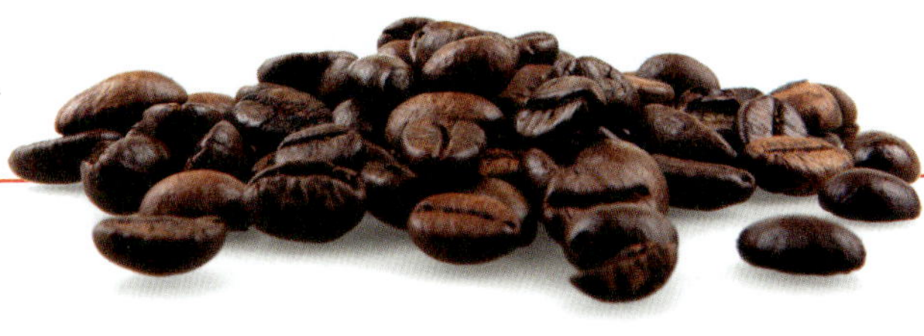

Abwechslung

Die verschiedenen Klassen krebshemmender Moleküle beugen dem Krebs vor, indem sie jeweils in spezifische Prozesse eingreifen, die am Fortschreiten dieser Krankheit beteiligt sind. Kein Nahrungsmittel allein enthält alle krebshemmenden Inhaltsstoffe, die diese Prozesse beeinflussen können (Abbildung 93). Deshalb ist eine vielseitige und abwechslungsreiche Ernährung so wichtig. So hilft der Verzehr von Gemüse aus der Kreuzblütler- sowie aus der Knoblauchfamilie dem Körper bei der Eliminierung karzinogener Substanzen. Damit schränkt er zugleich deren Fähigkeit ein, Mutationen der DNA auszulösen, die das Auftreten von Krebszellen begünstigen. Parallel dazu verhindert der Konsum von grünem Tee, Beeren und Soja die Bildung neuer Blutgefäße, die für das Wachstum von Mikrotumoren notwendig sind, sodass diese in einem latenten Stadium blockiert werden. Bestimmte Inhaltsstoffe in diesen Nahrungsmitteln wirken sogar in mehreren Stadien der Krebsentstehung und steigern dadurch noch den Schutzeffekt der Ernährung. Man braucht nur an das Resveratrol in Trauben zu denken, das in alle drei Phasen der Krebsentwicklung eingreift, sowie an das in Soja enthaltene Genistein: Dieses mindert nicht nur als Phytoöstrogen die manchmal schädlichen Wirkungen der Sexualhormone, sondern hemmt auch sehr effektiv mehrere Proteine, die bei der unkontrollierten Vermehrung von Krebszellen eine Rolle spielen. Die Vielfalt der krebshemmenden Moleküle in der Ernährung ist entscheidend, denn Krebszellen verfügen über zahlreiche Methoden, um zu wachsen. Es ist daher mit Sicherheit eine Illusion, ihr Talent beim Umgehen von Hindernissen kontrollieren zu wollen, indem man krebshemmende Moleküle verwendet, die nur in einen einzigen Prozess eingreifen. An dieser Stelle sei noch einmal auf die zentrale Rolle von Soja, grünem Tee und Kurkuma hingewiesen; diese Nahrungsmittel nehmen zweifellos

Die wichtigsten Wirkungsmechanismen der krebshemmenden Inhaltsstoffe in der Nahrung

Ansatzpunkte der Nutrazeutika	Grüner Tee	Kurkuma	Soja	Kreuzblütler (Kohlgemüse)	Knoblauch und Zwiebeln	Trauben und Beeren	Zitrusfrüchte	Tomaten	Omega-3-Fettsäuren	Schwarze Schokolade
Reduktion des karzinogenen Potenzials				•	•	•	•			
Inhibition des Wachstums der Tumorzellen	•	•	•	•	•	•	•	•	•	•
Induktion des Zelltods von Tumorzellen		•	•	•	•	•				
Störung der Angiogenese	•	•	•		•				•	
Wirkung auf das Immunsystem		•				•			•	

Abbildung 93

eine herausragende Stellung in der Prävention ein und sind für die enormen Unterschiede in den Krebshäufigkeiten von westlichen und asiatischen Ländern mitverantwortlich.

Um einen einfachen Vergleich zu ziehen: Wenn Sie einen Wassereimer mit mehreren Löchern transportieren, dann hilft es Ihnen nicht viel, wenn Sie nur einige Löcher stopfen; Sie müssen wohl oder übel alle abdichten. Das Gleiche gilt für Krebs: Nur wenn man ihn an mehreren Fronten zugleich angreift, kann man hoffen zu verhindern, dass er außer Kontrolle gerät und seinen schrecklichen Reifezustand erreicht.

Mäßigung und Regelmäßigkeit

Die regelmäßige Aufnahme sekundärer Pflanzenstoffe ist notwendig, damit die präkanzerösen Zellen in einem Zustand des Ungleichgewichts gehalten und am Wachstum gehindert werden. Dieses Konzept eines permanenten Kampfes ist wichtig: Man muss Krebs als chronische Krankheit betrachten, die eine Dauerbehandlung erfordert, damit sie in einem latenten Stadium gehalten werden kann. Das gilt für diejenigen, die eine Krebserkrankung vermeiden wollen, ebenso wie für diejenigen, die eine solche überlebt haben: Die krebshemmenden Verbindungen in diesen Nahrungs-

Nutraprävention: Obst und Gemüse

- Verzehr steigern
- Für Abwechslung sorgen
- Gerichte mit mehreren Sorten Obst und Gemüse bevorzugen
- Jeden Tag Obst und Gemüse essen

mitteln hemmen die Progression der Mikrotumoren, die spontan im Laufe unseres Lebens entstehen. Viele Untersuchungen sprechen dafür, dass sie das Gleiche auch bei den tumoralen Mikroherden bewirken könnten, die durch Operationen, Bestrahlungen und Chemotherapien nicht vollkommen eliminiert werden konnten.

Manche Menschen, die von der zentralen Rolle der Ernährung für die Krebsprävention erfahren, glauben, dass sie so viel wie möglich von diesen krebshemmenden Nahrungsmitteln essen müssen, um maximal davon zu profitieren. Dann werden sämtliche in diesem Buch beschriebenen Nahrungsmittel zum Beispiel im Mixer zusammengeschüttet, um daraus einen Anti-Krebs-»Cocktail« zu fabrizieren, der so enorme Mengen von Obst und Gemüse enthält, wie sie beim Verzehr im natürlichen, festen Zustand unerreichbar wären. Diese radikale Herangehensweise ist jedoch nicht zielführend, denn eine derartige Medikalisierung der Ernährung zerstört unsere besondere Beziehung zur Nahrung, und auf Dauer halten wir diese Strategie aufgrund ihrer Monotonie und dem daraus resultierenden Fehlen von Genusserlebnissen nicht durch. Anders gesagt: Es nützt überhaupt nichts, einmal in der Woche eine tolle Mahlzeit mit Unmengen der hier beschriebenen Nahrungsmittel zu sich zu nehmen, die restliche Zeit über diese Empfehlungen jedoch zu ignorieren. Diese Vorgehensweise trägt nicht das Geringste zu einer effektiven Krebsprävention bei, ebenso wenig wie eine massive Insulindosis langfristig die Blutzuckerprobleme eines Diabetikers lösen kann.

Oft heißt es, Mäßigung sei die Grundlage einer gesunden Ernährung. Das Gleiche gilt auch für die Krebsvorbeugung: Krebsvorbeugung durch Ernährung bedeutet eine konstante und maßvolle Anstrengung. Sie gelingt nur, wenn wir unsere Ernährungsgewohnheiten verändern und so oft wie möglich eine große Bandbreite der pflanzlichen Nahrungsmittel mit den stärksten krebshemmenden Kapazitäten in unseren Speiseplan miteinbeziehen. Diese Veränderungen müssen weder radikal noch exzessiv sein. In allen Untersuchungen war schon der maßvolle Konsum krebshemmender Nahrungsmittel, zwei bis vier Mal pro Woche, mit einem Rückgang des Krebsrisikos verbunden. Es geht darum, dass wir unsere tägliche Ernährung wieder bewusst gestalten, ihren Stellenwert in unserem Leben überdenken und sie nicht mehr als bloßen Akt der Befriedigung unserer elementaren Bedürfnisse betrachten, sondern auch als wichtigen Beitrag zu unserem allgemeinen Wohlbefinden.

Senkung des Brustkrebsrisikos durch die Mittelmeerkost

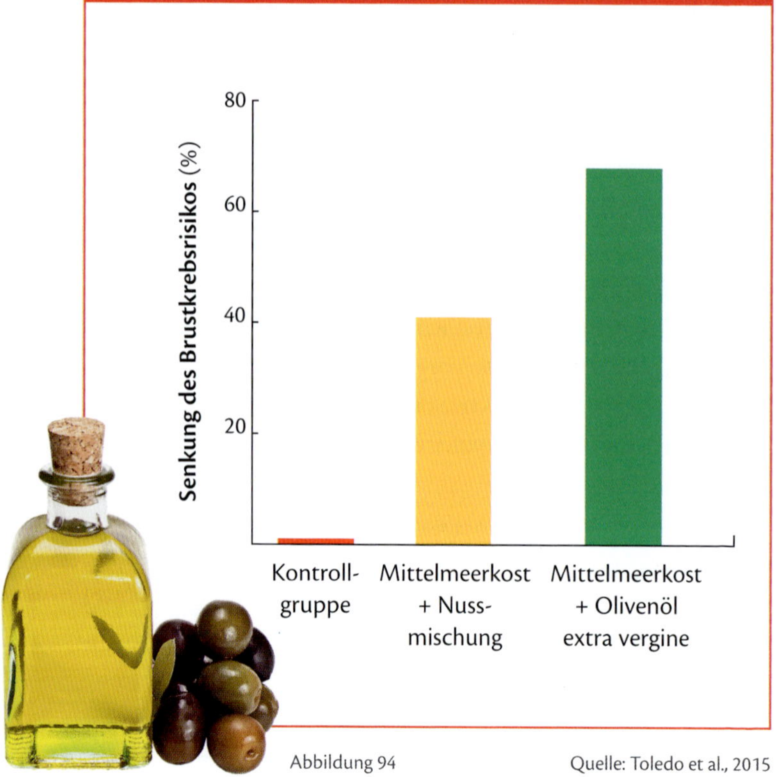

Abbildung 94 Quelle: Toledo et al., 2015

Ein sehr gutes Beispiel für dieses Konzept ist die Mittelmeerkost. Das zeigen die Ergebnisse der spanischen klinischen Studie PREDIMED (PREvención con DIeta MEDiterránea), die 2003 begonnen wurde, um den Einfluss dieser Ernährungsweise auf Herzkrankheiten zu bestimmen. Die Teilnehmer dieser randomisierten klinischen Untersuchung wurden in drei Gruppen aufgeteilt: 1) Mittelmeerkost in Kombination mit Olivenöl extra vergine; 2) Mittelmeerkost in Kombination mit einer Nussmischung; 3) fettarme Ernährung, wie sie von den Organisationen zur Prävention von Herz-Kreislauf-Erkrankungen empfohlen wird. Bei der Analyse der Neuerkrankungen an Brustkrebs der 4152 Frauen zwischen 60 und 80 Jahren, die an dieser Untersuchung teilnahmen, stellte man fest, dass die Frauen, die sich nach den Prinzipien der Mittelmeerernährung ernährten, weitaus seltener von diesem Krebs betroffen waren. In der Gruppe derer, deren Ernährungsweise durch eine Nussmischung ergänzt wurde, sank das Risiko um 40 Prozent, in der Gruppe derer, bei denen Olivenöl extra vergine zugefügt war, sank es um 70 Prozent (Abbildung 94). Da randomisierte Studien in der klinischen Forschung als bestmögliche Referenzwerte gelten (die Probanden werden zufällig verteilt, das reduziert statistische Verzerrungen), kann man in der beobachteten radikalen Senkung des Brustkrebsrisikos nach aktuellem Kenntnisstand einen herausragenden Beweis für die zentrale Rolle der Ernährung in der Prävention dieser Krebsart sehen.

Effektivität

Wie wir gesehen haben, sind die krebshemmenden Wirkstoffe in Nahrungsmitteln oft in der Lage, einen Tumor direkt zu beeinflussen und sein Wachstum einzuschränken: Sie können entweder den Tod der Krebszellen auslösen oder die Weiterentwicklung

Wirkungen der krebshemmenden Bestandteile der Ernährung auf Krebs

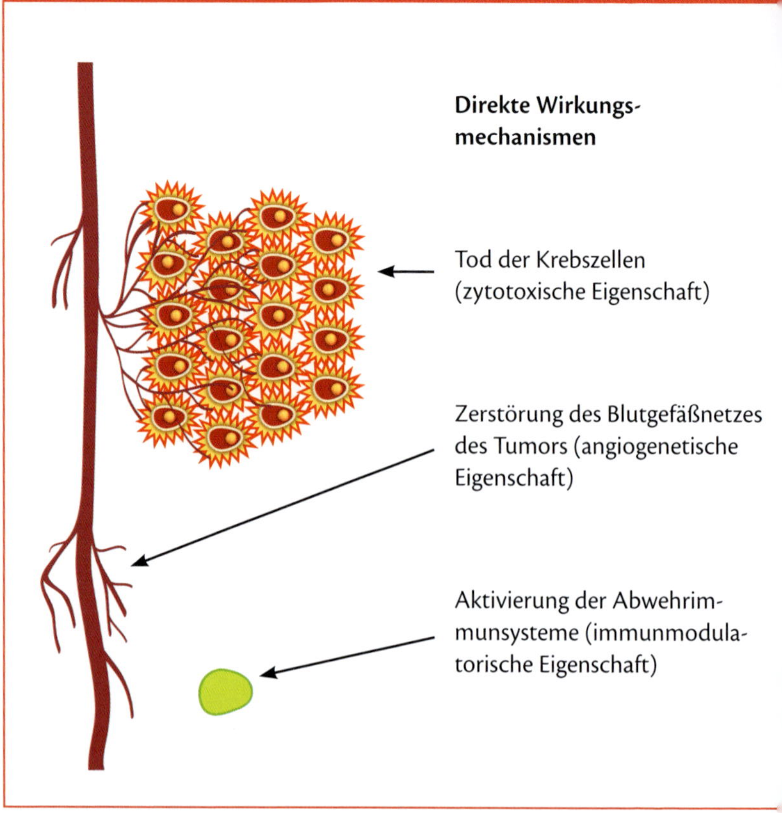

Abbildung 95

des Tumors zu einem fortgeschritteneren Stadium verhindern, beispielsweise indem sie die Bildung eines neuen Blutgefäßsystems stören oder indem sie das Immunsystem des Organismus stimulieren (Abbildung 95).

Doch die Kombination mehrerer Nahrungsmittel, die unterschiedliche krebshemmende Substanzen enthalten, ermöglicht es nicht nur, in verschiedene beim Tumorwachstum wirksame Pro-

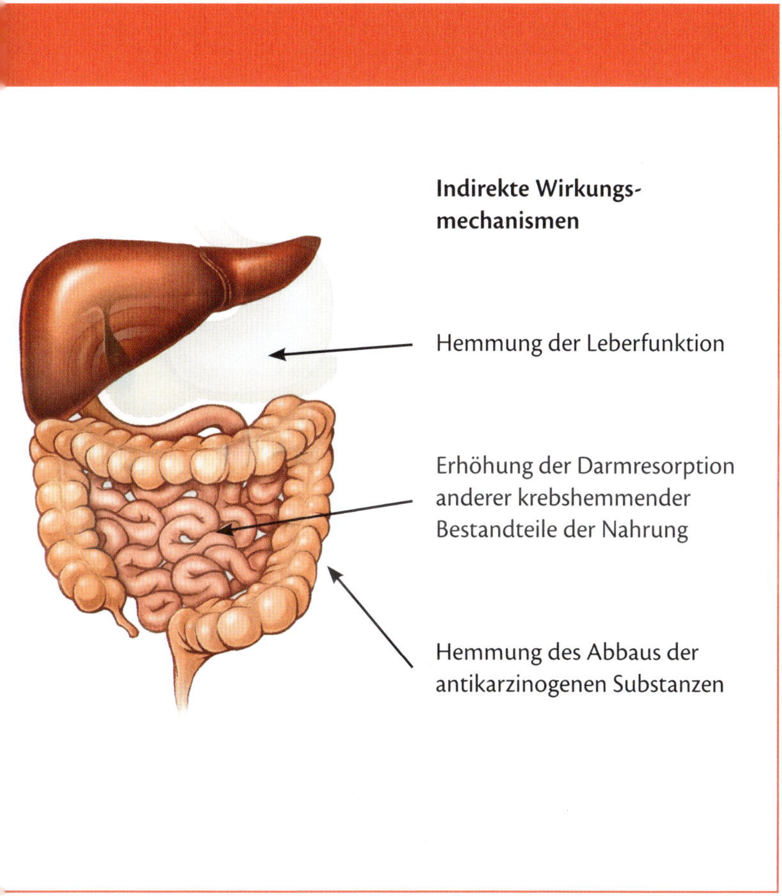

zesse einzugreifen, sondern sie erhöht auch ihre Effektivität. Dank dieser Synergie kann die krebshemmende Wirkung eines Moleküls durch die Anwesenheit eines anderen erheblich gesteigert werden. Diese Eigenschaft ist insbesondere für Inhaltsstoffe aus Nahrungsmitteln wichtig, die sich im Allgemeinen nur in geringen Mengen im Blutkreislauf finden. So sind beispielsweise weder Curcumin noch das wichtigste Polyphenol im grünen Tee, das EGCG, allein

Beispiele für direkte Synergie

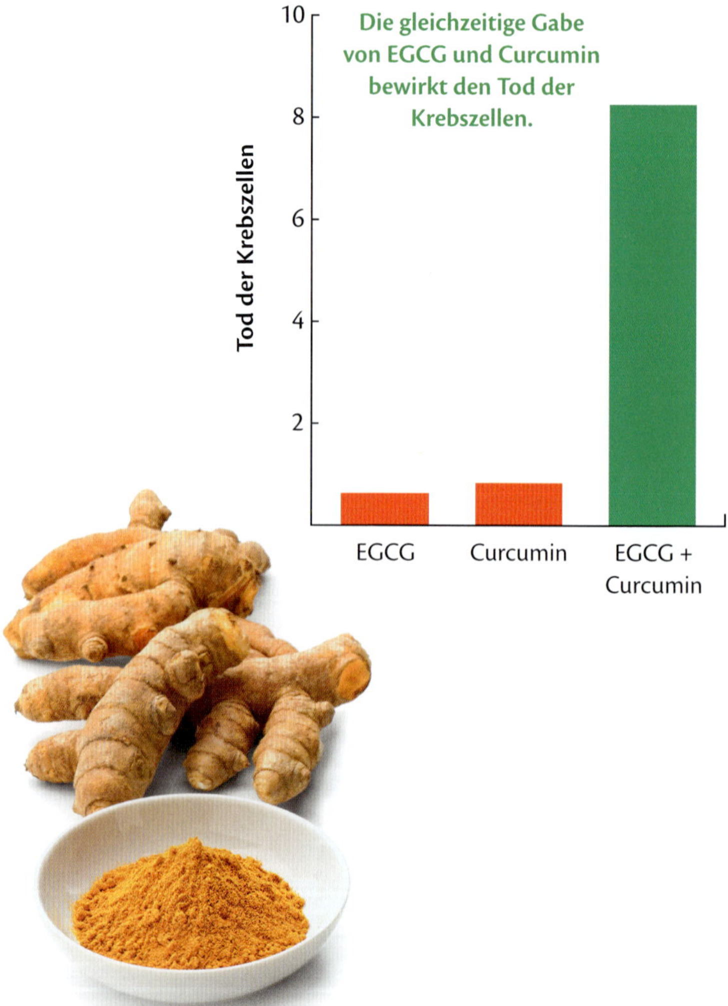
Die gleichzeitige Gabe von EGCG und Curcumin bewirkt den Tod der Krebszellen.
Tod der Krebszellen
10
8
6
4
2
EGCG
Curcumin
EGCG + Curcumin

Abbildung 96

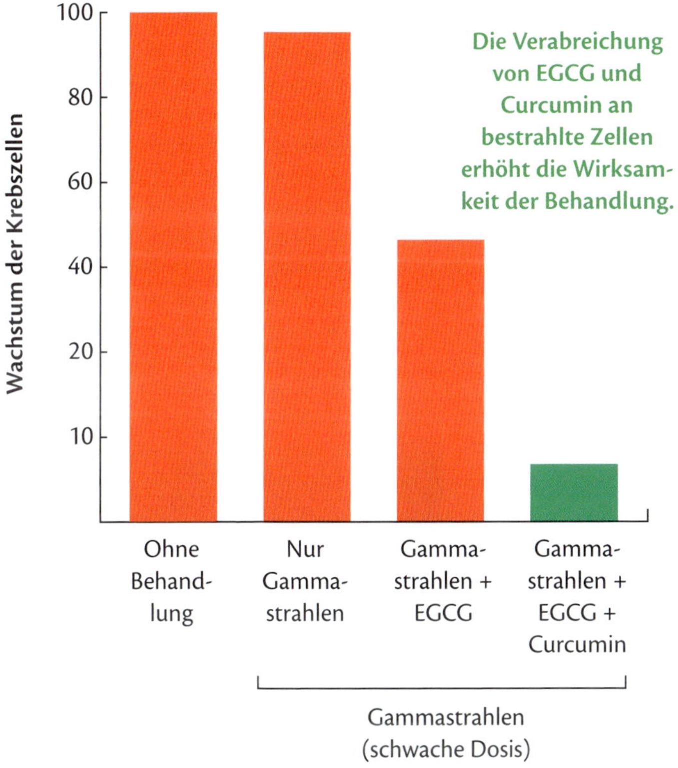
Wachstum der Krebszellen
100
80
60
40
20
10
Die Verabreichung von EGCG und Curcumin an bestrahlte Zellen erhöht die Wirksamkeit der Behandlung.
Ohne Behandlung
Nur Gammastrahlen
Gammastrahlen + EGCG
Gammastrahlen + EGCG + Curcumin
Gammastrahlen (schwache Dosis)

in der Lage, den Tod von Krebszellen zu induzieren, wenn sie nur in geringen Mengen vorhanden sind. Werden jedoch *beide* Moleküle gleichzeitig einer Krebszellkultur verabreicht, dann lösen sie eine massive Reaktion aus, die zum Zelltod durch Apoptose führt (Abbildung 96). Diese direkte Synergie kann auch die therapeutische Reaktion auf eine bestimmte Krebsbehandlung deutlich verbessern. Untersuchungen in unserem Labor haben zum Beispiel gezeigt, dass die Reaktion von Krebszellen, die mit schwachen

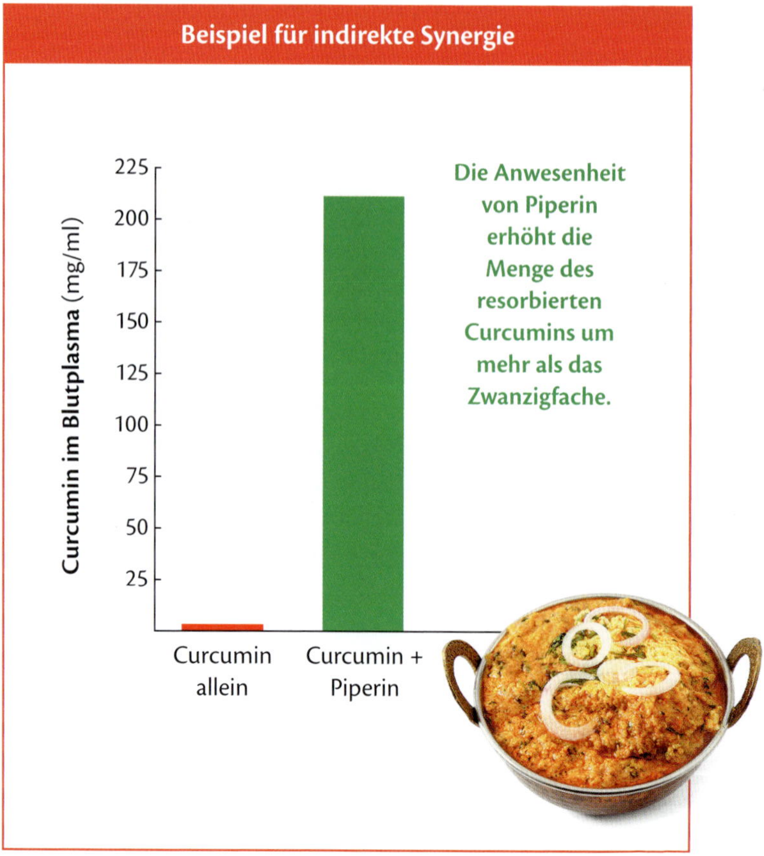

Abbildung 97

Bestrahlungen behandelt werden, sprunghaft ansteigt, wenn Curcumin und EGCG verabreicht werden (gleiche Abbildung).

Ein Synergieeffekt beruht aber ebenso oft auf indirekten Mechanismen. So sind in den täglich konsumierten Nahrungsmitteln eine Fülle von Molekülen ohne eigene krebshemmende Aktivität enthalten, die dennoch einen erheblichen Einfluss auf die Krebsprävention haben: Dies geschieht, indem sie die Menge (und damit das krebshemmende Potenzial) eines antikarzinogenen Wirkstoffs im Blutkreislauf erhöhen, indem sie seine Ausscheidung verzögern oder indem sie seine Aufnahme verbessern (Abbildung 95). Eines der besten Beispiele für diese indirekte Synergie ist die Fähigkeit eines Pfeffermoleküls – des Piperins –, die Aufnahme von Curcumin um mehr als das Zwanzigfache zu steigern (Abbildung 97). Erst dadurch erreicht der Curcuminspiegel im Blut eine ausreichende Höhe, um das aggressive Verhalten der Krebszellen wirklich beeinflussen zu können. Unserer Ansicht nach veranschaulicht dieses Synergiebeispiel nicht nur die Notwendigkeit einer abwechslungsreichen Ernährung, um mögliche positive Gesundheitseffekte zu maximieren, es zeigt zugleich, wie unsinnig der Ersatz von Nahrungsmitteln durch reine Moleküle in Form von Nahrungsergänzungsmitteln ist.

Gesund und lustvoll essen

Die Suche nach dem gesundheitlichen Nutzen darf jedoch nicht auf Kosten des kulinarischen Vergnügens gehen, sie muss sich im Gegenteil aus der gleichen präventiven Vision speisen. Das ist ein zentraler Punkt, denn gesund essen muss wirklich Spaß machen, damit man sich täglich gut ernährt. Krebsvorbeugung durch Ernährung kann also ein äußerst lustvolles Unternehmen werden, wenn man diese Nahrungsmittel so zubereitet, dass daraus wahre

Festmahle entstehen! Der einfachste Weg dahin besteht darin, sich ein paar Kochbücher der wichtigsten kulinarischen Traditionen zu kaufen, die die hier besprochenen Lebensmittel verwenden.

Dabei ist es unnötig, das Rad noch einmal zu erfinden: Die Völker des Mittleren Ostens beispielsweise kochen seit mindestens 3000 Jahren mit Hülsenfrüchten und haben ein bemerkenswertes Wissen über die Zubereitung dieser Gerichte angesammelt. Die asiatische Küche wiederum bietet unzählige Möglichkeiten für die Verwendung von Soja in allen Variationen. Sie finden in den jeweiligen Kochbüchern die besten Methoden zur Nutzung dieser Nahrungsmittel – ganz zu schweigen von der systematischen Verwendung zahlreicher gesunder Gemüsesorten in diesen Küchen, insbesondere vieler Kohlarten. Die Mittelmeerländer und die Japaner haben die Fischzubereitung zu einer Kunst erhoben und sind unverzichtbare Ratgeber für die Zubereitung von Fischgerichten. Das Gleiche gilt für Italiener und Spanier in Bezug auf Tomaten oder für die indische Küche hinsichtlich der verschiedenen Currys.

Solche Rezepte bieten Ihnen die Chance, köstliche, aromatische Gerichte zuzubereiten und sich dabei gleichzeitig von den Prinzipien inspirieren zu lassen, die wir in diesem Buch herausgearbeitet haben. Dieser Punkt ist von zentraler Bedeutung, denn gesund essen setzt vor allem voraus, dass Essen wirklich eine Lust und ein Vergnügen ist. Für die meisten Leute ist eine Diät langweilig, unangenehm und mit Bestrafung und Entzug gleichzusetzen. Das Programm, das wir Ihnen vorschlagen, ist jedoch alles andere als eine Bestrafung – es sollte vielmehr als eine Belohnung betrachtet werden! Zugang zu Tausenden von Rezepten zu haben, gesunde und wohlschmeckende Zutaten zu verwenden, seine Mahlzeiten permanent zu variieren, um darin Hunderte von überall erhältlichen Obst- und Gemüsesorten zu verarbeiten: Das hat weniger mit Askese zu tun, sondern vielmehr mit Lebenslust. Dieser gewaltige, von Generation zu Generation weitergegebene Schatz an empirischen Erfahrungen verkörpert das großartigste Experiment, das je auf dieser Erde durchgeführt wurde, ein Erbe von unschätzbarem Wert, in dem sich das ewige Bestreben unserer Art widerspiegelt, die Reichtümer der Natur in den Dienst ihrer Gesundheit und ihres Vergnügens zu stellen.

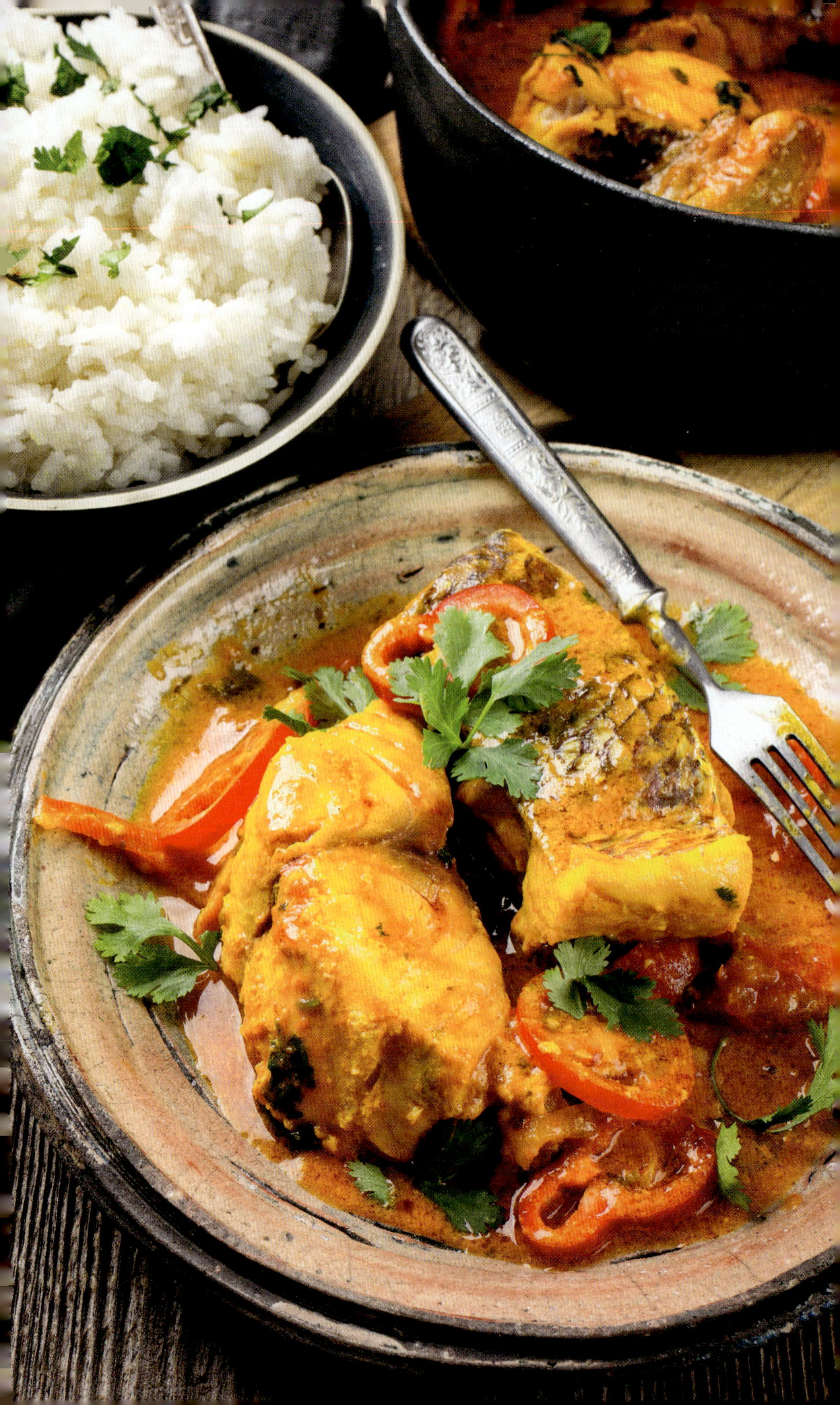

Schluss

Eine Veränderung der Ernährungsweise hin zur Einbeziehung von Nahrungsmitteln, die hervorragende Lieferanten von krebshemmenden Wirkstoffen sind, gehört heute zu unseren besten Waffen im Kampf gegen Krebs.

Diese Anpassungen in den Essgewohnheiten sind weder extravagant noch revolutionär: Es geht schlicht und einfach darum, den Fokus wieder mehr auf die wichtige Rolle der Ernährung im Alltagsleben zu richten und dabei ihrer Auswirkung auf unser allgemeines Wohlbefinden erneute Aufmerksamkeit zu schenken. Sie können eine große Befriedigung daraus ziehen, wenn Sie diese Vorschläge in die Praxis umsetzen. Und dies sowohl wegen des damit verbundenen kulinarischen Vergnügens als auch wegen des befriedigenden Gefühls, dass Sie die Abwehrmechanismen Ihres Körpers aktiv unterstützen, indem Sie ihn täglich mit einer kräftigen Dosis dieser Nahrungs-Medikamente versorgen. Wir sind außerordentlich privilegiert, denn wir haben Zugang zu einer Fülle von Nahrungsressourcen. Wenn wir diesen Reichtum nicht nur zu Ernährungszwecken nutzen, sondern auch, um die Häufigkeit von so schweren Krankheiten wie Krebs zu verringern, dann machen wir im Kampf gegen diese Erkrankung vielleicht einen entscheidenden Schritt nach vorn.

Kochen ist das Herzstück der menschlichen Kultur und Ausdruck des Erfindungsreichtums der Menschheit beim Erforschen ihrer Umwelt auf der Suche nach neuen Nahrungsmitteln. Es ist Sinnbild für ihr unaufhörliches Streben nach Wohlbefinden. Man kann unmöglich hinnehmen, dass kaum ein Jahrhundert industrieller Lebensmittelproduktion genügt, um dieses Erbe zu zerstören, das kollektive Wissen der Menschheit in gewisser Weise zu verleugnen und seine wichtigsten Grundlagen zu verschleudern. Krebsvorbeugung durch Ernährung bedeutet also vor allem, die Essenz der überlieferten Esskultur wiederzuentdecken, die im Laufe von Jahrtausenden entwickelt wurde. Es bedeutet auch, dem unschätzbaren Wissensfundus Respekt zu zollen, der von Tausenden von Frauengenerationen angesammelt wurde: Frauen, die ihre Kinder mit allem für ihre Gesundheit Notwendigen versorgen wollten und dabei nach der besten Art suchten, um Lebensmittel in köstliche Gerichte zu verwandeln. Es bedeutet, dem wundervollsten Experiment der Menschheit Ehre zu erweisen, ohne das wir nicht existieren würden.

Krebsvorbeugung durch Ernährung bedeutet nichts anderes, als an das Wesen der menschlichen Existenz wieder anzuknüpfen.

Bibliographie

Kapitel 1

Siegel, R. et al. »Cancer statistics, 2014«, *CA Cancer J Clin* 2014; 64: 9–29

Lichtenstein, P. et al. »Environmental and heritable factors in the causation of cancer – analyses of cohorts of twins from Sweden, Denmark, and Finland«, *N Engl J Med* 2000; 343: 78–85

Greaves, M.F. »Leukemia in twins: lessons in natural history«, *Blood* 2003; 102: 2321–33

Sørensen, T.I. et al. »Genetic and environmental influences on premature death in adult adoptees«, *N Engl J Med* 1988; 318: 727–732

King, M.C. et al. »Breast and ovarian cancer risks due to inherited mutations in BRCA1 and BRCA2«, *Science* 2003; 302: 643–6

Nkondjock, A. et al. »Diet, lifestyle and BRCA-related breast cancer risk among French-Canadians«, *Breast Cancer Res Treat* 2006; 98: 285–294

Doll, R. et R. Peto. »The causes of cancer: Quantitative estimates of avoidable risks of cancer in the United States today«, *J Natl Cancer Inst* 1981; 66: 1196–1265

Kuriki, K. et K. Tajima. »The increasing incidence of colorectal cancer and the preventive strategy in Japan«, *Asian Pacific J Cancer Prev* 2006; 7: 495–501

AACR Cancer Progress Report 2011, https://www.roswellpark.org/sites/default/files/nodefiles/
asset/nid91 575–2011-aacr-cpr-text-web.pdf

World Cancer Research Fund/American Institute of Cancer Research, »Food, Nutrition, Physical Activity and the Prevention of Cancer: a Global Perspective«, www.dietandcancerreport.org

Platz, E.A. et al. »Proportion of colon cancer risk that might be preventable in a cohort of middle-aged US men«, *Cancer Causes Control* 2000; 11: 579–88

Cordain, L. et al. »Origins and evolution of the Western diet: health implications for the 21st century«, *Am J Clin Nutr* 2005; 81: 341–354

Weil, A. *Le guide essentiel de la diététique et de la santé*, Paris, J'ai lu, 2000

Willett, W.C. *Eat, Drink and Be Healthy: The Harvard Medical School Guide to Healthy Eating*, New York, Free Press, 2001

Kapitel 2

Weinberg, R.A. *One Renegade Cell: How Cancer Begins*, New York, Basic Books, 1998

Weinstein, I.B. »The origins of human cancer: molecular mechanisms of carcinogenesis and their implications for cancer prevention and treatment – Twenty-seventh G.H.A. Clowes Memorial Award Lecture«, *Cancer Res* 1988; 48: 4135–43

Sonnenschein, C. et A.M. Soto »The death of the cancer cell«, *Cancer Res* 2011; 71: 4334–7
Cho, K.R. et B. Vogelstein »Genetic alterations in the adenoma-carcinoma sequence«, *Cancer* 1992; 70 (Suppl): 1727–31
Hanahan, D. et R.A. Weinberg »The hallmarks of cancer«, *Cell* 2000; 100: 57–70
Greaves, M. »Darwinian medicine: a case for cancer«, *Nature Rev Cancer* 2007; 7: 213–221
Vogelstein, B. et al. »Cancer genome landscapes«, *Science* 2013; 339: 1546–58
Gottesman, M.M. »Mechanisms of cancer drug resistance« *Annu Rev Med* 2002; 53: 615–27
Curtis, C. et al. »The genomic and transcriptomic architecture of 2000 breast tumours reveals novel subgroups«, *Nature* 2012; 486: 346–52
de Bruin, E.C. et al. »Spatial and temporal diversity in genomic instability processes defines lung cancer evolution«, *Science* 2014; 346: 251–6

Kapitel 3

Bissell, M.J. et W.C. Hines »Why don't we get more cancer? A proposed role of the microenvironment in restraining cancer progression«, *Nat Med* 2011; 17: 320–9
Folkman, J. »Angiogenesis in cancer, vascular, rheumatoid and other diseases«, *Nature Med* 1995; 1: 27–31
Tosetti, F. et al. »Angioprevention: angiogenesis is a common and key target for cancer chemopreventive agents«, *FASEB J.* 2002; 16: 2–14
Coussens, L.M. et Z. Werb »Inflammation and cancer«, *Nature* 2002; 420: 860–867
Balkwill, F. et L.M. Coussens »Cancer: an inflammatory link«, *Nature* 2004; 431: 405–6
Karin, M. »Nuclear factor-kappaB in cancer development and progression«, *Nature* 2006; 441: 431–6
De Visser, K.E. et L.M. Coussens »The inflammatory tumor microenvironment and its impact on cancer development«, *Contrib Microbiol* 2006; 13: 118–37
Balkwill, F. et al. »Smoldering and polarized inflammation in the initiation and promotion of malignant disease, *Cancer Cell* 2005; 7: 211–7
Finak, G. et al. »Stromal gene expression predicts clinical outcome in breast cancer«, *Nat Med* 2008; 14: 518–27
Kopelman, P.G. »Obesity as a medical problem«, *Nature* 2000; 404: 635–43
Hummasti, S. et G.S. Hotamisligil »Endoplasmic reticulum stress and inflammation in obesity and diabetes«, *Circ Res* 2010; 107: 579–91
Calle, E.E. et R. Kaaks »Overweight, obesity and cancer: epidemiological evidence and proposed mechanisms«, *Nature Rev Cancer* 2004; 4: 579–591
Khandekar, M.J. et al. »Molecular mechanisms of cancer development in obesity«, *Nat Rev Cancer* 2011; 11: 886–95
Williams, S.C.P. »Link between obesity and cancer«, *Proc Natl Acad Sci USA* 2013; 110: 8753–54

Arnold, M. et al. »Global burden of cancer attributable to high body-mass index in 2012: a population-based study«, *Lancet Oncol* 2015; 16: 36–46

Brown, L.M. et al. »Incidence of adenocarcinoma of the esophagus among white Americans by sex, stage, and age«, *J Natl Cancer Inst* 2008; 100: 1184–7

Kapitel 4

Ungar, P.S. et M.F. Teaford, dirs. *Human Diet: Its Origin and Evolution*, Westport (CT), Praeger, 2002

Stahl, A.B. et al. »Hominid dietary selection before fire [and comments and reply]«, *Current Anthropology* 1984; 25: 151–168

Proches, S. et al. »Plant diversity in the human diet: Weak phylogenetic signal indicates breadth«, *Bioscience* 2008; 58: 151–159

Hardy, K. et al. »Neanderthal medics? Evidence for food, cooking, and medicinal plants entrapped in dental calculus«, *Naturwissenschaften* 2012; 99: 617–26

Cragg, G.M. et D.J. Newman »Plants as a source of anti-cancer agents«, *J Ethnopharmacol* 2005; 100: 72–9

Corson, T.W. et C.M. Crews »Molecular understanding and modern application of traditional medicines: triumphs and trials«, *Cell* 2007; 130: 769–74

Black, W.C. et H.G. Welch »Advances in diagnostic imaging and overestimation of disease prevalence and the benefits of therapy», *N Engl J Med* 1993; 328: 1237–1243

Folkman, J. et R. Kalluri »Cancer without disease«, *Nature* 2004; 427: 787

Nielsen, M. et al. »Breast cancer and atypia among young and middle-aged women: a study of 110 medicolegal autopsies», *Br J Cancer* 1987; 56: 814–9

Sakr, W.A. et al. »The frequency of carcinoma and intraepithelial neoplasia of the prostate in young male patients», *J Urol* 1993; 150: 379–385

Watanabe, M. et al. »Comparative studies of prostate cancer in Japan versus the United States. A review«, *Urol Oncol* 2000; 5: 274–283

London, S.J. et al. »Isothiocyanates, glutathione S-transferase M1 and T1 polymorphisms, and lung-cancer risk: a prospective study of men in Shangai, China«, *Lancet* 2000; 356: 724–729

Boivin, D. et al. »Antiproliferative and antioxidant activities of common vegetables: A comparative study«, *Food Chem* 2009; 112: 374–380

Boivin, D. et al. »Inhibition of cancer cell proliferation and suppression of TNF-induced activation of NFkappaB by edible berry juice«, *Anticancer Res* 2007; 27: 937–48

McCullough, M.L. et E.L. Giovannucci »Diet and cancer prevention«, *Oncogene* 2004; 23: 6349–6364

Key, T.J. et al. »The effect of diet on risk of cancer«, *Lancet* 2002; 360: 861–868

Kapitel 5

Manach, C. et al. »Polyphenols: food sources and bioavailability«, *Am J Clin Nutr* 2004; 79: 727–747

Bode, A.M. et Z. Dong »Targeting signal transduction pathways by chemopreventive agents«, *Mut Res* 2004; 555: 33–51

Anand, P. et al. »Cancer is a preventable disease that requires major lifestyle changes«, *Pharm Res* 2008; 25: 2097–116

The ATBC Study Group »The effect of vitamin E and beta-carotene on the incidence of lung cancer and other cancers in male smokers«, *N Engl J Med* 1994; 330: 1029–1035

Miller, E.R. et al. »High-dosage vitamin E supplementation may increase all-cause mortality«, *Ann Intern Med* 2005; 142: 37–46

Klein, E.A. et al. »Vitamin E and the risk of prostate cancer: the Selenium and Vitamin E Cancer Prevention Trial (SELECT)«, *JAMA* 2011; 306: 1549–56

Kristal, A.R. et al. »Baseline selenium status and effects of selenium and vitaminE supplementation on prostate cancer risk«, *J Natl Cancer Inst* 2014; 106: djt456

Mithöfer, A. et W. Boland »Plant defense against herbivores: chemical aspects », *Annu Rev Plant Biol* 2012; 63: 431–50

Hare, J.D. »Ecological role of volatiles produced by plants in response to damage by herbivorous insects«, *Annu Rev Entomol* 2011; 56: 161–80

Hughes, S. »Antelope activate the acacia's alarm system«, *New Scientist* 1990; 1736: 19

Béliveau, R. et D. Gingras »Role of nutrition in preventing cancer«, *Can Fam Physician* 2007; 53: 1905–11

Cho, I. et M.J. Blaser »The human microbiome: at the interface of health and disease «, *Nat Rev Genet* 2012; 13: 260–70

Smith, P.M. et al. »The microbial metabolites, short-chain fatty acids, regulate colonic Treg cell homeostasis«, *Science* 2013; 341: 569–573

Roopchand, D.E. et al. »Dietary polyphenols promote growth of the gut bacterium Akkermansia muciniphila and attenuate high fat diet-induced metabolic syndrome «, *Diabetes* 2015 Apr 6. pii: db141 916

Drewnowski, A. et C. Gomez-Carneros »Bitter taste, phytonutrients, and the consumer: a review«, *Am J Clin Nutr* 2000; 72: 1424–35

Hung, H.C. et al. »Fruit and vegetable intake and risk of major chronic disease«, *J Natl Cancer Inst* 2004; 96: 1577–84

Boffetta, P. et al. »Fruit and vegetable intake and overall cancer risk in the European Prospective Investigation into Cancer and Nutrition (EPIC)«, *J Natl Cancer Inst* 2010; 102: 529–37

Fung, T.T. et al. »Intake of specific fruits and vegetables in relation to risk of estrogen receptor-negative breast cancer among postmenopausal women«, *Breast Cancer Res Treat* 2013; 138: 925–30

Stevenson, D.E. et R.D. Hurst »Polyphenolic phytochemicals – just antioxidants or much more?«, *Cell Mol Life Sci* 2007; 64: 2900–16

Eberhardt, M.V. et al. »Antioxidant activity of fresh apples«, *Nature* 2000; 405: 903–4

Surh, Y.J. »Cancer chemoprevention with dietary phytochemicals«, *Nature Rev Cancer* 2003; 3: 768–780

Dorai, T. et B.B. Aggarwal »Role of chemopreventive agents in cancer therapy«, *Cancer Lett* 2004; 215: 129–140

Kapitel 6

Hedge, I.C. »A systematic and geographical survey of the Old World Cruciferae«, in: Vaughn, J.G., A.J. Macleod et B.M.G. Jones, Dir. *The Biology and Chemistry of the Cruciferae*, London, Academic Press, 1976, S. 1–45

Wright, C.A. *Mediterranean Vegetables: A Cook's ABC of Vegetables and Their Preparation in Spain, France, Italy, Greece, Turkey, the Middle East, and North Africa with More Than 200 Authentic Recipes for the Home Cook*, Boston (MA), Harvard Common Press, 2001, S. 77–79

Michaud, D.S. et al. »Fruit and vegetable intake and incidence of bladder cancer in a male prospective cohort«, *J Natl Cancer Inst* 1999; 91: 605–13

Terry, P. et al. »Brassica vegetables and breast cancer risk«, *JAMA* 2001; 285: 2975–2977

Wu, Q.J. et al. »Cruciferous vegetables consumption and the risk of female lung cancer: a prospective study and a meta-analysis«, *Ann Oncol* 2013; 24: 1918–1924.

Kirsh, V.A. et al. »Prospective study of fruit and vegetable intake and risk of prostate cancer«, *J Natl Cancer Inst* 2007; 99: 1200–9

Moy, K.A. »Isothiocyanates, glutathione S-transferase M1 and T1 polymorphisms and gastric cancer risk: a prospective study of men in Shanghai, China«, *Int J Cancer* 2009»; 125: 2652–9

Suzuki, R. et al. »Fruit and vegetable intake and breast cancer risk defined by estrogen and progesterone receptor status: the Japan Public Health Center-based Prospective Study«, *Cancer Causes Control* 2013; 24: 2117–28

Wu, Q.J. et al. »Cruciferous vegetables intake and the risk of colorectal cancer: a meta-analysis of observational studies«, *Ann Oncol* 2013; 24: 1079–87

Tang, L. et al. »Intake of cruciferous vegetables modifies bladder cancer survival«, *Cancer Epidemiol Biomarkers Prev* 2010; 19: 1806–11

Thomson, C.A. et al. »Vegetable intake is associated with reduced breast cancer recurrence in tamoxifen users: a secondary analysis from the Women's Healthy Eating and Living Study«, *Breast Cancer Res Treat* 2011; 125: 519–527

Verhoeven, D.T.H. et al. »Epidemiological studies on Brassica vegetables and cancer risk«, *Cancer Epidemiol Biomarkers Prev* 1996; 5: 733–748

Talalay, P. et J.W. Fahey »Phytochemicals from cruciferous plants protect against cancer by modulating carcinogen metabolism«, *J Nutr* 2001; 131: 3027S-3033S

Keum, Y.S. et al. » Chemoprevention by isothiocyanates and their underlying molecular signaling mechanisms», *Mut Res* 2004; 555: 191–202

Johnston, C.S. et al. »More Americans are eating ›5 a day‹, but intakes of dark green and cruciferous vegetables remain low«, *J Nutr* 2000; 130: 3063–3067

Fenwick, G.R. et al. »Glucosinolates and their breakdown products in food and food plants«, *CRC Critical Rev Food Sci and Nutr* 1983; 18: 123–201

Jones, R.B. et al. »Cooking method significantly effects glucosinolate content and sulforaphane production in broccoli florets«, *Food Chem* 2010; 123: 237–242

Mullaney, J.A. et al. »Lactic acid bacteria convert glucosinolates to nitriles efficiently yet differently from enterobacteriaceae«, *J Agric Food Chem* 2013; 61: 3039–46

McNaughton, S.A. et G.C. Marks »Development of a food composition database for the estimation of dietary intakes of glucosinolates, the biologically active constituents of cruciferous vegetables«, *Br J Nutr* 2003; 90: 687–697

Zhang, Y. et al. »A major inducer of anticarcinogenic protective enzymes from broccoli: isolation and elucidation of structure«, *Proc Natl Acad Sci USA* 1992; 89: 2399–2403

Fahey, J.W. et al. »Broccoli sprouts: an exceptionally rich source of inducers of enzymes that protect against chemical carcinogens«, *Proc Natl Acad Sci USA* 1997; 94: 10 367–10 372

Lenzi, M. et al. »Sulforaphane as a promising molecule for fighting cancer«, *Cancer Treat Res* 2014; 159: 207–23

Gingras, D. et al. »Induction of medulloblastoma cell apoptosis by sulforaphane, a dietary anticarcinogen from Brassica vegetables«, *Cancer Lett* 2004; 203: 35–43

Fahey, J.W. et al. »Sulforaphane inhibits extracellular, intracellular and antibiotic-resistant strains of *Helicobacter pylori* and prevents benzo[a]pyrene-induced stomach tumors«, *Proc Natl Acad Sci USA* 2002; 99: 7610–7615

Hecht, S.S. et al. »Effects of watercress consumption on metabolism of a tobacco-specific lung carcinogen in smokers«, *Cancer Epidemiol Biomarkers Prev* 1995; 4: 877–84

Qin, C.Z. et al. »Advances in molecular signaling mechanisms of β-phenethyl isothiocyanate antitumor effects«, *J Agric Food Chem* 2015; 63: 3311–22

Wang, D. et al. »Phenethyl isothiocyanate upregulates death receptors 4 and 5 and inhibits proliferation in human cancer stem-like cells«, *BMC Cancer* 2014; 14: 591

Bradlow, H.L. et al. »Multifunctional aspects of the action of indole-3-carbinol as an antitumor agent«, *Ann NY Acad Sci* 1999; 889: 204–213

Kapitel 7

Block, E. »The chemistry of garlic and onion », *Sci Am* 1985«; 252: 114–119

Rivlin, R.S. »Historical perspective on the use of garlic«, *J Nutr* 2001; 131: 951S-4S

Lawson, L.D. et Z.J. Wang »Low allicin release from garlic supplements: a major problem due to the sensitivities of alliinase activity«, *J Agric Food Chem* 2001; 49: 2592–9

Imai, S. et al. »An onion enzyme that makes the eyes water«, *Nature* 2002; 419: 685

Milner, J.A. »A historical perspective on garlic and cancer«, *J Nutr* 2001; 131: 1027S-31S

Nicastro, H.L. et al. »Garlic and onions: their cancer prevention properties«, *Cancer Prev Res* 2015; 8: 181–9

Zhou, Y. et al. »Consumption of large amounts of Allium vegetables reduces risk for gastric cancer in a metaanalysis«, *Gastroenterology* 2011; 141: 80–9

Gonzalez, C.A. et al. »Fruit and vegetable intake and the risk of stomach and œsophagus adenocarcinoma in the European Prospective Investigation into Cancer and Nutrition (EPIC-EURGAST)«, *Int J Cancer* 2006; 118: 2559–2566

Galeone, C. et al. »Onion and garlic use and human cancer«, *Am J Clin Nutr* 2006; 84: 1027–32

Zhou, X.F. et al. »Allium vegetables and risk of prostate cancer: evidence from 132,192 subjects«, *Asian Pac J Cancer Prev* 2013; 14: 4131–4

Millen, A.E. et al. »Fruit and vegetable intake and prevalence of colorectal adenoma in a cancer screening trial«, *Am J Clin Nutr* 2007; 86: 1754–64

Gao, C.M. et al. »Protective effect of allium vegetables against both œsophageal and stomach cancer: a simultaneous case-referent study of a high-epidemic area in Jiangsu Province, China«, *Jpn J Cancer Res* 1999; 90: 614–21

Buiatti, E. et al. »A case-control study of gastric cancer and diet in Italy«, *Int JCancer* 1989; 44: 611–6

Hsing, A.W. et al. »Allium vegetables and risk of prostate cancer: a population-based study«, *J Natl Cancer Inst* 2002; 94: 1648–51

Gonzalez, C.A. et al. »Fruit and vegetable intake and the risk of stomach and œsophagus adenocarcinoma in the European Prospective Investigation into Cancer and Nutrition (EPIC-EURGAST)«, *Int J Cancer* 2006; 118: 2559–2566

Gao, C.M. et al. »Protective effect of allium vegetables against both œsophageal and stomach cancer: a simultaneous case-referent study of a high-epidemic area in Jiangsu Province, China«, *Jap J Cancer Res* 1999; 90: 614–621

Steinmetz, K.A. et al. »Vegetables, fruit, and colon cancer in the Iowa Women's Health Study«, *Am J Epidemiol* 1994; 139: 1–15

Challier, B. et al. »Garlic, onion and cereal fibre as protective factors for breast cancer: a French case-control study«, *Eur J Epidemiol* 1998; 14: 737–747

Yi, L. et Q. Su. »Molecular mechanisms for the anti-cancer effects of diallyl disulfide«, *Food Chem Toxicol* 2013; 57: 362–70

Herman-Antosiewicz, A. et S.V. Singh »Signal transduction pathways leading to cell cycle arrest and apoptosis induction in cancer cells by Allium vegetable-derived organosulfur compounds: a review«, *Mut Res* 2004; 555: 121–131

Milner, J.A. »Mechanisms by which garlic and allyl sulfur compounds suppress carcinogen bioactivation. Garlic and carcinogenesis«, *Adv Exp Med Biol* 2001; 492: 69–81

Yang, C.S. et al. »Mechanisms of inhibition of chemical toxicity and carcinogenesis by diallyl sulfide (DAS) and related compounds from garlic«, *J Nutr* 2001; 131: 1041S-5S

Demeule, M. et al. »Diallyl disulfide, a chemopreventive agent in garlic, induces multidrug resistance-associated protein 2 expression«, *Biochem Biophys Res Commun* 2004; 324: 937–45

Kapitel 8

Shurtleff, W. et A. Aoyagi. *History of Whole Dry Soybeans, Used as Beans, or Ground, Mashed or Flaked (240 BCE to 2013)*, California, Lafayette, 1980

Clemons, M. et P. Goss »Estrogen and the risk of breast cancer«, *N Engl J Med* 2001; 344: 276–285

Setchell, K.D. »Phytoestrogens: the biochemistry, physiology, and implications for human health of soy isoflavones«, *Am J Clin Nutr* 1998; 68: 1333S-1346S

Magee, P.J. et I.R. Rowland »Phyto-œstrogens, their mechanism of action: current evidence for a role in breast and prostate cancer«, *Br J Nutr* 2004; 91: 513–531

Sarkar, F.H. et Y. Li »Mechanisms of cancer chemoprevention by soy isoflavone genistein«, *Cancer Metast Rev* 2002; 21: 265–280

Lee, H.P. et al. »Dietary effects on breast cancer risk in Singapore«, *Lancet* 1991; 331: 1197–1200

Yamamoto, S. et al. »Soy, isoflavones, and breast cancer risk in Japan«, *J Natl Cancer Inst* 2003; 95: 906–913

Horn-Ross, P.L. et al. »Recent diet and breast cancer risk: the California Teachers Study (USA)«, *Cancer Causes Control* 2002; 13: 407–15

Messina, M. et al. »Estimated Asian adult soy protein and isoflavone intakes«, *Nutr Cancer* 2006; 55: 1–12

Lee, S.A. et al. »Adolescent and adult soy food intake and breast cancer risk: results from the Shanghai Women's Health Study«, *Am J Clin Nutr* 2009; 89: 1920–6

Warri, A. et al. »The role of early life genistein exposures in modifying breast cancer risk«, *Br J Cancer* 2008; 98: 1485–93

Lamartiniere, C.A. et al. »Genistein chemoprevention: timing and mechanisms of action in murine mammary and prostate«, *J Nutr* 2002; 132: 552S-558S

Severson, R.K. et al. »A prospective study of demographics, diet, and prostate cancer among men of Japanese ancestry in Hawaii«, *Cancer Res* 1989; 49: 1857–60

Jacobsen, B.K. et al. »Does high soy milk intake reduce prostate cancer incidence? The Adventist Health Study«, *Cancer Causes Control* 1998; 9: 553–7

Kurahashi, N. et al. »Plasma isoflavones and subsequent risk of prostate cancer in a nested case-control study: the Japan Public Health Center«, *J Clin Oncol* 2008; 26: 5923–9

Chen, M. et al. »Association between soy isoflavone intake and breast cancer risk for pre- and post-menopausal women: a meta-analysis of epidemiological studies«, *PLoS One* 2014; 9: e89 288

Ollberding, N.J. et al. »Legume, soy, tofu, and isoflavone intake and endometrial cancer risk in postmenopausal women in the multiethnic cohort study«, *J Natl Cancer Inst* 2012; 104: 67–76

Yang, W.S. et al. »Soy intake is associated with lower lung cancer risk: results from a meta-analysis of epidemiologic studies«, *Am J Clin Nutr* 2011; 94: 1575–83

Schabath, M.B. et al. »Dietary phytoestrogens and lung cancer risk«, *JAMA* 2005; 294: 1493–504

Allred, C.D. et al. »Soy processing influences growth of estrogen-dependent breast cancer tumor«, *Carcinogenesis* 2004; 25: 1649–1657

Fritz, H. et al. »Soy, red clover, and isoflavones and breast cancer: a systematic review«, *PLoS One* 2013; 8: e81 968

Adlercreutz, H. et al. »Dietary phytoœstrogens and the menopause in Japan«, *Lancet* 1992; 339: 1233

Rossouw, J.E. et al. »Risks and benefits of estrogen plus progestin in healthy postmenopausal women: principal results from the Women's Health Initiative randomized controlled trial«, *JAMA* 2002; 288: 321–33

Guha, N. et al. »Soy isoflavones and risk of cancer recurrence in a cohort of breast cancer survivors: the Life After Cancer Epidemiology study«, *Breast Cancer Res Treat* 2009; 118: 395–405

Shu, X.O. et al. »Soy food intake and breast cancer survival«, *JAMA* 2009; 302: 2437–2443

Chi, F. et al. »Post-diagnosis soy food intake and breast cancer survival: a meta-analysis of cohort studies«, *Asian Pac J Cancer Prev* 2013; 14: 2407–12

Nechuta, S.J. et al. »Soy food intake after diagnosis of breast cancer and survival: an in-depth analysis of combined evidence from cohort studies of US and Chinese women «, *Am J Clin Nutr* 2012; 96: 123–32

Kang, X. et al. »Effect of soy isoflavones on breast cancer recurrence and death for patients receiving adjuvant endocrine therapy«, *CMAJ* 2010; 182: 1857–62

Adlercreutz, H. »Lignans and human health«, *Crit Rev Clin Lab Sci* 2007; 44: 483–525

Mason, J.K. et L.U. Thompson »Flaxseed and its lignan and oil components: can they play a role in reducing the risk of and improving the treatment of breast cancer?«, *Appl Physiol Nutr Metab* 2014; 39: 663–78

McCann, S.E. et al. »Dietary lignan intakes in relation to survival among women with breast cancer: The Western New York Exposures and Breast Cancer (WEB) Study«, *Breast Cancer Res Treat* 2010; 122: 229–35

Lowcock, E.C. et al. »Consumption of flaxseed, a rich source of lignans, is associated with reduced breast cancer risk«, *Cancer Causes Control* 2013; 24: 813–6

Buck, K. et al. »Meta-analyses of lignans and enterolignans in relation to breast cancer risk«, *Am J Clin Nutr* 2010; 92: 141–153

Kapitel 9

Aggarwal, B.B. et al. »Potential of spice-derived phytochemicals for cancer prevention«, *Planta Med* 2008; 74: 1560–9

Gupta, S.C. et al. »Curcumin, a component of turmeric: from farm to pharmacy«, *BioFactors* 2013; 39: 2–13

Hutchins-Wolfbrandt, A. et A.M. Mistry. »Dietary turmeric potentially reduces the risk of cancer«, *Asian Pacific J Cancer Prev* 2011; 12: 3169–3173

Rastogi, T. et al. »Cancer incidence rates among South Asians in four geographic regions: India, Singapore, UK and US«, *Int J Epidemiol* 2008; 37: 147–60

Bachmeier, B.E. et al. »Curcumin downregulates the inflammatory cytokines CXCL1 and -2 in breast cancer cells via NFkappaB«, *Carcinogenesis* 2008; 29: 779–89

Yadav, V.R. et B.B. Aggarwal »Curcumin: a component of the golden spice, targets multiple angiogenic pathways«, *Cancer Biol Ther* 2011; 11: 236–41

Perkins, S. et al. »Chemopreventive efficacy and pharmacokinetics of curcumin in the min/+ mouse, a model of familial adenomatous polyposis«, *Cancer Epidemiol Biomarkers Prev* 2002; 11: 535–40

Cheng, A.L. et al. »Phase I clinical trial of curcumin, a chemopreventive agent, in patients with high-risk or pre-malignant lesions«, *Anticancer Res* 2001; 21: 2895–2900

Sharma, R.A. et al. »Phase I clinical trial of oral curcumin: biomarkers of systemic activity and compliance«, *Clin Cancer Res* 2004; 10: 6847–6854

Garcea, G. et al. »Consumption of the putative chemopreventive agent curcumin by cancer patients: assessment of curcumin levels in the colorectum and their pharmacodynamic consequences«, *Cancer Epidemiol Biomarkers Prev* 2005; 14: 120–125

Bayet-Robert, M. et al. »Phase I dose escalation trial of docetaxel plus curcumin in patients with advanced and metastatic breast cancer«, *Cancer Biol Ther* 2010; 9: 8–14

Dhillon, N. et al. »Phase II trial of curcumin in patients with advanced pancreatic cancer«, *Clin Cancer Res* 2008; 14: 4491–9

Shoba, G. et al. »Influence of piperine on the pharmacokinetics of curcumin in animals and human volunteers«, *Planta Med* 1998; 64: 353–6

Dudhatra, G.B. et al. »A comprehensive review on pharmacotherapeutics of herbal bioenhancers«, *Scientific World J* 2012; 2012: 637953

Cruz-Correa, M. et al. »Combination treatment with curcumin and quercetin of adenomas in familial adenomatous polyposis«, *Clin Gastroenterol Hepatol* 2006; 4: 1035–8

Kaefer, C.M. und J.A. Milner »The role of herbs and spices in cancer prevention«, *J Nutr Biochem* 2008; 19: 347–61

Johnson, J.J. »Carnosol: a promising anti-cancer and anti-inflammatory agent«, *Cancer Lett* 2011; 305: 1–7

Shukla, S. et S. Gupta »Apigenin: a promising molecule for cancer prevention «, *Pharm Res* 2010; 27: 962–78

Lamy, S. et al. »The dietary flavones apigenin and luteolin impair smooth muscle cell migration and VEGF expression through inhibition of PDGFR-beta phosphorylation«, *Cancer Prev Res* 2008; 1: 452–9

Gates, M.A. et al. »Flavonoid intake and ovarian cancer risk in a population-based case-control study«, *Int J Cancer* 2009; 124: 1918–25

Meyer, H. et al. »Bioavailability of apigenin from apiin-rich parsley in humans«, *Ann Nutr Metab* 2006; 50: 167–72

Kapitel 10

Mitscher, L.A. et V. Dolby. *The Green Tea Book: China's Fountain of Youth*, Garden City Park (NY), Avery, 1998

Rosen, D. *The Book of Green Tea*, North Adams (MA), Storey Publishing, 1998

Yang, C.S. et al. »Cancer prevention by tea: animal studies, molecular mechanisms and human relevance«, *Nat Rev Cancer* 2009; 9: 429–39

Singh, B.N. et al. »Green tea catechin, epigallocatechin-3-gallate (EGCG): mechanisms, perspectives and clinical applications«, *Biochem Pharmacol* 2011; 82: 1807–21

Béliveau, R. et D. Gingras »Green tea: prevention and treatment of cancer by nutraceuticals«, *Lancet* 2004; 364: 1021–1022

Demeule, M. et al. »Green tea catechins as novel antitumor and antiangiogenic compounds«, *Curr Med Chem Anti-Cancer Agents* 2002; 2: 441–63

Yuan, J.M. »Cancer prevention by green tea: evidence from epidemiologic studies«, *Am J Clin Nutr* 2013; 98: 1676S–1681S

Yang, G. et al. »Prospective cohort study of green tea consumption and colorectal cancer risk in women«, *Cancer Epidemiol Biomarkers Prev* 2007; 6: 1219–23

Ide, R. et al. »A prospective study of green tea consumption and oral cancer incidence in Japan«, *Ann Epidemiol* 2007; 17: 821–6

Kurahashi, N. et al. »Green tea consumption and prostate cancer risk in Japanese men: a prospective study«, *Am J Epidemiol* 2008; 167: 71–7

Henning, S.M. »Randomized clinical trial of brewed green and black tea in men with prostate cancer prior to prostatectomy«, *Prostate* 2015; 75: 550–9

Tang, N. et al. »Green tea, black tea consumption and risk of lung cancer: a meta-analysis«, *Lung Cancer* 2009; 65: 274–83

Kurahashi, N. et al. »Green tea consumption and prostate cancer risk in Japanese men: a prospective study«, *Am J Epidemiol* 2008; 167: 71–7

Zhang, M. et al. »Green tea and the prevention of breast cancer: a case-control study in Southeast China«, *Carcinogenesis* 2007; 28: 1074–8

Nechuta, S. et al. »Prospective cohort study of tea consumption and risk of digestive system cancers: results from the Shanghai Women's Health Study«, *Am J Clin Nutr* 2012; 96: 1056–63

Yuan, J.M. et al. »Urinary biomarkers of tea polyphenols and risk of colorectal cancer in the Shanghai Cohort Study«, *Int J Cancer* 2007; 120: 1344–50

Gupta, S. et al. »Inhibition of prostate carcinogenesis in TRAMP mice by oral infusion of green tea polyphenols«, *Proc Natl Acad Sci USA* 2001; 98: 10 350–5

Cao, Y. et R. Cao. »Angiogenesis inhibited by drinking tea«, *Nature* 1999; 398: 381

Lamy, S. et al. »Green tea catechins inhibit vascular endothelial growth factor receptor phosphorylation«, *Cancer Res* 2002; 62: 381–385

Kapitel 11

Wang, C.H. et al. »Cranberry-containing products for prevention of urinary tract infections in susceptible populations: a systematic review and meta-analysis of randomized controlled trials«, *Arch Intern Med* 2012; 172: 988–996

Fung, T.T. et al. »Intake of specific fruits and vegetables in relation to risk of estrogen receptor-negative breast cancer among postmenopausal women«, *Breast Cancer Res Treat* 2013; 138: 925–30

Hannum, S.M. »Potential impact of strawberries on human health: a review of the science«, *Crit Rev Food Sci Nutr* 2004; 44: 1–17

Carlton, P.S. et al. »Inhibition of N-nitrosomethylbenzylamine-induced tumorigenesis in the rat esophagus by dietary freeze-dried strawberries«, *Carcinogenesis* 2001; 22: 441–446

Chen, T. et al. »Randomized phase II trial of lyophilized strawberries in patients with dysplastic precancerous lesions of the esophagus«, *Cancer Prev Res* 2012; 5: 41–50

Wood, W. et al. »Inhibition of the mutagenicity of bay-region diol epoxides of polycyclic aromatic hydrocarbons by naturally occurring plant phenols: exceptional activity of ellagic acid«, *Proc Natl Acad Sci USA* 1982; 79: 5513–5517

Labrecque, L. et al. »Combined inhibition of PDGF and VEGF receptors by ellagic acid, a dietary-derived phenolic compound«, *Carcinogenesis* 2005; 26: 821–826

Kong, J.M. et al. »Analysis and biological activities of anthocyanins«, *Phytochemistry* 2003; 64: 923–933

Lamy, S. et al. »Delphinidin, a dietary anthocyanidin, inhibits vascular endothelial growth factor receptor-2 phosphorylation«, *Carcinogenesis* 2006; 27: 989–96

Wang, L.S. et al. »A phase Ib study of the effects of black raspberries on rectal polyps in patients with familial adenomatous polyposis«, *Cancer Prev Res* 2014; 7: 666–74

Rasmussen, S.E. et al. »Dietary proanthocyanidins: Occurrence, dietary intake, bioavailability, and protection against cardiovascular disease«, *Mol Nutr Food Res* 2005; 49: 159–174

Rossi, M. et al. »Flavonoids, proanthocyanidins, and cancer risk: a network of case-control studies from Italy«, *Nutr Cancer* 2010; 62: 871–877

Rossi, M. et al. »Flavonoids, proanthocyanidins, and the risk of stomach cancer«, *Cancer Causes Control* 2010; 21: 1597–1604

Wang, Y. et al. »Dietary flavonoid and proanthocyanidin intakes and prostate cancer risk in a prospective cohort of US men«, *Am J Epidemiol* 2014; 179: 974–86

Kapitel 12

Allport, S. *The Queen of Fats: Why Omega-3s Were Removed from the Western Diet and What We Can Do to Replace Them*, Oakland (CA), University of California Press, 2008

Kris-Etherton, P.M. et al. »Fish consumption, fish oil, omega-3 fatty acids, and cardiovascular disease«, *Circulation* 2002; 106: 2747

Chan, J.K. et al. »Effect of dietary alpha-linolenic acid and its ratio to linoleic acid on platelet and plasma fatty acids and thrombogenesis«, *Lipids* 1993; 28: 811–7

De Lorgeril, M. et P. Salen »New insights into the health effects of dietary saturated and omega-6 and omega-3 polyunsaturated fatty acids«, *BMC Med* 2012; 10: 50

Abel, S. et al. »Dietary PUFA and cancer«, *Proc Nutr Soc* 2014; 73: 361–7

Mitrou, P.N. et al. »Mediterranean dietary pattern and prediction of all-cause mortality in a US population: results from the NIH-AARP Diet and Health Study«, *Arch Intern Med* 2007; 167: 2461–8

Filomeno, M. et al. »Mediterranean diet and risk of endometrial cancer: a pooled analysis of three Italian case-control studies«, *Br J Cancer* 2015; 112: 1816

LeGendre, O. et al. »Oleocanthal rapidly and selectively induces cancer cell death via lysosomal membrane permeabilization (LMP)«, *Mol Cell Oncol* DOI: 10.1080/23723556.20151006077

Lamy, S. et al. »Olive oil compounds inhibit vascular endothelial growth factor receptor-2 phosphorylation«, *Exp Cell Res* 2014; 322: 89–98

Beauchamp, G.K. et al. »Phytochemistry: ibuprofen-like activity in extra-virgin olive oil«, *Nature* 2005; 437: 45–6

Peyrot des Gachons, C. et al. »Unusual pungency from extra-virgin olive oil is attributable to restricted spatial expression of the receptor of oleocanthal«, *J Neurosci* 2011; 31: 999–1009

Uauy, R. et al. »Essential fatty acids in visual and brain development«, *Lipids* 2001; 36: 885–95

Mozaffarian, D. et J.H. Wu. »(n-3) fatty acids and cardiovascular health: are effects of EPA and DHA shared or complementary?«, *J Nutr* 2012; 142: 614S-625S

Calder, P.C. »Marine omega-3 fatty acids and inflammatory processes: Effects, mechanisms and clinical relevance«, *Biochim Biophys Acta* 2015; 1851: 469–484

Dyerberg, J. et al. »Fatty acid composition of the plasma lipids in Greenland Eskimos«, *Am J Clin Nutr* 1975; 28: 958–66

Albert, C.M. et al. »Fish consumption and risk of sudden cardiac death«, *JAMA* 1998; 279: 23–8

Bao, Y. et al. »Association of nut consumption with total and cause-specific mortality«, *N Engl J Med* 2013; 369: 2001–11

Guasch-Ferré, M. et al. »Frequency of nut consumption and mortality risk in the PREDIMED nutrition intervention trial«, *BMC Med* 2013; 11: 164

Luu, H.N. et al. »Prospective evaluation of the association of nut/peanut consumption with total and cause-specific mortality«, *JAMA Intern Med* 2015; 175: 755–66

Grosso, G. et al. »Nut consumption on all-cause, cardiovascular, and cancer mortality risk: a systematic review and meta-analysis of epidemiologic studies«, *Am J Clin Nutr* 2015; 101: 783–93

Gerber, M. »Omega-3 fatty acids and cancers: a systematic update review of epidemiological studies«, *Br J Nutr* 2012; 107: S228–39

Larsson, S.C. et al. »Dietary long-chain n-3 fatty acids for the prevention of cancer: a review of potential mechanisms«, *Am J Clin Nutr* 2004; 79: 935–945

Torfadottir, J.E. et al. »Consumption of fish products across the lifespan and prostate cancer risk«, *PLoS One* 2013; 8: e59 799

Hall, M.N. et al. »A 22-year prospective study of fish, n-3 fatty acid intake, and colorectal cancer risk in men«, *Cancer Epidemiol Biomarkers Prev* 2008; 17: 1136–43

Zheng, J.S. et al. »Intake of fish and marine n-3 polyunsaturated fatty acids and risk of breast cancer: meta-analysis of data from 21 independent prospective cohort studies«, *BMJ* 2013; 346: f3706

Sawada, N. et al. »Consumption of n-3 fatty acids and fish reduces risk of hepatocellular carcinoma «, *Gastroenterology* 2012; 142: 1468–75

Epstein, M.M. »Dietary fatty acid intake and prostate cancer survival in Örebro County, Sweden«, *Am J Epidemiol* 2012; 176: 240–52

Khankari, N.K. »Dietary intake of fish, polyunsaturated fatty acids, and survival after breast cancer: A population-based follow-up study on Long Island, New York«, *Cancer* 2015 Mar 24. doi: 10.1002/cncr.29 329

Szymanski, K.M. »Fish consumption and prostate cancer risk: a review and meta-analysis«, *Am J Clin Nutr* 2010; 92: 1223–33

Brasky, T.M. et al. »Long-chain Ω-3 fatty acid intake and endometrial cancer risk in the Women's Health Initiative«, *Am J Clin Nutr* 2015; 101: 824–34

Kapitel 13

Wertz, K. et al. »Lycopene: modes of action to promote prostate health«, *Arch Biochem Biophys* 2004; 430: 127–134

Shi, J. et M. Le Maguer »Lycopene in tomatoes: chemical and physical properties affected by food processing«, *Crit Rev Food Sci Nutr* 2000; 40: 1–42

Unlu, N.Z. et al. »Lycopene from heat-induced cis-isomer-rich tomato sauce is more bioavailable than from all-trans-rich tomato sauce in human subjects«, *Br J Nutr* 2007; 98: 140–6

Giovannucci, E. »Tomatoes, tomato-based products, lycopene, and cancer: review of the epidemiologic literature«, *J Natl Cancer Inst* 1999; 91: 317–31

Giovannucci, E. et al. »A prospective study of tomato products, lycopene, and prostate cancer risk«, *J Natl Cancer Inst* 2002; 94: 391–8

Wu, K. et al. »Plasma and dietary carotenoids, and the risk of prostate cancer: a nested case-control study«, *Cancer Epidemiol Biomarkers Prev* 2004; 13: 260–9

Campbell, J.K. et al. »Tomato phytochemicals and prostate cancer risk«, *J Nutr* 2004; 134: 3486S-3492S

Sharoni, Y. et al. »The role of lycopene and its derivatives in the regulation of transcription systems: implications for cancer prevention«, *Am J Clin Nutr* 2012; 96: 1173S-8S

Khachik, F. et al. »Chemistry, distribution, and metabolism of tomato carotenoids and their impact on human health«, *Exp Biol Med* 2002; 227: 845–51

Ho, W.J. et al. »Antioxidant micronutrients and the risk of renal cell carcinoma in the Women's Health Initiative cohort«, *Cancer* 2015; 121: 580–8

Giovannucci, E. et al. »Intake of carotenoids and retinol in relation to risk of prostate cancer«, *J Natl Cancer Inst* 1995; 87: 1767–76

Eliassen, A.H. et al. »Circulating carotenoids and risk of breast cancer: pooled analysis of eight prospective studies«, *J Natl Cancer Inst* 2012; 104: 1905–16

Zhang, X. et al. »Carotenoid intakes and risk of breast cancer defined by estrogen receptor and progesterone receptor status: a pooled analysis of 18 prospective cohort studies«, *Am J Clin Nutr* 2012; 95: 713–25

Rizwan, M. et al. »Tomato paste rich in lycopene protects against cutaneous photodamage in humans in vivo: a randomized controlled trial«, *Br J Dermatol* 2011; 164: 154–162

Ross, A.B. et al. »Lycopene bioavailability and metabolism in humans: an accelerator mass spectrometry study«, *Am J Clin Nutr* 2011; 93: 1263–1273

Kapitel 14

Wu, G.A. et al. »Sequencing of diverse mandarin, pummelo and orange genomes reveals complex history of admixture during citrus domestication«, Nat Biotechnol 2014; 32: 656–62

Gmitter, F.G. et X. Hu. »The possible role of Yunnan, China, in the origin of contemporary citrus species (*Rutaceae*)«, *Economic Botany* 1990; 44: 267–277

Arias, B.A. et L. Ramon-Laca »Pharmacological properties of citrus and their ancient and medieval uses in the Mediterranean region«, *J Ethnopharm* 2005; 97: 89–95

Manthey, J.A. et al. »Biological properties of citrus flavonoids pertaining to cancer and inflammation«, *Curr Med Chem* 2001; 8: 135–153

Crowell, P.L. »Prevention and therapy of cancer by dietary monoterpenes«, *J Nutr* 1999; 129: 775S–778S

Gonzalez, C.A. et al. »Fruit and vegetable intake and the risk of gastric adenocarcinoma: a reanalysis of the European Prospective Investigation into Cancer and Nutrition (EPIC-EURGAST) study after a longer follow-up«, *Int J Cancer* 2012; 131: 2910–9

Steevens, J. et al. »Vegetables and fruits consumption and risk of esophageal and gastric cancer subtypes in the Netherlands Cohort Study«, *Int J Cancer* 2011; 129: 2681–93

Maserejian, N.N. et al. »Prospective study of fruits and vegetables and risk of oral premalignant lesions in men«, *Am J Epidemiol* 2006; 164: 556–66

Li, W.Q. et al. »Citrus consumption and cancer incidence: the Ohsaki cohort study«, *Int J Cancer* 2010; 127: 1913–22

Kwan, M.L. et al. »Food consumption by children and the risk of childhood acute leukemia«, *Am J Epidemiol* 2004; 160: 1098–107

Bailey, D.G. et al. »Grapefruit juice-drug interactions«, *Br J Clin Pharmacol* 1998; 46: 101–110

Kapitel 15

Aradhya, M. et al. »Genetic structure, differentiation, and phylogeny of the genus vitis: implications for genetic conservation«, *Acta Hortic (ISHS)* 2008; 799: 43–49

McGovern, P.E. et al. »Neolithic resinated wine«, *Nature* 1996«; 381: 480–481

This, P. et al. »Historical origins and genetic diversity of wine grapes«, *Trends Genet* 2006; 22: 511–9

St-Leger, A.S. et al. »Factors associated with cardiac mortality in developed countries with particular reference to the consumption of wine«, *Lancet* 1979; 1: 1017–1020

Renaud, S. et M. de Lorgeril »Wine, alcohol, platelets, and the French paradox for coronary heart disease«, *Lancet* 1992; 339: 1523–1526

De Lorgeril, M. et al. »Wine drinking and risks of cardiovascular complications after recent acute myocardial infarction«, *Circulation* 2002; 106: 1465–9

Di Castelnuovo, A. et al. »Meta-analysis of wine and beer consumption in relation to vascular risk«, *Circulation* 2002; 105: 2836–2844

Di Castelnuovo, A. et al. »Alcohol dosing and total mortality in men and women: an updated meta-analysis of 34 prospective studies«, *Arch Intern Med* 2006; 166: 2437–45

Szmitko, P.E. et S. Verma »Red wine and your heart« *Circulation* 2005; 111: e10-e11

Gronbaek, M. et al. »Type of alcohol consumed and mortality from all causes, coronary heart disease, and cancer«, *Ann Intern Med* 2000; 133: 411–419

Klatsky, A.L. et al. »Wine, liquor, beer, and mortality«, *Am J Epidemiol* 2003; 158: 585–595

Renaud, S.C. et al. »Wine, beer, and mortality in middle-aged men from eastern France«, *Arch Intern Med* 1999; 159: 1865–1870

Frankel, E.N. et al. »Inhibition of oxidation of human low-density lipoprotein by phenolic substances in red wine«, *Lancet* 1993; 341: 454–7

Chiva-Blanch, G. et al. »Effects of red wine polyphenols and alcohol on glucose metabolism and the lipid profile: a randomized clinical trial«, *Clin Nutr* 2013; 32: 200–6

German, J.B. et R.L. Walzem »The health benefits of wine«, *Annu Rev Nutr* 2000; 20: 561–593

Langcake, P. et al. »Production of resveratrol by *Vitis vinifera* and other members of *Vitaceae* as a response to infection or injury«, *Physiol Plant Pathol* 1976; 9: 77–86

Baan, R. et al. »Carcinogenicity of alcoholic beverages«, *Lancet Oncol* 2007; 8: 292–3

Salaspuro, V. et M. Salaspuro »Synergistic effect of alcohol drinking and smoking on in vivo acetaldehyde concentration in saliva«, *Int J Cancer* 2004; 111: 480–3

Castellsagué, X. et al. »The role of type of tobacco and type of alcoholic beverage in oral carcinogenesis«, *Int J Cancer* 2004; 108: 741–9

Chao, C. »Associations between beer, wine, and liquor consumption and lung cancer risk: a meta-analysis«, *Cancer Epidemiol Biomarkers Prev* 2007; 16: 2436–47

Benedetti, A. et al. »Lifetime consumption of alcoholic beverages and risk of 13 types of cancer in men: results from a case-control study in Montreal«, *Cancer Detect Prev* 2009; 32: 352–62

Allen, N.E. et al. »Moderate alcohol intake and cancer incidence in women«, *J Natl Cancer Inst* 2009; 101: 296–305

Jang, M. et al. »Cancer chemopreventive activity of resveratrol, a natural product derived from grapes«, *Science* 1997; 275: 218–20

Kraft, T.E. et al. »Fighting cancer with red wine? Molecular mechanisms of resveratrol«, *Crit Rev Food Sci Nutr* 2009; 49: 782–99

Patel, K.R. et al. »Sulfate metabolites provide an intracellular pool for resveratrol generation and induce autophagy with senescence«, *Sci Transl Med* 2013; 5: 205ra133

Fontana, L. et L. Partridge »Promoting health and longevity through diet: from model organisms to humans«, *Cell* 2015; 161: 106–18

Wood, J.G. et al. »Sirtuin activators mimic caloric restriction and delay ageing in metazoans«, *Nature* 2004; 430: 686–689

Sajish, M. et P. Schimmel »A human tRNA synthetase is a potent PARP1-activating effector target for resveratrol«, *Nature* 2015; 519: 370–3

Kapitel 16

Burkitt, D.P. »Epidemiology of cancer of the colon and rectum«, *Cancer* 1971; 28: 3–13

Bradbury, K.E. et al. »Fruit, vegetable, and fiber intake in relation to cancer risk: findings from the European Prospective Investigation into Cancer and Nutrition (EPIC)«, *Am J Clin Nutr* 2014; 100: 394S-8S

Aune, D. et al. »Dietary fibre, whole grains, and risk of colorectal cancer: systematic review and dose-response meta-analysis of prospective studies«, *BMJ* 2011; 343: d6617

Huang, T. et al. »Consumption of whole grains and cereal fiber and total and cause-specific mortality: prospective analysis of 367,442 individuals«, *BMC Med* 2015; 13: 59

Louis, P. et al. »The gut microbiota, bacterial metabolites and colorectal cancer«, *Nat Rev Microbiol* 2014; 12: 661–72

Schwabe, R.F. et C. Jobin »The microbiome and cancer«, *Nat Rev Cancer* 2013; 13: 800–12

Ahn, J. et al. »Human gut microbiome and risk for colorectal cancer«, *J Natl Cancer Inst* 2013; 105: 1907–11

Kostic, A.D. et al. »*Fusobacterium nucleatum* potentiates intestinal tumorigenesis and modulates the tumor-immune microenvironment«, *Cell Host Microbe* 2013; 14: 207–15

Yoshimoto, S. et al. »Obesity-induced gut microbial metabolite promotes liver cancer through senescence secretome«, *Nature* 2013; 499: 97–101

Turnbaugh, P.J. et al. »A core gut microbiome in obese and lean twins«, *Nature* 2009; 457: 480–4

Everard, A. et P.D. Cani »Diabetes, obesity and gut microbiota«, *Best Pract Res Clin Gastroenterol* 2013; 27: 73–83

Sampson, T.R. et S.K. Mazmanian »Control of brain development, function, and behavior by the microbiome«, *Cell Host Microbe* 2015; 17: 565–576

O'Keefe, S.J. et al. »Fat, fibre and cancer risk in African Americans and rural Africans«, *Nature Commun* 2015; 6: 6342

Chassaing, B. et al. »Dietary emulsifiers impact the mouse gut microbiota promoting colitis and metabolic syndrome«, *Nature* 2015; 519: 92–6

Suez, J. et al. »Artificial sweeteners induce glucose intolerance by altering the gut microbiota«, *Nature* 2014; 514: 181–6

David, L.A. et al. »Diet rapidly and reproducibly alters the human gut microbiome«, *Nature* 2014; 505: 559–63

Valverde, M.E. et al. »Edible mushrooms: improving human health and promoting quality life«, *Int J Microbiol* 2015; 2015: 376–387

Ikekawa, T. »Beneficial effects of edible and medicinal mushrooms on health care«, *Int J Med Mushrooms* 2001; 3: 291–298

Hara, M. et al. »Cruciferous vegetables, mushrooms, and gastrointestinal cancer risks in a multicenter, hospital-based case-control study in Japan«, *Nutr Cancer* 2003; 46: 138–47

Li, J. et al. »Dietary mushroom intake may reduce the risk of breast cancer: evidence from a meta-analysis of observational studies«, *PLoS One* 2014; 9: e93437

Schwartz, B. et Y. Hadar »Possible mechanisms of action of mushroom-derived glucans on inflammatory bowel disease and associated cancer«, *Ann Transl Med* 2014; 2: 19

Ina, K. et al. »The use of lentinan for treating gastric cancer«, *Anticancer Agents Med Chem* 2013; 13: 681–8

Maehara, Y. et al. »Biological mechanism and clinical effect of protein-bound polysaccharide K (KRESTIN®): review of development and future perspectives«, *Surg Today* 2012; 42: 8–28

Chen, S. et al. »Anti-aromatase activity of phytochemicals in white button mushrooms (*Agaricus bisporus*)«, *Cancer Res* 2006; 66: 12026–34

Lee, A.H. et al. »Mushroom intake and risk of epithelial ovarian cancer in southern Chinese women«, *Int J Gynecol Cancer* 2013; 23: 1400–5

Twardowski, P. et al. »A phase I trial of mushroom powder in patients with biochemically recurrent prostate cancer: Roles of cytokines and myeloid-derived suppressor cells for *Agaricus bisporus*-induced prostate-specific antigen responses«, *Cancer* 2015 May 18; doi: 10.1002/cncr.29421

Hehemann, J.H. et al. »Transfer of carbohydrate-active enzymes from marine bacteria to Japanese gut microbiota«, *Nature* 2010; 464: 908–12

Skibola, C.F. et al. »Brown kelp modulates endocrine hormones in female sprague-dawley rats and in human luteinized granulosa cells«, *J Nutr* 2005; 135: 296–300

Teas, J. et al. »Dietary seaweed modifies estrogen and phytoestrogen metabolism in healthy postmenopausal women«, *J Nutr* 2009; 139: 939–44

Yang, Y.J. et al. »A case-control study on seaweed consumption and the risk of breast cancer«, *Br J Nutr* 2010; 103: 1345–53

Hoshiyama, Y. et al. »A case-control study of colorectal cancer and its relation to diet, cigarettes, and alcohol consumption in Saitama Prefecture, Japan«, *Tohoku J Exp Med* 1993; 171: 153–65

Senthilkumar, K. et S.K. Kim »Anticancer effects of fucoidan«, *Adv Food Nutr Res* 2014; 72: 195–213

Rengarajan, T. et al. »Cancer preventive efficacy of marine carotenoid fucoxanthin: cell cycle arrest and apoptosis«, *Nutrients* 2013; 5: 4978–89

Kotake-Nara, E. et al. »Neoxanthin and fucoxanthin induce apoptosis in PC-3 human prostate cancer cells«, *Cancer Lett* 2005; 220: 75–84

Sreekumar, S. et al. »Pomegranate fruit as a rich source of biologically active compounds«, *Biomed Res Int* 2014; 2014: 686921

Khan, N. et al. »Oral consumption of pomegranate fruit extract inhibits growth and progression of primary lung tumors in mice«, *Cancer Res* 2007; 67: 3475–3482

Malik, A. et al. »Pomegranate fruit juice for chemoprevention and chemotherapy of prostate cancer«, *Proc Natl Acad Sci USA* 2005; 102: 14813–14818

Pantuck, A.J. et al. »Phase II study of pomegranate juice for men with rising prostate-specific antigen following surgery or radiation for prostate cancer«, *Clin Cancer Res* 2006; 12: 4018–4026

Thomas, R. et al. »A double-blind, placebo-controlled randomised trial evaluating the effect of a polyphenol-rich whole food supplement on PSA progression in men with prostate cancer – the U.K. NCRN Pomi-T study«, *Prostate Cancer Prostatic Dis* 2014; 17: 180–6

Andres-Lacueva, C. et al. »Phenolic compounds: chemistry and occurrence in fruits and vegetables«, in: de la Rosa, L.A., E. Alvarez-Parrilla et G.A. Gonzalez-Aguilar, Dir. *Fruit and Vegetable Phytochemicals: Chemistry, Nutritional Value and Stability*, Ames (IA), Wiley-Blackwell, 2009

Feskanich, D. et al. »Prospective study of fruit and vegetable consumption and risk of lung cancer among men and women«, *J Natl Cancer Inst* 2000; 92: 1812–23

Freedman, N.D. et al. »Fruit and vegetable intake and head and neck cancer risk in a large United States prospective cohort study«, *Int J Cancer* 2008; 122: 2330–6

Noratto, G. et al. »Identifying peach and plum polyphenols with chemopreventive potential against estrogen-independent breast cancer cells«, *J Agric Food Chem* 2009; 57: 5219–26

Noratto, G. et al. »Polyphenolics from peach (*Prunus persica* var. Rich Lady) inhibit tumor growth and metastasis of MDA-MB-435 breast cancer cells in vivo«, *J Nutr Biochem* 2014; 25: 796–800

Fung, T.T. et al. »Intake of specific fruits and vegetables in relation to risk of estrogen receptor-negative breast cancer among postmenopausal women«, *Breast Cancer Res Treat* 2013; 138: 925–30

Nkondjock, A. »Coffee consumption and the risk of cancer: an overview«, *Cancer Lett* 2009; 277: 121–5

Yu, X. et al. »Coffee consumption and risk of cancers: a meta-analysis of cohort studies«, *BMC Cancer* 2011; 11: 96.

Li, J. et al. »Coffee consumption modifies risk of estrogen-receptor negative breast cancer«, *Breast Cancer Research* 2011; 13: R49

Bamia, C. et al. »Coffee, tea and decaffeinated coffee in relation to hepatocellular carcinoma in a European population: multicentre, prospective cohort study«, *Int J. Cancer* 2015; 136: 1899–908

Rosendahl, A.H. et al. »Caffeine and caffeic acid inhibit growth and modify estrogen receptor and insulin-like growth factor I receptor levels in human breast cancer«, *Clin Cancer Res* 2015; 21: 1877–87

Hurst, W. J. et al. »Cacao usage by the earliest Maya civilization«, *Nature* 2002; 418: 289–290

Dillinger, T.L. et al. »Food of the gods: cure for humanity? A cultural history of the medicinal and ritual use of chocolate«, *J Nutr* 2000; 130: 2057S–2072S

Kim, J. et al. »Cocoa phytochemicals: recent advances in molecular mechanisms on health«, *Crit Rev Food Sci Nutr* 2014; 54: 1458–72

Buijsse, B. et al. »Cocoa intake, blood pressure, and cardiovascular mortality: the Zutphen Elderly Study«, *Arch Intern Med* 2006; 166: 411–417

Lewis, J.R, et al. »Habitual chocolate intake and vascular disease: a prospective study of clinical outcomes in older women«, *Arch Intern Med* 2010; 170: 1857–1858

di Giuseppe, R. et al. »Regular consumption of dark chocolate is associated with low serum concentrations of C-reactive protein in a healthy Italian population«, *J Nutr* 2008; 138: 1939–45

Schroeter, H. et al. »(-)-Epicatechin mediates beneficial effects of flavanol-rich cocoa on vascular function in humans«, *Proc Natl Acad Sci USA* 2006; 103: 1024–9

Serafini, M. et al. »Plasma antioxidants from chocolate«, *Nature* 2003; 424: 1013

Mastroiacovo, D. et al. »Cocoa flavanol consumption improves cognitive function, blood pressure control, and metabolic profile in elderly subjects: the Cocoa, Cognition, and Aging (CoCoA) Study – a randomized controlled trial«, *Am J Clin Nutr* 2015; 101: 538–48

Messerli, F.H. »Chocolate consumption, cognitive function, and Nobel laureates«, *N Engl J Med* 2012; 367: 1562–4

Wang, Y. et al. »Dietary flavonoid and proanthocyanidin intakes and prostate cancer risk in a prospective cohort of US men«, *Am J Epidemiol* 2014; 179: 974–86

Cutler, G.J. et al. »Dietary flavonoid intake and risk of cancer in postmenopausal women: the Iowa Women's Health Study«, *Int J Cancer* 2008; 123: 664–71

Zamora-Ros, R. et al. »Dietary flavonoid, lignan and antioxidant capacity and risk of hepatocellular carcinoma in the European prospective investigation into cancer and nutrition study«, *Int J Cancer* 2013; 133: 2429–43

Zamora-Ros, R. et al. »Flavonoid and lignan intake in relation to bladder cancer risk in the European Prospective Investigation into Cancer and Nutrition (EPIC) study«, *Br J Cancer* 2014; 111: 1870–80

Cassidy, A. et al. »Intake of dietary flavonoids and risk of epithelial ovarian cancer«, *Am J Clin Nutr* 2014; 100: 1344–51

Spadafranca, A. et al. »Effect of dark chocolate on plasma epicatechin levels, DNA resistance to oxidative stress and total antioxidant activity in healthy subjects«, *Br J Nutr* 2010; 103: 1008–14

Kenny, T.P. et al. »Cocoa procyanidins inhibit proliferation and angiogenic signals in human dermal microvascular endothelial cells following stimulation by low-level H2O2«, *Exp Biol Med* 2004; 229: 765–771

Etxeberria, U. et al. »Impact of polyphenols and polyphenol-rich dietary sources on gut microbiota composition«, *J Agric Food Chem* 2013; 61: 9517–33

Tzounis, X. et al. »Prebiotic evaluation of cocoa-derived flavanols in healthy humans by using a randomized, controlled, double-blind, crossover intervention study«, *Am J Clin Nutr* 2011; 93: 62–72

Moore, M. et J. Finley »The precise reason for the health benefits of dark chocolate: mystery solved«, 247. Kongress der American Chemical Society, Dallas, 18. März 2014

Kapitel 17

Hecht, S.S. »Tobacco Smoke Carcinogens and Lung Cancer«, *J Natl Cancer Inst* 1999; 91: 1194–1210

Doll, R. et al. »Mortality in relation to smoking: 50 years' observations on male British doctors«, *BMJ* 2004; 328: 1519

Fairchild, A.L. et al. »The renormalization of smoking? E-cigarettes and the tobacco ›endgame‹«, *N Engl J Med* 2014; 370: 293–5

Grana, R. et al. »E-cigarettes: a scientific review«, *Circulation* 2014; 129: 1972–86

Arem, H. et al. »Physical activity and cancer-specific mortality in the NIH-AARP Diet and Health Study cohort«, *Int J Cancer* 2014; 135: 423–31

Schmid, D. et M. Leitzmann »Television viewing and time spent sedentary in relation to cancer risk: a meta-analysis«, *J Natl Cancer Inst* 2014; 106: pii: dju098

Giovannucci, E.L. »Physical activity as a standard cancer treatment«, *J Natl Cancer Inst* 2012; 104: 797–9

Di Castelnuovo, A. et al. »Alcohol dosing and total mortality in men and women: an updated meta-analysis of 34 prospective studies«, *Arch Intern Med* 2006; 166: 2437–45

Allen, N.E. et al. »Moderate alcohol intake and cancer incidence in women«, *J Natl Cancer Inst* 2009; 101: 296–305

Kwan, M.L. et al. »Alcohol consumption and breast cancer recurrence and survival among women with early-stage breast cancer: The Life After Cancer Epidemiology (LACE) Study«, *J Clin Oncol* 2010; 28: 4410–4416

Green, A.C., G.M. Williams, V. Logan et al. »Reduced melanoma after regular sunscreen use: randomized control trial follow-up«, *J Clin Oncol* 2011; 29: 257–263

Zhang, M. »Use of tanning beds and incidence of skin cancer«, *J Clin Oncol* 2012; 30: 1588–1593

Joossens, J.V. et al. »Dietary salt, nitrate and stomach cancer mortality in 24 countries. European Cancer Prevention (ECP) and the INTERSALT Cooperative Research Group«, *Int J Epidemiol* 1996; 25: 494–504

Lampe, J.W. »Spicing up a vegetarian diet: chemopreventive effects of phytochemicals«, *Am J Clin Nutr* 2003; 78: 579S–583S

Macpherson, H. et al. »Multivitamin-multimineral supplementation and mortality: a meta-analysis of randomized controlled trials«, *Am J Clin Nutr* 2013; 97: 437–44

Bjelakovic, G. et al. »Antioxidant supplements and mortality«, *Curr Opin Clin Nutr Metab Care* 14. November 2013

Giovannucci, E. et al. »Prospective study of predictors of vitamin D status and cancer incidence and mortality in men«, *J Natl Cancer Inst* 2006; 98: 451–459

Feldman, D. et al. »The role of Vitamin D in reducing cancer risk and progression«, *Nat Rev Cancer* 2014; 14: 342–57

Williams, S.C.P. »Link between obesity and cancer«, *Proc Natl Acad Sci USA* 2013; 110: 8753–54

Stewart, S.T. et al. »Forecasting the effects of obesity and smoking on U.S. life expectancy«, *N Engl J Med* 2009; 361: 2252–60

Chan, D.S. et al. »Red and processed meat and colorectal cancer incidence: meta-analysis of prospective studies«, *PLoS One* 2011; 6: e20 456

Sinha, R. et al. »Meat intake and mortality: a prospective study of over half a million people«, *Arch Intern Med* 2009; 169: 562–71

Khafif, A. et al. »Quantitation of chemopreventive synergism between (-)-epigallocatechin-3-gallate and curcumin in normal, premalignant and malignant human oral epithelial cells«, *Carcinogenesis* 1998; 19: 419–24

Annabi, B. et al. »Radiation induced-tubulogenesis in endothelial cells is antagonized by the antiangiogenic properties of green tea polyphenol (-)epigallocatechin-3-gallate«, *Cancer Biol Ther* 2003; 2: 642–649

Shoba, G. et al. »Influence of piperine on the pharmacokinetics of curcumin in animals and human volunteers«, *Planta Med* 1998; 64: 353–6

Sehgal, A. et al. »Combined effects of curcumin and piperine in ameliorating benzo(a)pyrene induced DNA damage«, *Food Chem Toxicol* 2011; 49: 3002–6

E. Toledo et al. »Mediterranean Diet and Invasive Breast Cancer Risk Among Women at High Cardiovascular Risk in the PREDIMED Trial: A Randomized Clinical Trial«, *JAMA Intern Med.*, doi:10.1001/jamainternmed.2015.4838, online veröffentlicht 14. September 2015

Kakarala, M. et al. »Targeting breast stem cells with the cancer preventive compounds curcumin and piperine«, *Breast Cancer Res Treat* 2010; 122: 777–85

Liu, R.H. »Potential synergy of phytochemicals in cancer prevention: mechanism of action«, *J Nutr* 2004; 134: 3479S-3485S

Bildnachweis

Julien Faugère
264 (Autorenfotos)

Michel Rouleau
31, 35, 39, 44, 48, 50, 68, 70, 78

Shutterstock
C1a: Dream79; C1b: iLight photo; C1c: Yasuhiro Amano; C1d: Natu; C1e: James Passale-Poissant; C1 f: Francesco83; C1 g: Elovich; C1h: Triff; C1i: Holbox; C1j: Sinan Niyazi Kutsal; C1k: Aprilphoto; C4a: Guzel Studio; C4b: Dusan Zidar; C4c: Stockcreations; C4d: Iryna1; 6–7: Gleb Semenjuk; 10: Convit; 11, 71a: Binh Thanh Bui; 12: Alan Bailey; 14: Aila Images; 15: hase4Studios; 16: Alan Poulson Photography; 17: Farley Thurdumond; 18: AJP; 19: KPG_Payless; 20: Micky Wiswedel; 22: Wallenrock; 23: Bothy Descin; 25: M. Unal Ozmen; 28: sl_photo; 33: Janez Volmajer; 35, 45, 48, 88: Mitch Chan Groult-Thulmer; 42: Chepko Danil Vitalevich; 46: Toeytoey; 47, 52: Sebastian Kaulitzki; 49: Umit Erdem; 50: Ljupco Smokovski; 51, 173: Alexander Raths; 56: IngridHS; 58: Ortodox; 59a: Jiang Hongyan; 59b: NataliTerr; 61: Kjersti Joergensen; 62: Petarg; 63a: Stephen Mcsweeny; 63b: Svry; 65: Mega Pixel; 66: Minerva Studio; 69a: Auremar; 69b: Anna Lurye; 71b: Preto Perola; 72: Bikeriderlondon; 74, 94, 110, 111: Africa Studio; 77, 82, 241: Nattika; 79: Valentina Razumova; 81a: Candus Camera; 81b, 153: Laitr Keiows; 83: Zoom Team; 84: James-Susie Aunsel Reysurin-Podewrs; 86: co; Sebastian Kaulitzki; 87: Guru 3D; 90: Liza1979; 91: Tropper2000; 92: Errey Images; 97: Stockcreations; 98: Gayvoronskaya_Yana; 99: Photosync; 100: Ksena2you; 101: Pilipphoto; 102: Nipaporn Panyacharoen; 106: Adriana Nikolova; 109: Pawel Michalowski; 112: Maks Narodenko; 113: MaraZe; 114: Vladimir Volodin; 118: Deeepblue; 120: Cocone; 121: Slonme; 122: Jiri Hera; 124: Sevenke; 126: Sunabesyou; 128: Bonchan; 130: Jose115; 132: Iakov Kalinin; 133: Csaba Deli; 136: Krzysztof Slusarczyk; 138: Jayla Buchan-Pheult; 141, 154: Szefei; 142: Perfect Lazybones; 143: Kenishirotie; 143:Aiken Holt-Klaust; 145: Elena Schweitzer; 148: Cuson; 150: Kai Keisuke; 155: Nishihama; 156a: Shanshan Gao; 156b: MaraZe; 157: Piyato; 160: Sasa Komlen; 163: Alex Staroseltsev; 165: Eye-blink; 166: Nata-Lia; 167: NinaM; 168: Miguel Garcia Saavedra; 169a: ANCH; 169b: JOAT; 174: Doug Nolt; 175: Ewais; 176: Fotyma; 177: Lee Pild; 179: Angel Simon; 180: HLPhoto; 184: Slavica Stajic; 186: Tischenko Irina; 188: Ana Photo; 189: Gargantiopa; 192: Elizaveta Shagliy; 194: Murengstockphoto; 195: Diana Taliu; 196: Svetlana Lukienko; 197: Valentyn Volkov; 200: Stokkete; 205: Mauro Rodrigues; 206: Somchai Som; 211: Wavebreakmedia; 214: Reika; 216: AlenKadr; 219: Yochika

photographer; 220: Elena Elisseeva; 223: Ostancov Vladislav; 224: Handmade-Pictures; 226: Ioannis Pantzi; 228: Natali Zakharova; 229: Davydenko Yuliia; 232: Pio3; 233, 250: Matin; 234: Mustafa Ertugral; 236: Aleksey Sagitov; 237: Lifebrary; 238: Mladen Mitrinovic; 239: Alex Malikov; 241: Charles Coultry; 244: Nenov Brothers Images; 248: Angel Simon; 249b: Alena Hovorkova; 251: Dinesh Picholiya; 253: HLPhoto

Die Autoren

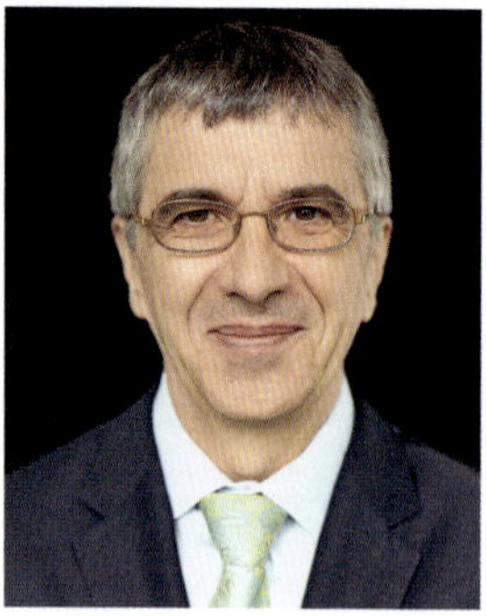

Prof. Dr. med. Richard Béliveau ist Direktor des Labors für Molekularmedizin an der Université du Québec in Montréal und Inhaber des dortigen Lehrstuhls für Krebsprävention und -behandlung. Vormals Professor der Chirurgie und Physiologie an der UQAM, Inhaber des Claude-Bertrand-Lehrstuhls für Neurochirurgie und Forscher in der neurochirurgischen Abteilung des Hôpital Nôtre-Dame. Darüber hinaus forschte er am Zentrum für Krebsprävention in der Onkologie der McGill University.

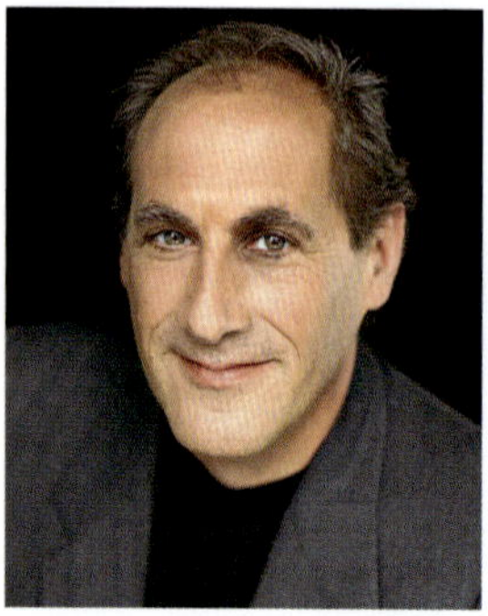

Dr. med. Denis Gingras war 15 Jahre lang Krebsforscher am Labor für Molekularmedizin des Hôpital Sainte-Justine, Montréal. In dieser Zeit verfasste er gemeinsam mit Richard Béliveau den phänomenal erfolgreichen Bestseller »Krebszellen mögen keine Himbeeren«, der bei vielen Lesern zum ersten Mal ein Bewusstsein dafür geschaffen hat, welch große Rolle Ernährung und Lebensstil bei der Prävention von Krebs und chronischen Krankheiten spielen.

Register

M

N

O